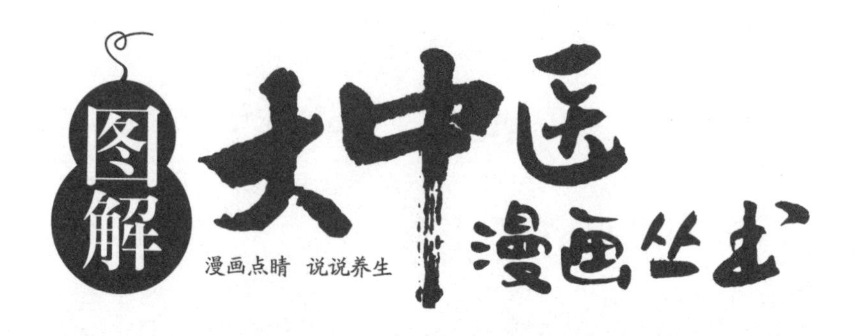

一本就能看懂中医体质篇

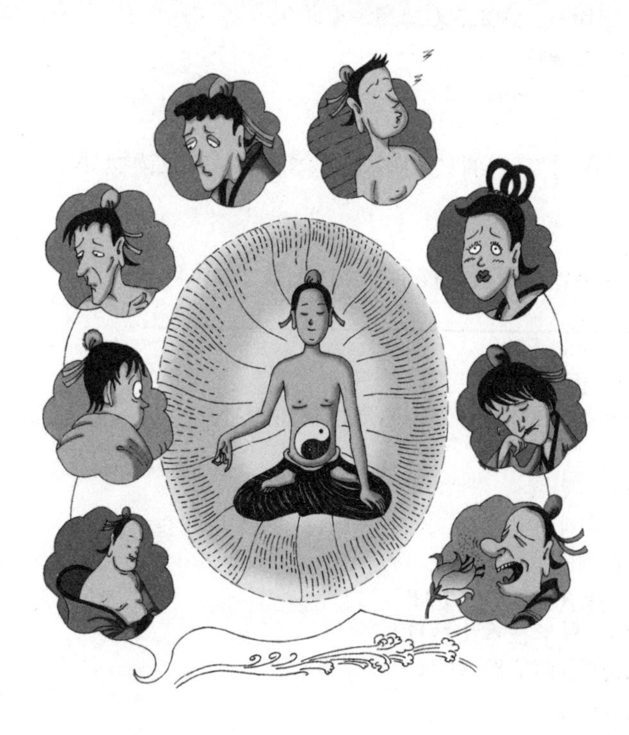

宋敬东/主编

天津出版传媒集团
天津科学技术出版社

图书在版编目（CIP）数据

一本就能看懂中医. 体质篇 / 宋敬东主编. --天津:
天津科学技术出版社, 2018. 5（2025.3 重印）
（图解大中医漫画丛书）
ISBN 978-7-5576-4927-2

Ⅰ. ①一… Ⅱ. ①宋… Ⅲ. ①中医学 – 体质学 – 普及读物 Ⅳ.
①R2-49

中国版本图书馆 CIP 数据核字（2018）第 060494 号

一本就能看懂中医. 体质篇
YIBEN JIUNENG KANDONG ZHONGYI TIZHIPIAN

策划编辑：杨　譞
责任编辑：孟祥刚
责任印制：刘　彤
出　　版：天津出版传媒集团
　　　　　天津科学技术出版社
地　　址：天津市西康路 35 号
邮　　编：300051
电　　话：（022）23332490
网　　址：www.tjkjcbs.com.cn
发　　行：新华书店经销
印　　刷：德富泰（唐山）印务有限公司

开本 710×1000　1/16　印张 16　字数 150 000
2025 年 3 月第 1 版第 7 次印刷
定价：38.00 元

虽说人们现在的生活水平有了质的提高，但是有大部分人的身体却始终处于亚健康状态中，正所谓“亿万苍生，人有九种，一种平和，八种偏颇”。何为偏颇？

即：

总感觉浑身无力，身心倦怠……

总感觉自己体质无限制增长，步伐越来越沉重……

动不动就痛经和长斑……

家人、孩子总易过敏……

失眠和抑郁总是挥之不去……

对此，出现的种种亚健康，很多人都能明显地意识到：自己的身体状况出问题了。有了意识、受到重视又有何用？因为时下的养生热风导致养生书籍多的泛滥，书中的养生方法更是让养生者无从下手，甚至开始盲目瞎养：看到邻居在煲鸡汤，他也跟着煲鸡汤，听说朋友气虚在补人参，就又跟着煲人参汤，最后实在受不了，就又开始吃粗粮，甚至拿水果当饭吃……

结果，白白浪费了大量的时间，金钱和心血，却收效甚微，甚至带来了很多副作用。之所以会出现以上这种情况：终究一点就是根本不明白自己属于哪种体质？

或许只明白一点：即“体质强健，精力充沛，才能为社会创造更多的财富”，也就是说良好的体质才是健康的基础。

可是面对“一种平和，八种偏颇”的亿万苍生，似乎肩上的养生重任感觉沉甸甸的。因为除了平和体质外，其他的八种偏颇体质如果得不到及时地调整，任其发展，则疾病自然会登门拜访。如三高、糖尿病、肿瘤、癌症等恶性疾病，在年轻力壮时，这些疾病往往都只是存在一定的体质偏颇。随着年龄的不断增加，其体质偏颇越积越深，继而会进一步恶化甚至形成不可扭转的恶性疾病。

但从中医体质养生的角度来讲，其中有一个最佳的养生理念就是“治未病”。“上医治未病”最早源于《黄帝内经》所说：“上工治未病，不治已病，此之谓也”。“治未病”即采取相应的措施，防止疾病的发生发展。而体质辨识是“治未病”的重要方法手段，同时“治未病”又是体质养生的理论精髓。

由此可见，“辨清体质再养生”是何等重要。故，在本书中我们针对每种体质设置了相关的小测试，通过这些小测试，就可以大致确定自己属于什么体质。

由于每个人的先天身体素质、生活环境、饮食习惯、作息规律等因素各不相同，在防病治病的过程中就要采取不同的措施。也就是中医所主张的“辨证施治”“辨证养生”。比如说同样气虚的两个人，因其体质不同，所采用的调理方法自然也不一样。如阴虚体质者肾虚，则适宜服用“六味地黄丸”；如阳虚体质者肾虚，则适宜服用“桂附地黄丸”。所以不明白自己属于哪种体质，一股脑地瞎吃补肾药，自然会吃出毛病，酿成大祸来。

本书以“精美的图片（以图示理），通俗的文字”对九种体质，尤其是对八种亚健康体质进行了详细介绍，包括各种体质的不同症状、发病原因、易感疾病，同时指出了偏颇体质的改良良方：如食疗、药疗、经络穴位养生、精神养生等，这些养生方法操作简便且很实用。

总之，中医体质学将更全面、本质地揭示人类健康与疾病的关系，从而更有力地用以指导医学实践。相信，我们没有理由不认真对待！

目录

揭秘中医体质学

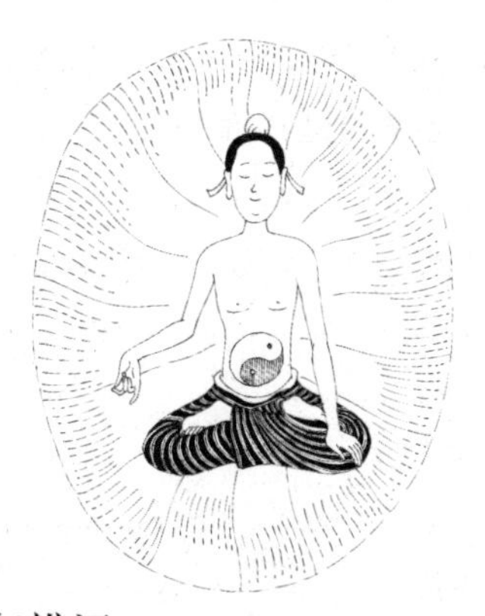

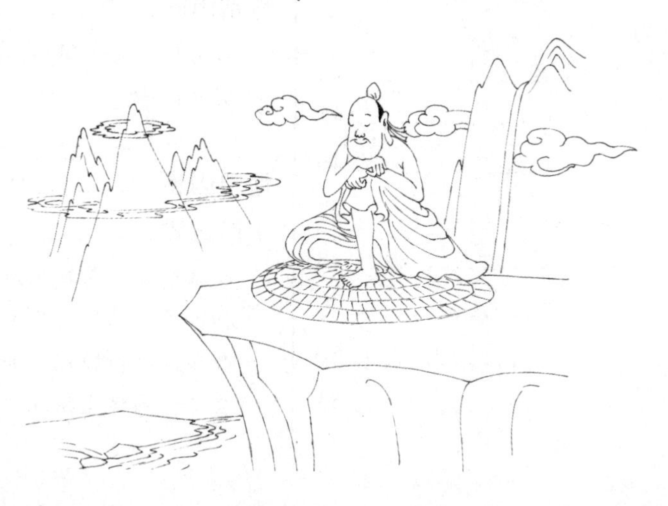

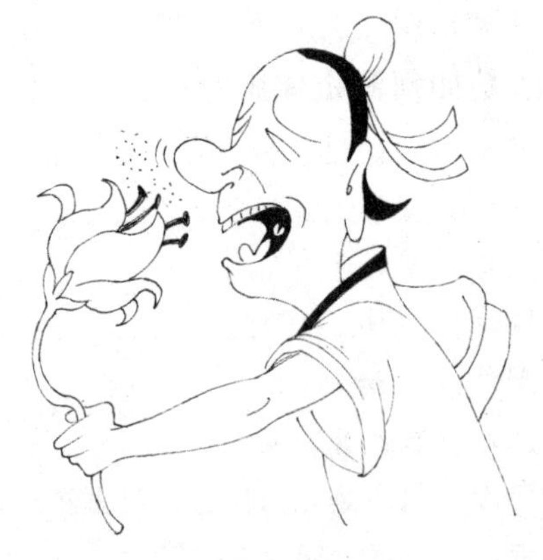

体质的分类

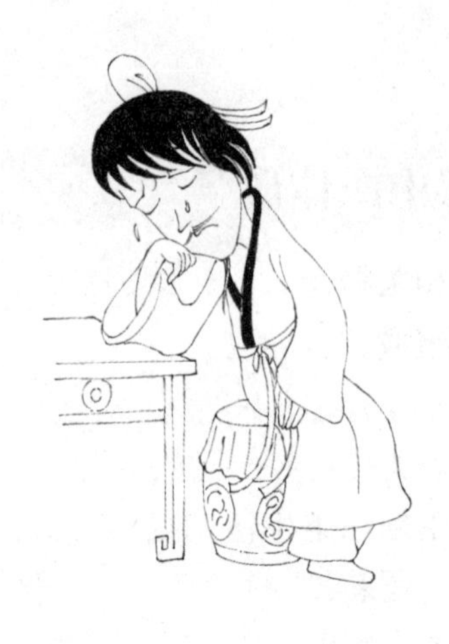

影响体质的因素

阳虚体质

阴虚体质

痰湿体质

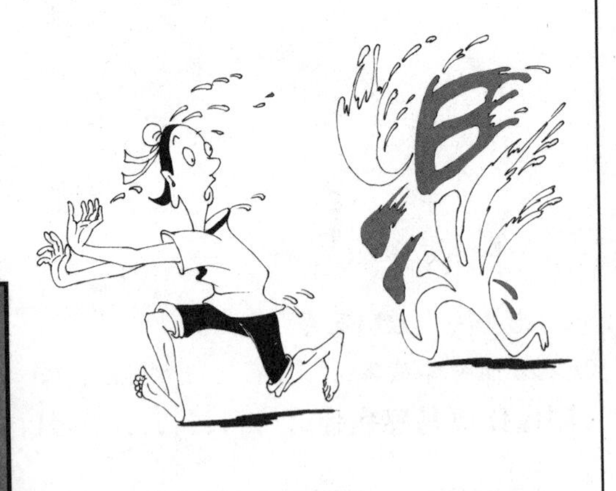

湿热体质

气郁体质

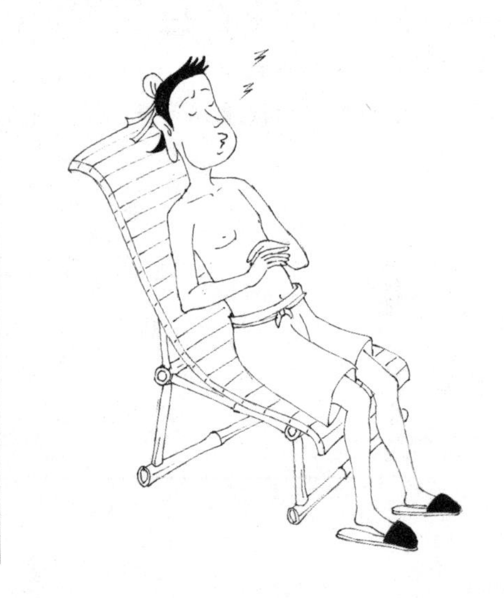

气虚体质

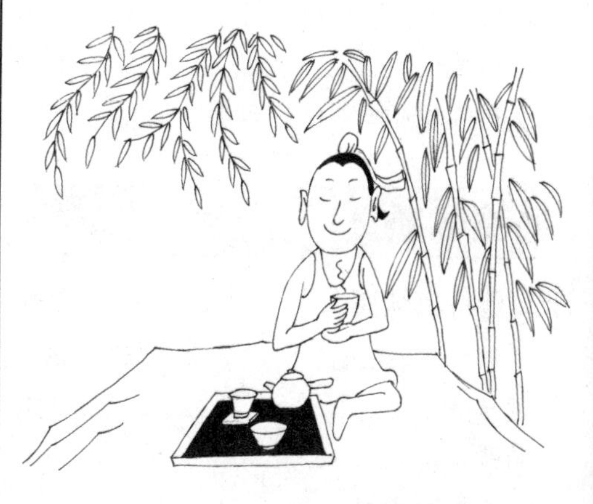

血瘀体质

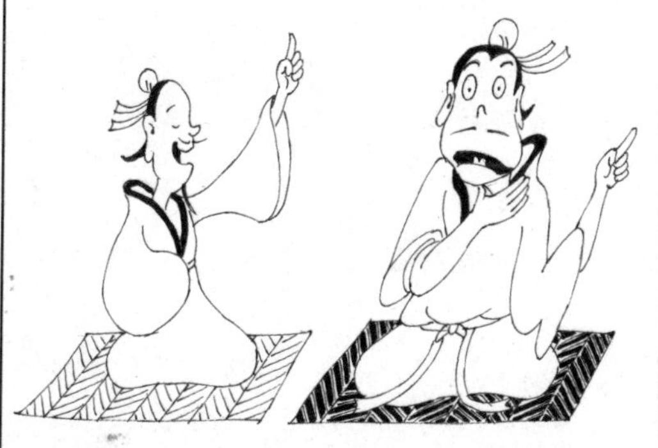

特禀体质

平和体质

中华传统按摩、导引术

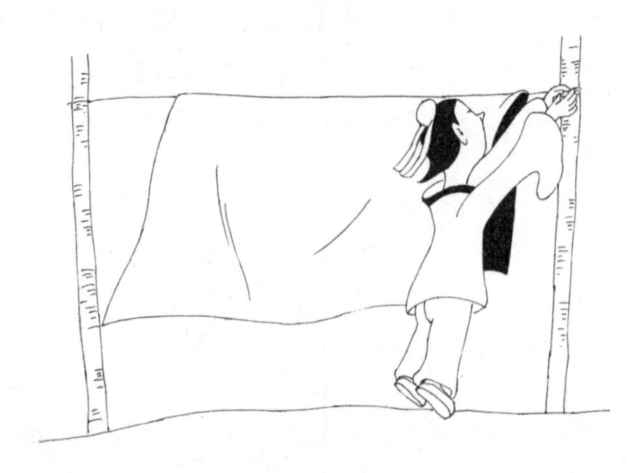

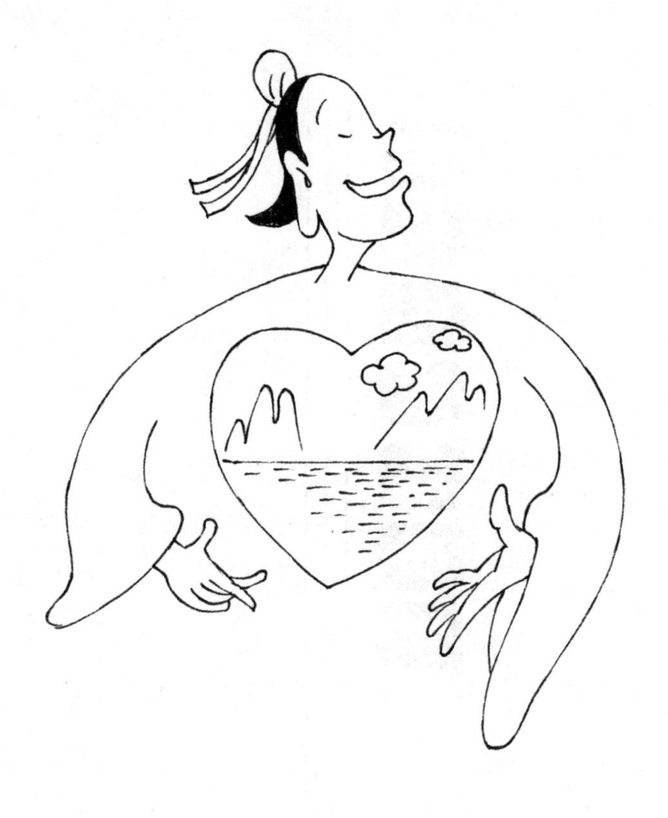

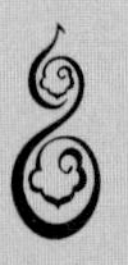

揭秘中医体质学

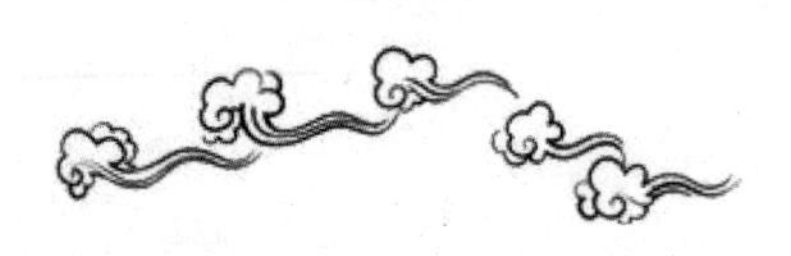

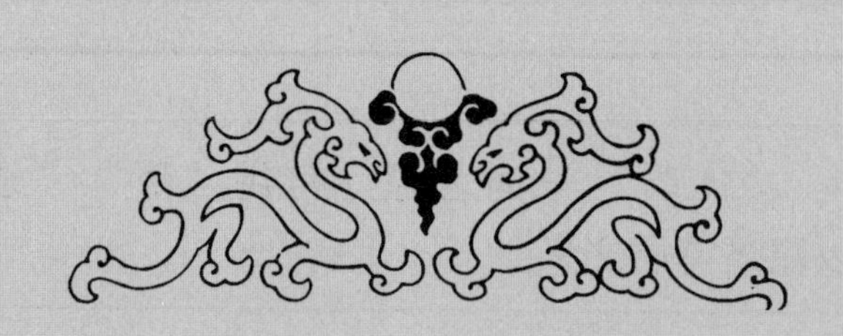

说起体质，或许有很多人对此仍然很疑惑？其实我们不妨举一个简单的生活小模拟：比方有几位朋友一起去吃火锅：有的人吃得是酣畅淋漓；而有的人吃后第二天脸上长了痘。同吃一样的火锅，为什么会出现这样的情况呢？这就是我们的体质使然。因为每个人都有不同的性格、不同的生活方式、不同的生活环境，自然决定了不同的体质，正所谓『人各有质』。现在我们用通俗的文字，配合精准的漫画来对体质有个彻底的认识。

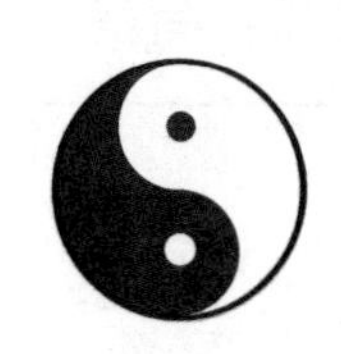

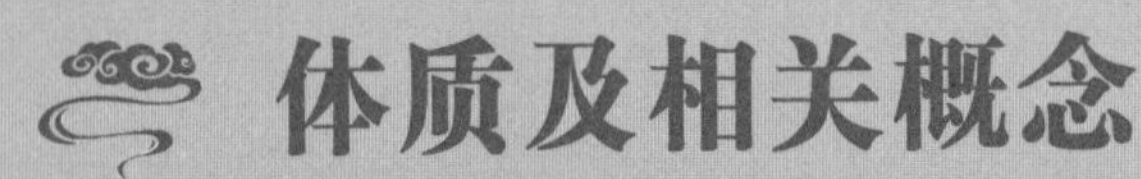

体质及相关概念

所谓体质，是指在人的生命过程中，在先天禀赋和后天修养的基础上，逐渐形成的在形态结构、生理功能、物质代谢和性格心理方面。下面我们来看看体质学说的相关概念。

《内经》："体质"一词之源，常用"形""质""素""态"等以表述体质之义。
张仲景：使用含有"体质"之意的"家"字，如"衄家""亡血家""汗家"等，说明个体间的差异。
孙思邈：以"禀质"言。
陈自明：《妇人良方大全》称之为"气质"。
南宋无名氏：《小儿卫生总微方论》称之为"赋禀"。
赵献可：称之为"气禀"。
三国魏王弼《周易略例·明爻通变》："同声相应，高下不必均也；同气相求，体质不必齐也。"
指形体。唐苏鹗《杜阳杂编》卷中："上好食蛤蜊，一日左右方盈盘而进，中有擘之不裂者。上疑其异，乃焚香祝之。俄顷自开，中有二人，形眉端秀，体质悉备。"
明胡应麟《少室山房笔丛·丹铅新录八·素足女》："妇女缠足……体质乾枯，腥秽特甚。"指身体素质。
明李贽《与焦弱侯书》："此生虽非甚聪慧，然甚得狷者体质，有独行之意。"指本质；气质。

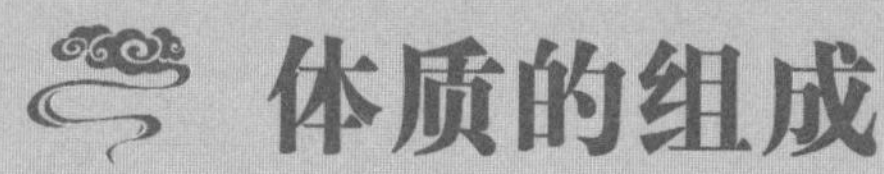

体质的组成

形神结合就是生命

体质由四个方面组成：形态结构、生理功能、物质代谢、性格心理。这四个方面概括为形和神。形是人体看得见、摸得着的有形结构的物质部分。如肌肉、骨髓、五脏、五官、皮肤、毛发、血脉等。

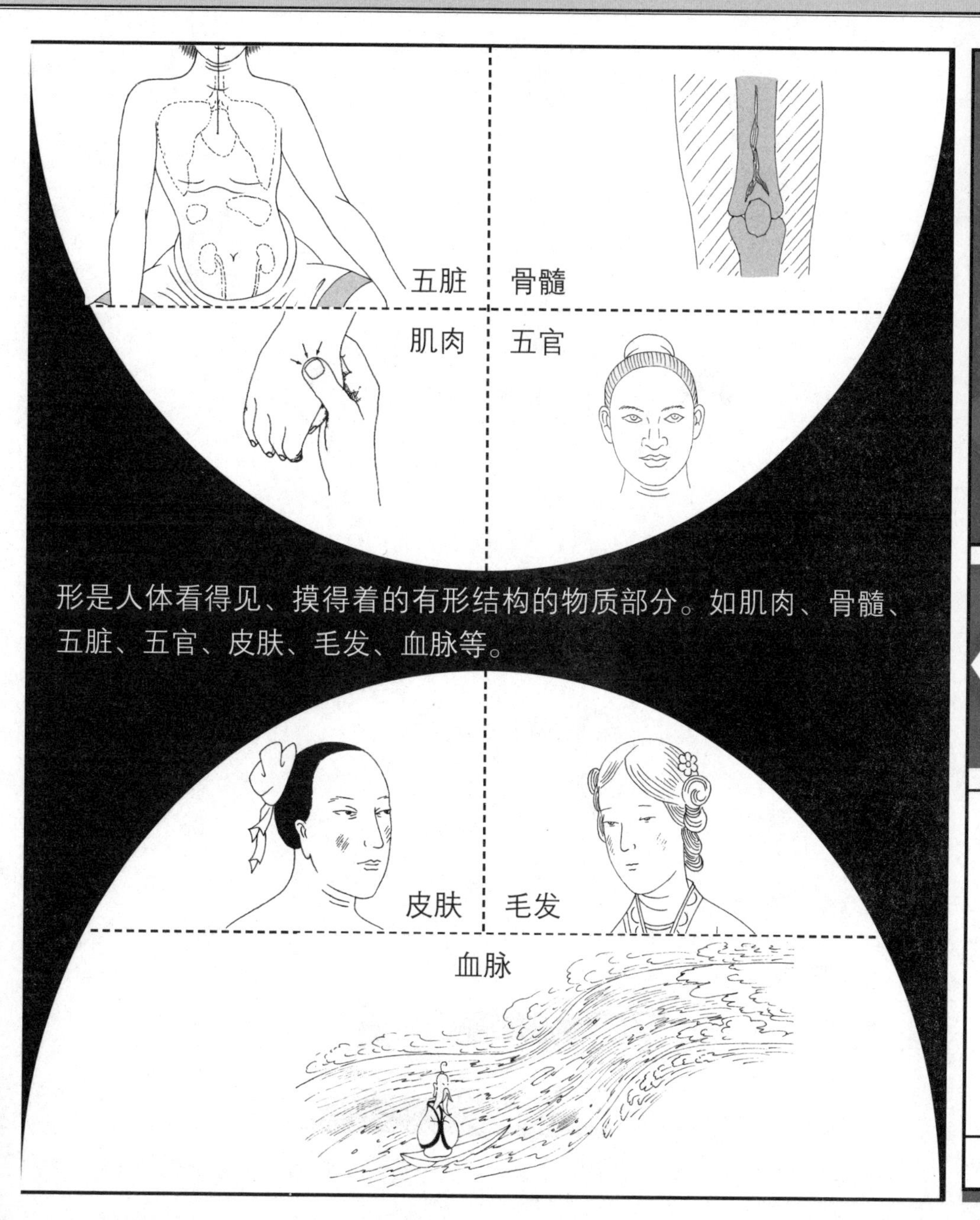

形神相离就是死亡

神包括功能活动、物质代谢过程、性格、心理、精神。如心跳、呼吸、吸收、消化、排泄、水谷营养在体内被吸收利用转化排泄、性格特点、精神活动、情绪反应、睡眠等。形神结合即为生命。形神和谐就是健康，形神不和就是疾病，形神相离就是死亡。

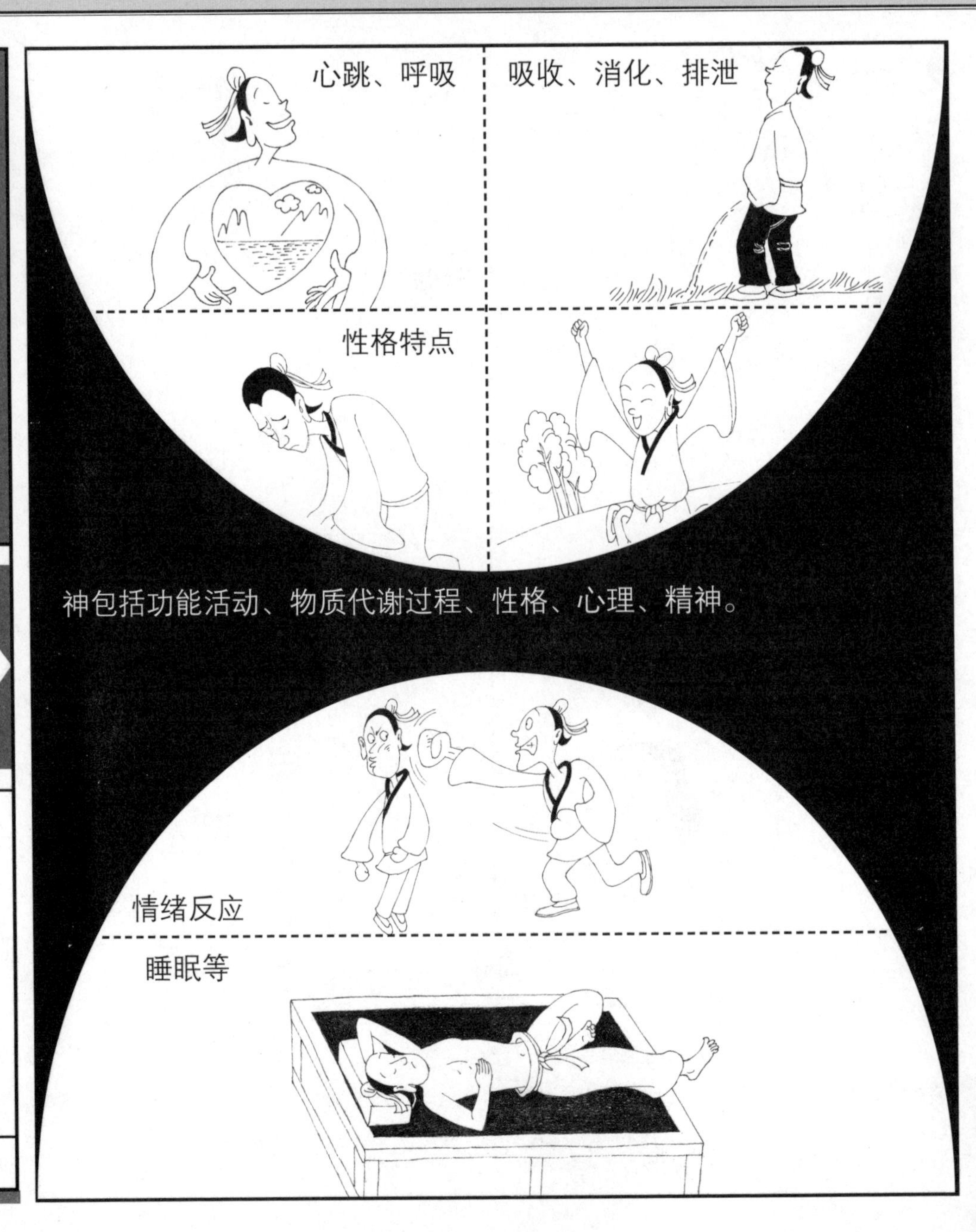

体质养生须注重生活调摄

注重“治未病”

从中医体质养生的角度来讲，生活调摄需要注意哪些方面呢？概括起来就三点：第一，要注重“治未病”；第二，要顺应自身体质，调适生活；第三，要注重“心神合一”，以神养生。

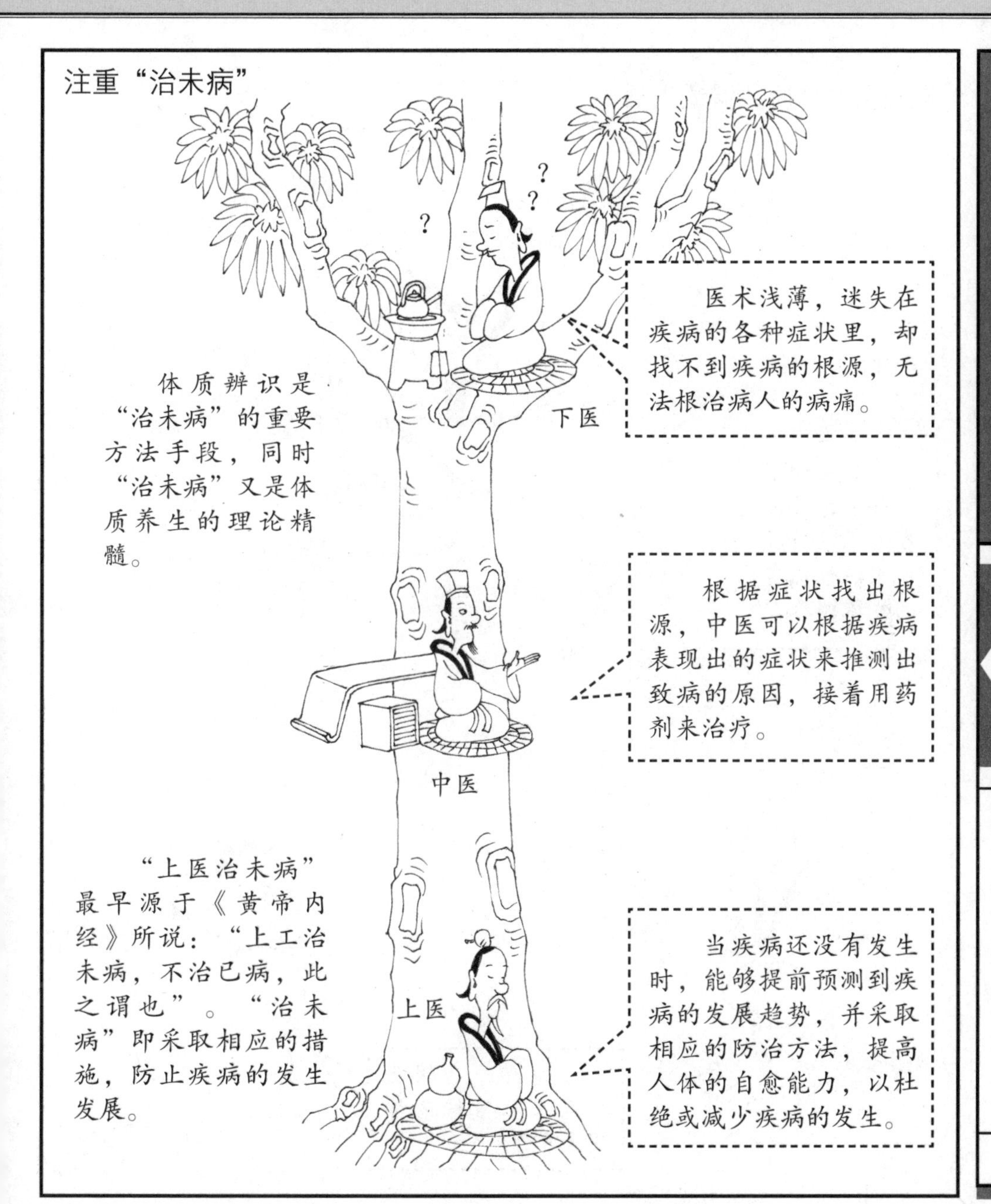

顺应自身体质，调适生活

由于每个人的先天身体素质、生活环境、饮食习惯、作息规律等因素各不相同，在防病治病的过程中就要采取不同的措施。所以，每个人都要辨清自己是什么体质，然后进行相应的生活调适。

顺应自身体质，调适生活
盲目调补，不如不补。即使在家煲汤进补，也应该根据自己的体质调养。
师傅，老胡头今天又在家炖老母鸡大补了……

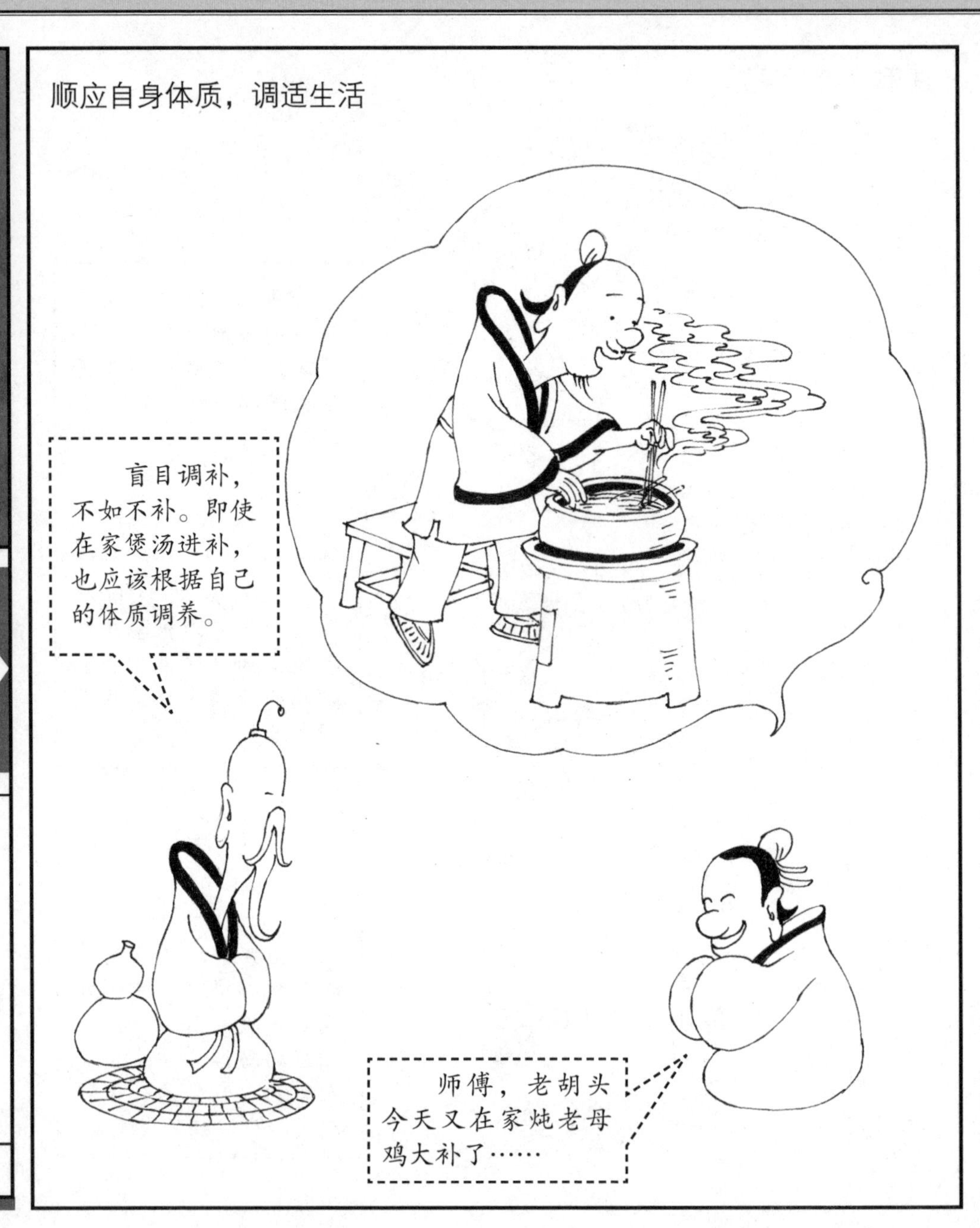

注重“心神合一”，以神养生

“形神合一”构成了人的生命，神是生命的主宰。神以形为物质基础，“形具”才能“神生”。《灵枢·平人绝谷》说：“血脉和利，精神乃居”。以上这些论述，都是强调血气精微是神活动的基础。人体的物质基础充盛，人之精神旺盛。

神为生命之主，形为生命之基
《黄帝内经》载：“恬淡虚无，真气从之，精神内守，病安从来。”人人都要学会掌控自己的身体和欲望。

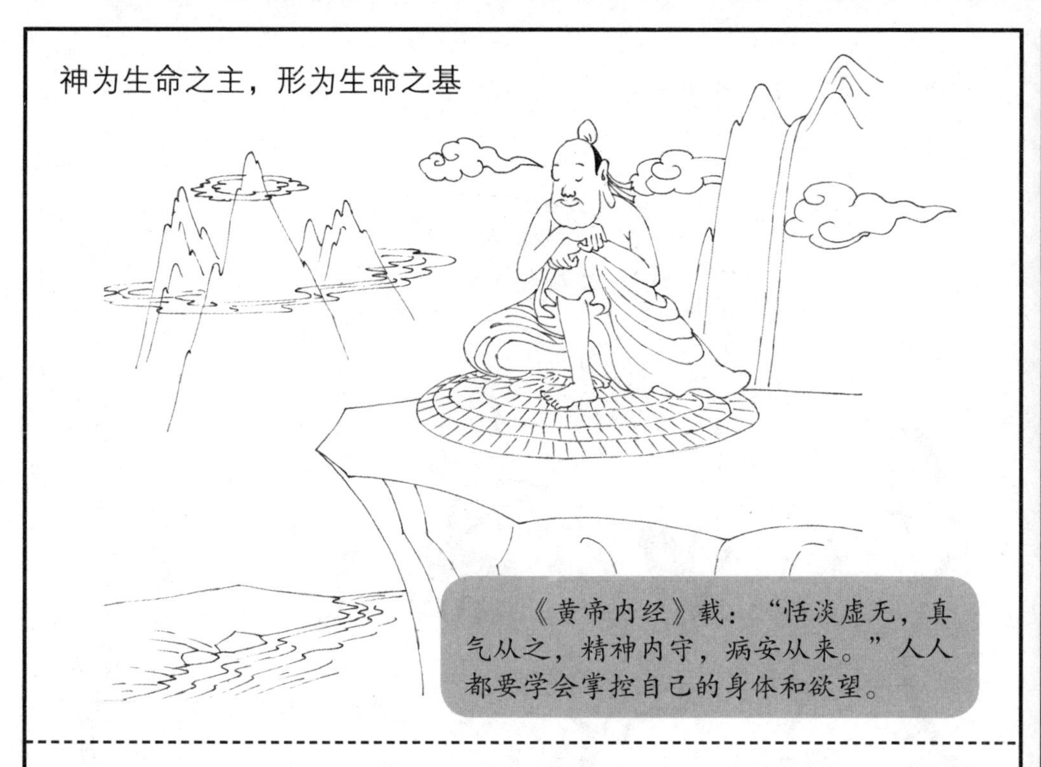

故《素问·上古天真论》说；“形体不敝，精神不散”。因为精神思维活动需要大量的气血精微来供应，所以临床上认为劳神太过，则心血暗耗；心血亏虚，则神志不宁。

人在成长过程中，难免会被贪婪和欲望所左右，正所谓欲望之海深无底，如果不懂得节制，终究逃脱不了葬身欲望之海的命运。

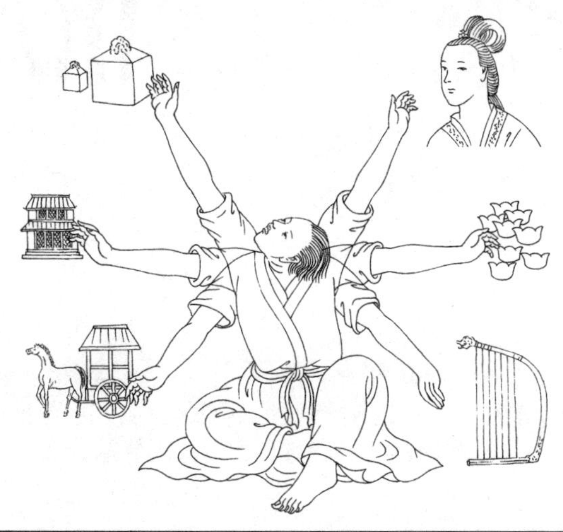

体质的变化决定健康的变化

一娘生九子，九子各不同

说起“体质”一词，用一句俗话来形容就是：“一娘生九子，九子各不同”。也就是说，同为一母所生，其体质的差异却非常明显。不同的人具有不同的体质，体质的偏颇往往是导致疾病发生的基础性因素。

一娘生九子，九子各不同
气虚体质
痰湿体质
同为一母所生，体质却完全不一样！
阳虚体质
湿热体质
平和体质
阴虚体质
了解自身的体质特点，采取相应的保健措施，及时进行健康调养，则可达到有效地预防疾病、提高生活质量的目的。

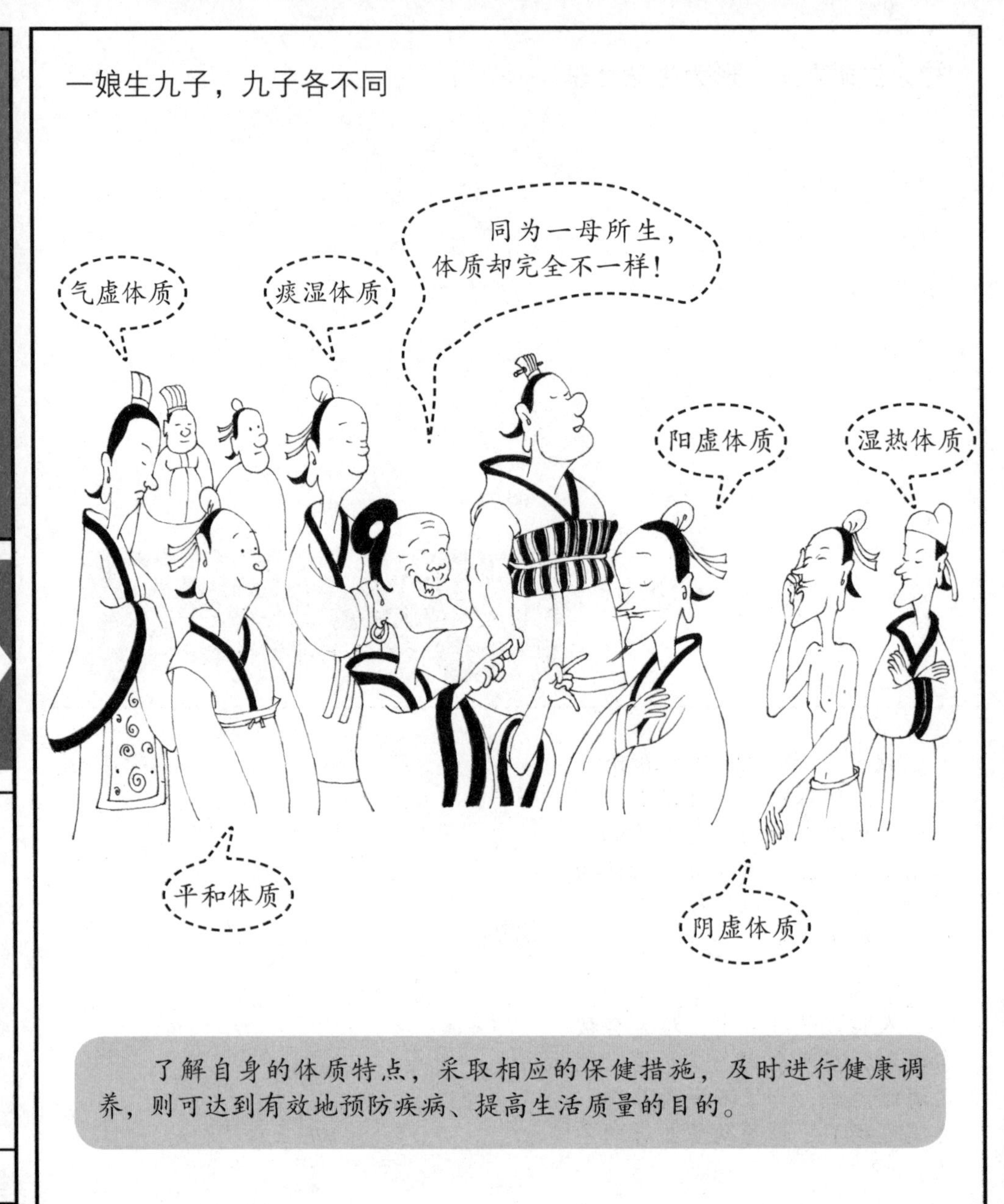

体质和健康的关系非常密切

体质出现明显的偏颇，等于健康出现了问题

在日常生活中，体质偏颇的现象随处可见。不同的体质对于事物的感受也完全不一样。例如，冬天，很多人都热衷吃火锅。有的人感觉吃完后面色红润，非常舒服；而有的人则一吃火锅，第二天早上就会牙痛，或者上火，不是脸上生了很多痤疮，就是小便黄或大便干结。

体质出现明显的偏颇，就等于健康出现了问题
本官今天心情不错，我请大家吃火锅吧！
好
好
好
官
火锅
唉
唉
吃火锅就算了，我一吃火锅就会便秘……
由此可知，体质和健康的关系非常密切。人的健康出现了问题，一般就是体质出现了问题，也就是体质出现了明显的偏颇。

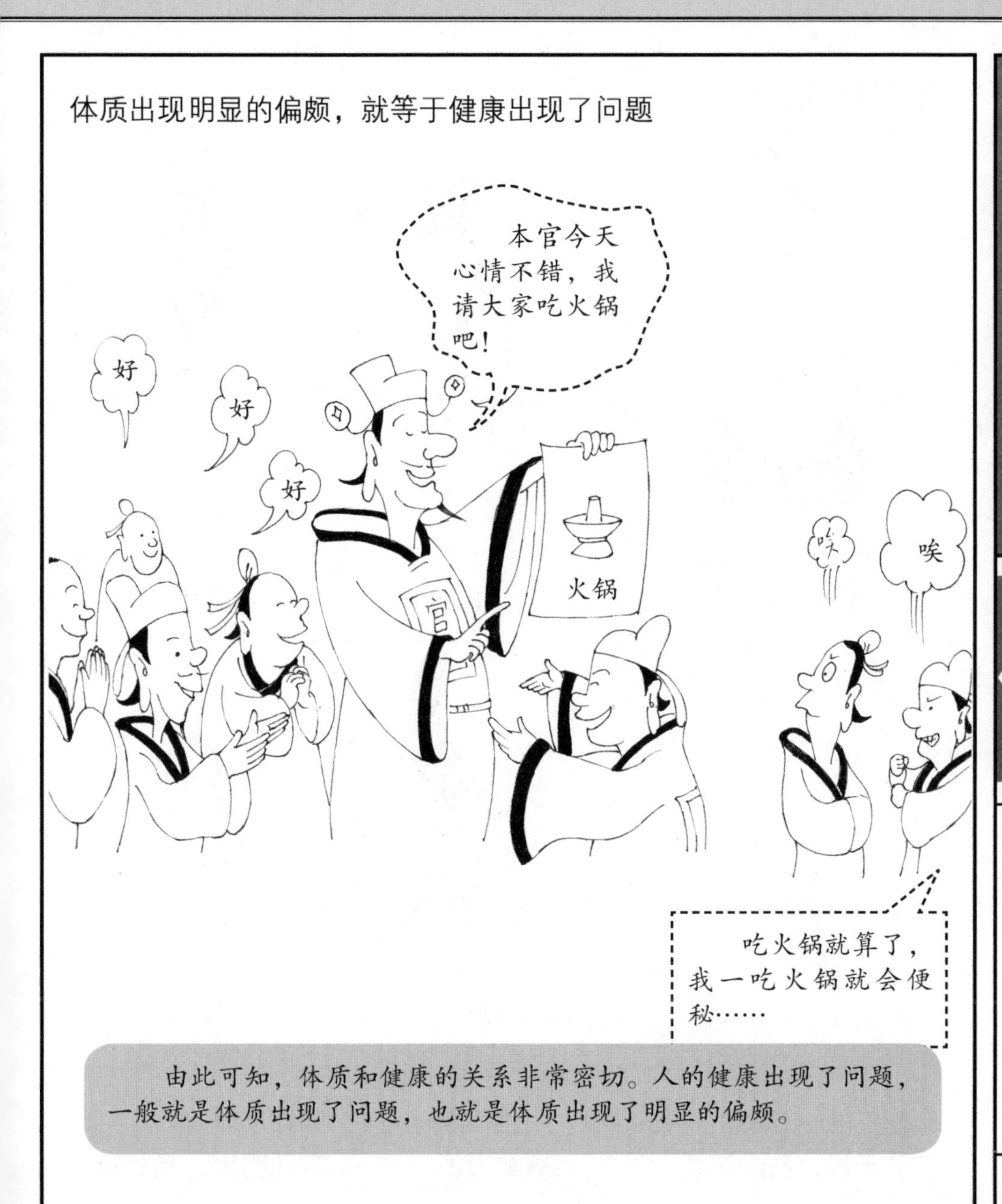

体质偏颇的常见现象

形态偏颇　皮肤偏颇

从人的形态、皮肤、发质、性格、疾病或从治疗的效果等方面都可以看到体质偏颇的一面。如形态偏颇：有的人高大威猛，有的人娇小玲珑，有的人矮小精悍。皮肤偏颇：有的人皮肤干燥，易起皱纹，有的人肤如凝脂，毛孔粗大，易长痤疮等。

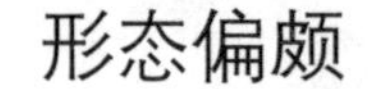
形态偏颇

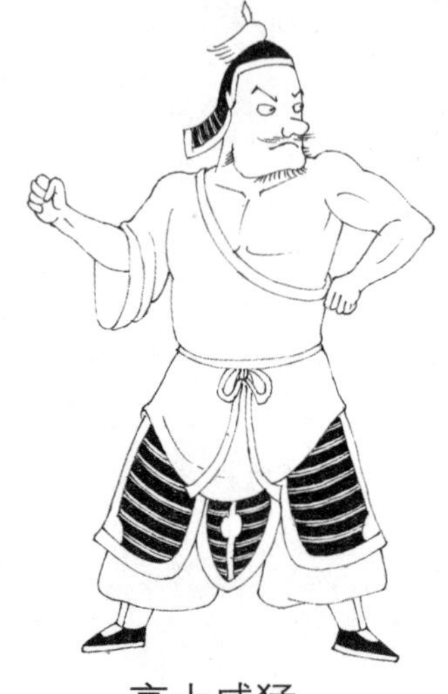
高大威猛

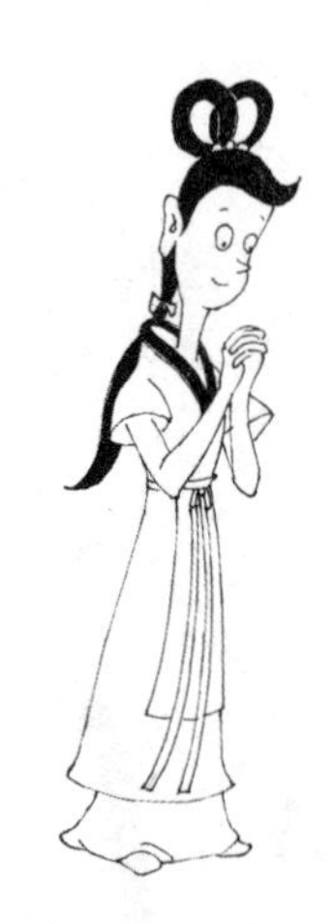
娇小玲珑

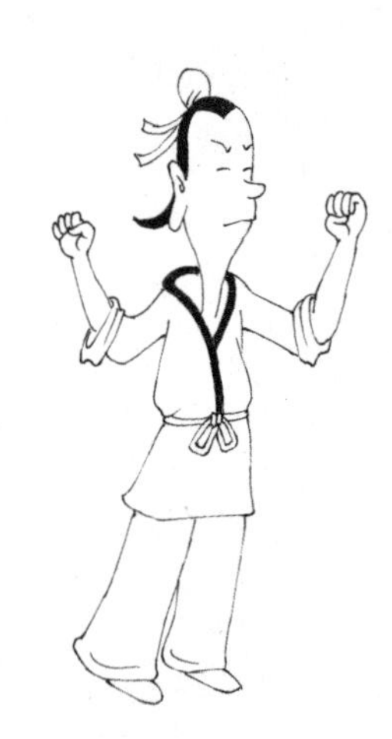
矮小精悍

皮肤偏颇

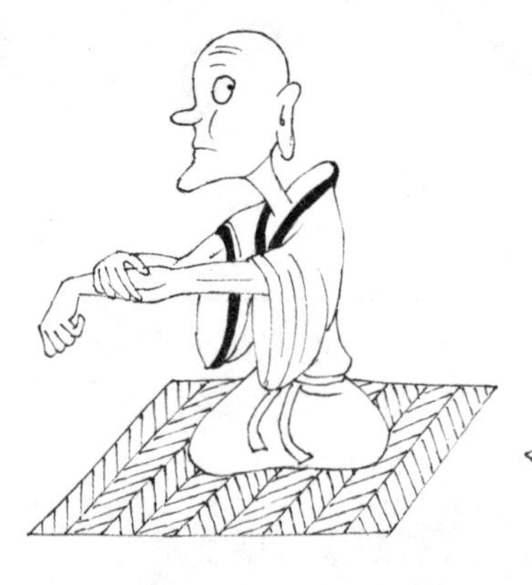
干性皮肤
皮肤干燥，易起皱纹

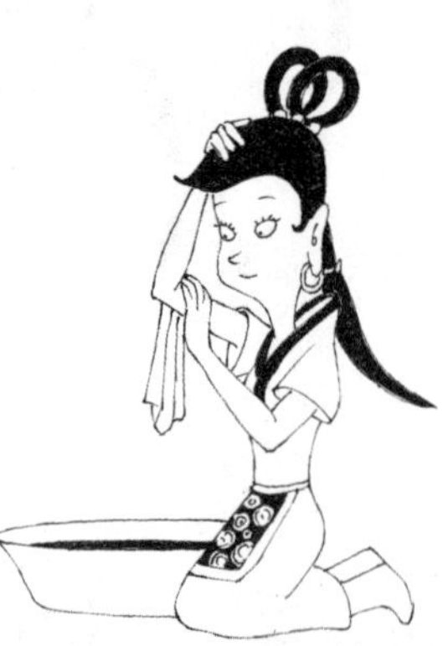
中性皮肤
肤如凝脂

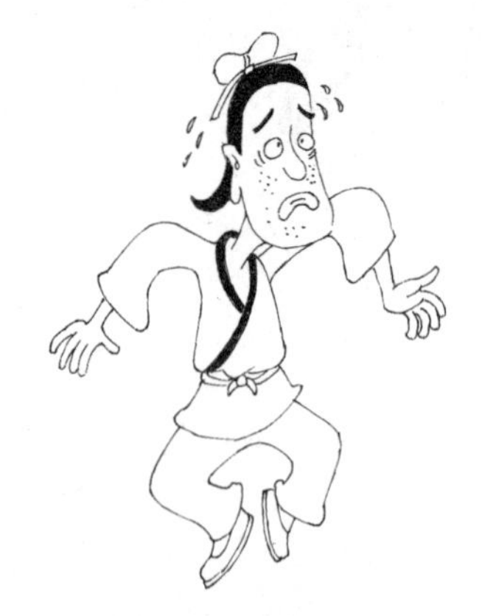
油性皮肤
毛孔粗大，易长痤疮

发质偏颇　性格偏颇

体质偏颇还可从发质上有所体现，如有的人头发乌黑茂密，而有人的则头发稀疏黄软。从性格上也有所体现，如有的人心胸宽广，而有的人则小肚鸡肠；有的人性格外向，有的人则性格沉静、内敛。

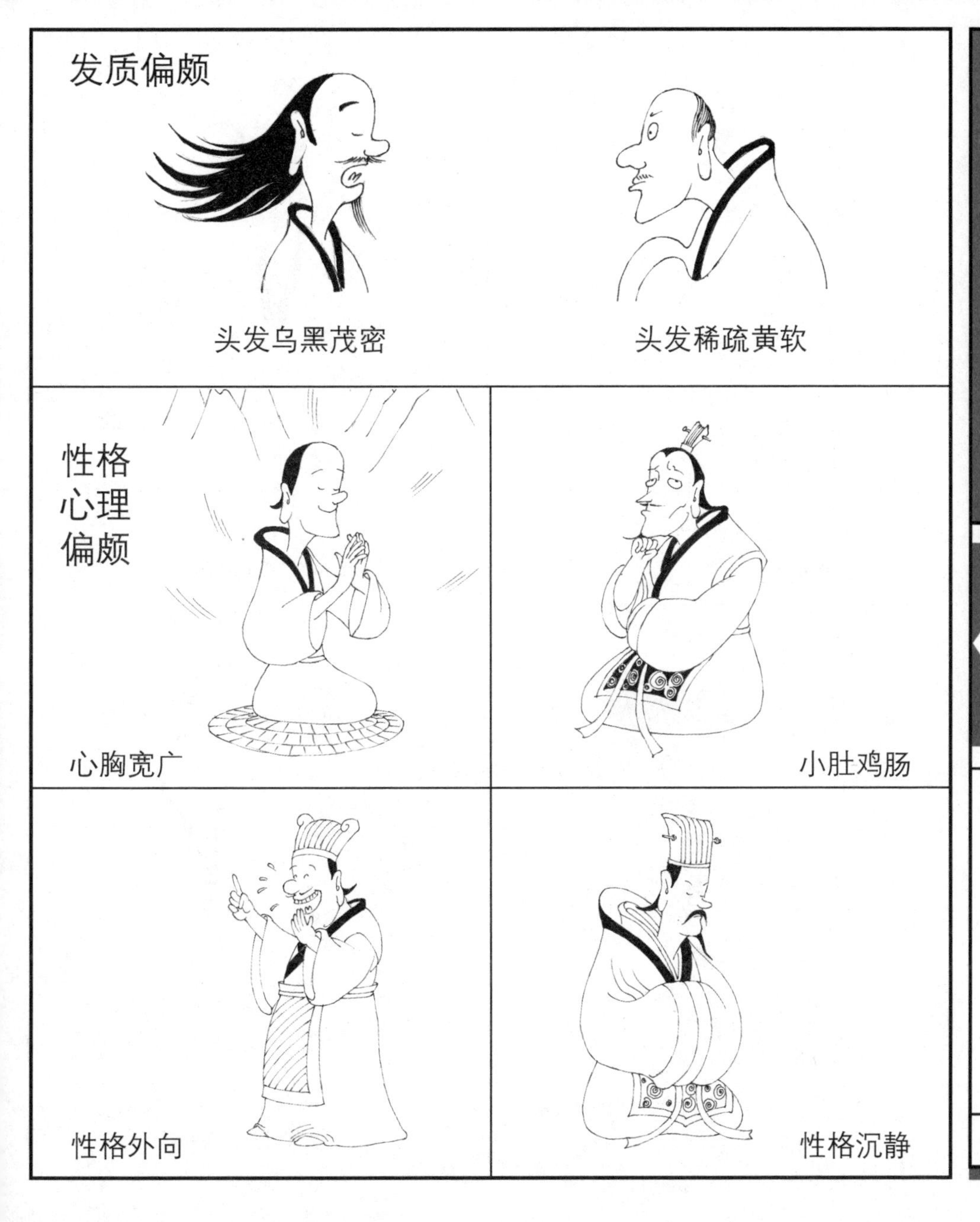

疾病偏颇

从疾病方面来看体质，有些疾病本身不遗传，但因这个家族的先天禀赋有共性，体质遗传，使得他们对这些疾病具有非常高的易感性。

高血压

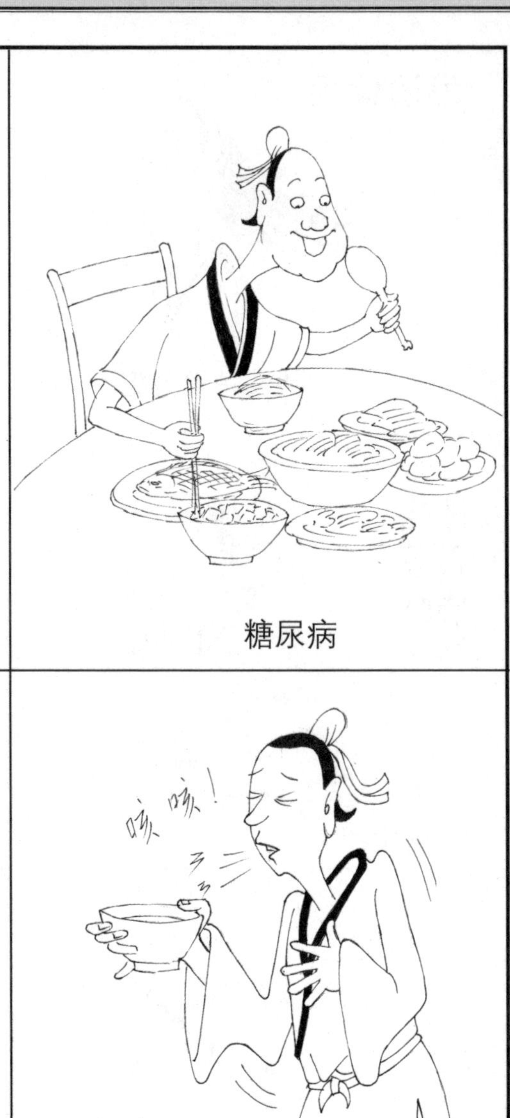

糖尿病

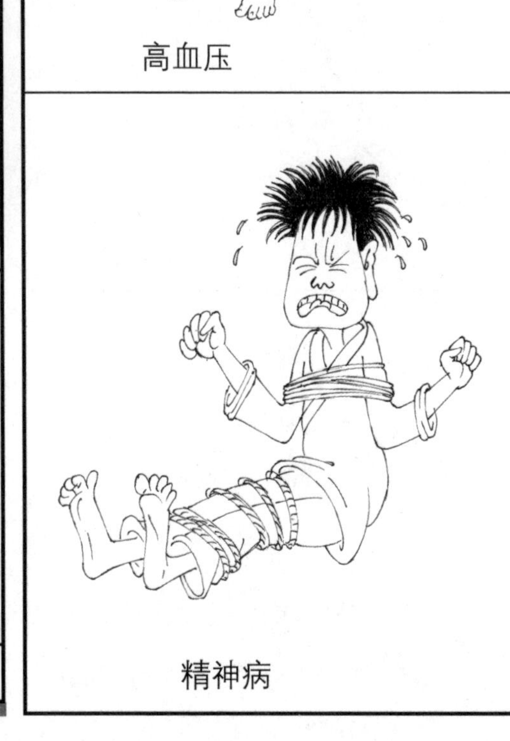

精神病

支气管哮喘等

治疗偏颇

从治疗效果来看，同种药物治疗同种疾病时，其疗效则各有不同：多数患者药物疗效良好；部分患者会出现过敏或不适；个别患者仅反映出药物的毒副作用，毫无疗效。故医生常感叹“人之所病病疾多，医之所病病方少”。这皆为体质使然。

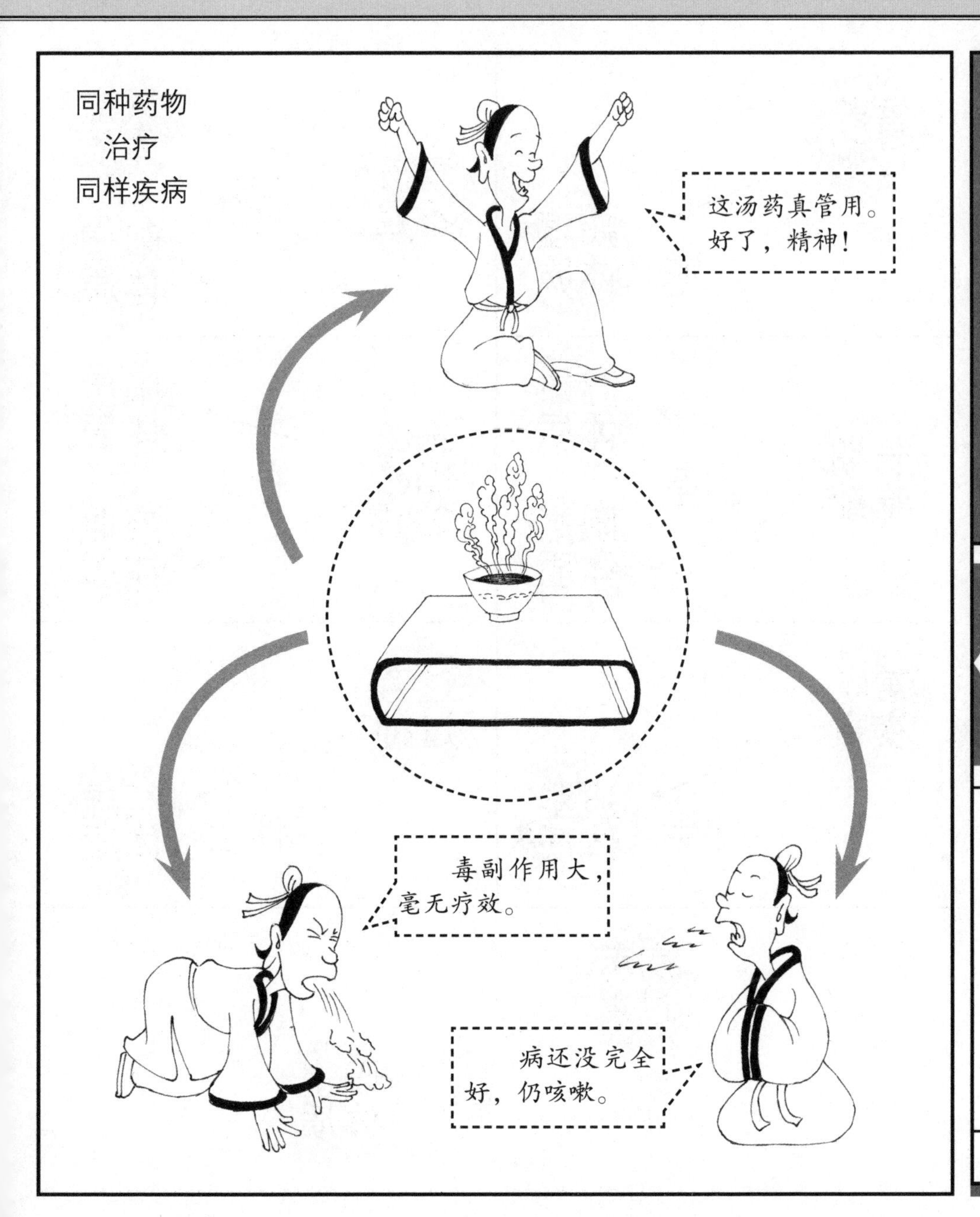

体质出现偏颇的常见原因

在日常生活中，如果人的饮食及生活起居不当易出现体质偏颇，如营养过剩或营养不足；长期食辛辣、寒凉食物；常吃夜宵等都会导致体质出现偏颇。另外，若一个人身体长期过劳、耗神过度也会导致体质出现偏颇；再者，房事过度者也易促生阳虚体质。

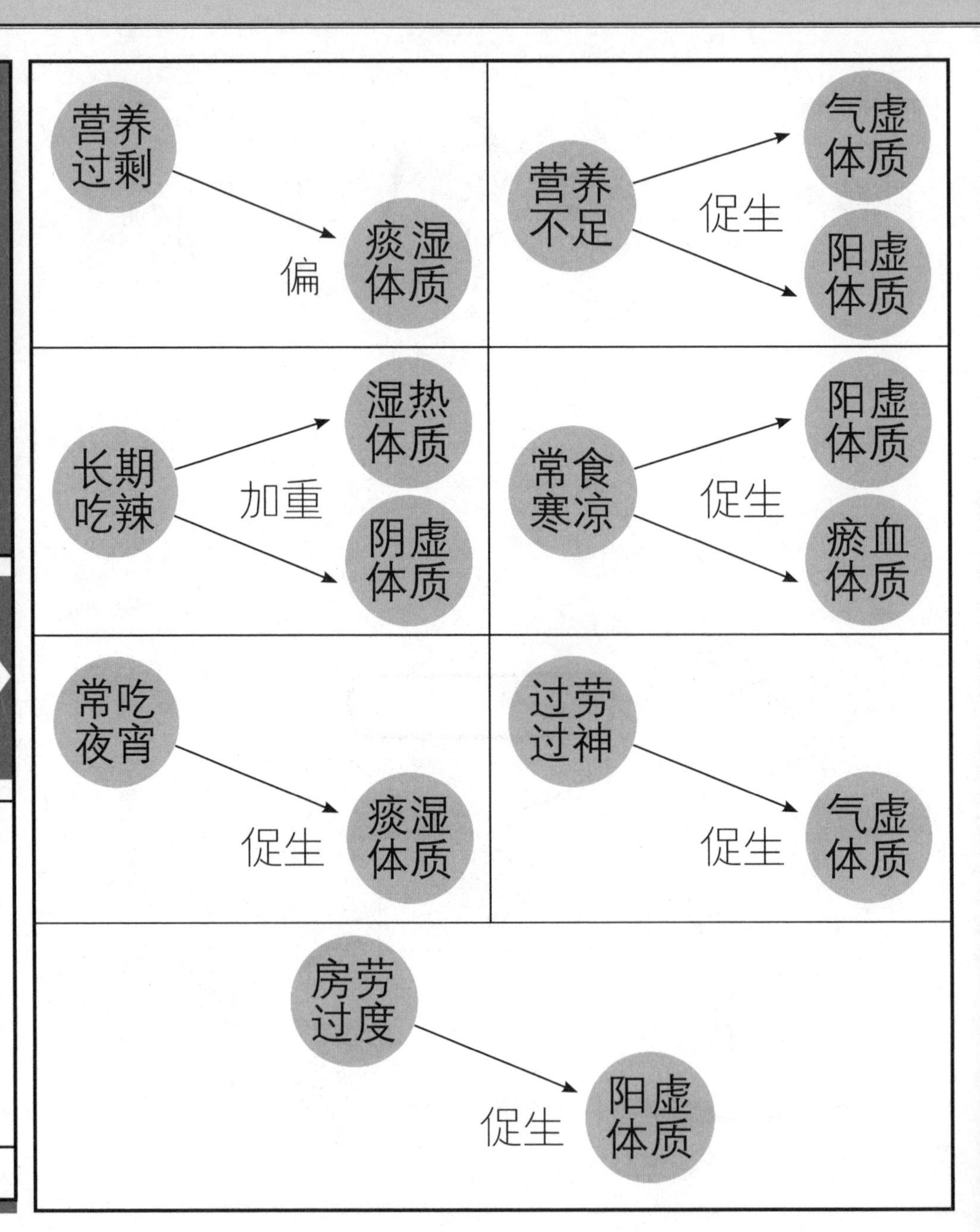

体质与辨证

古人为何非常重视体质

“体质直接关系到生命的体验、生存的质量”，这一点中医很早就有所认识，故非常重视体质。而中医治病的精妙所在就是辨证施治，重视个体差异，辨体识病、治疗养生。

体质是一个人相对稳定的生理特质，是判定临床证候类型的重要参照。
异病同治
同病异治
张仲景被尊称为中医界中的“医圣”，在其《伤寒杂病论》中，处处体现出“异病同治，同病异治”的智慧结晶。异病同治是因为体质相同，同病异治是因为体质不同。
“医圣”张仲景

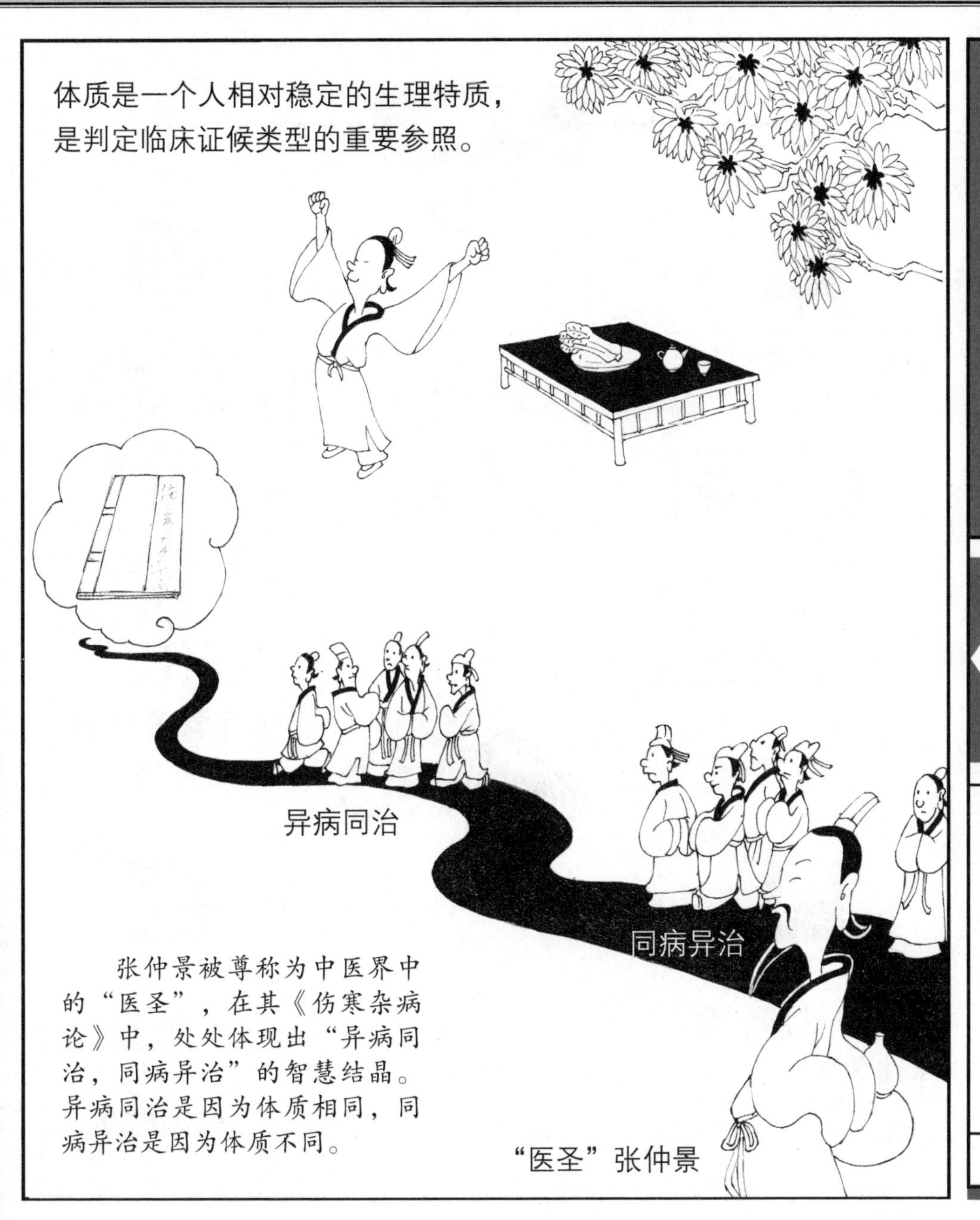

体质养生的宗旨

平衡阴阳

在人体中，只有阴阳气血处于相互生长而又相互制约的调和状态，才能保持身体的健康。否则，任何一方缺失或太过都会使体内某些功能出现异常，进而导致疾病的发生。

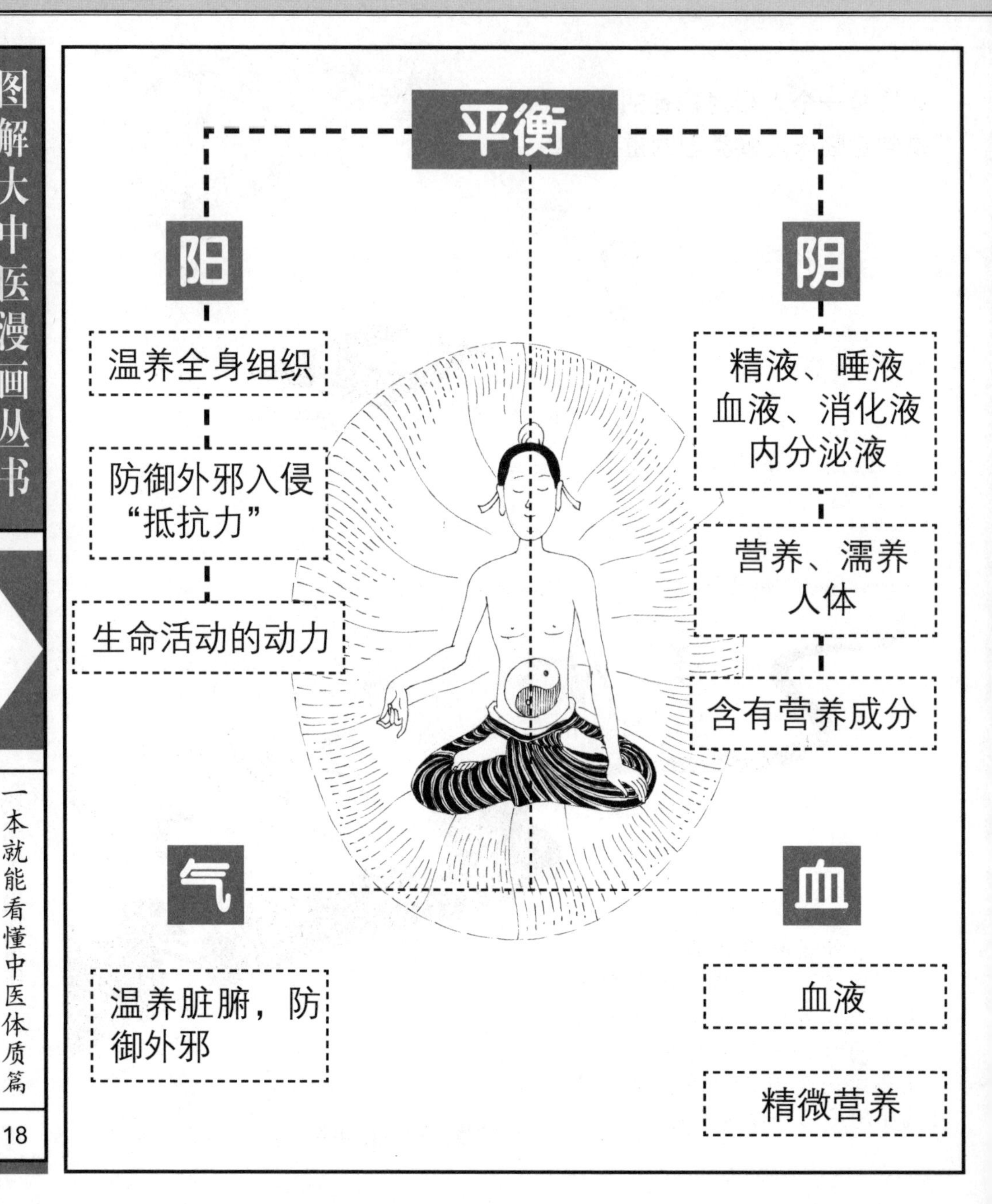

中医是如何测定体质的

中医四诊：望、闻、问、切

中医认为："有诸于内必开诸于外。"也就是说，人体内所发生的变化，必然会通过各种途径显露于体外，据此我国古代医学家发明了中医四诊（望、闻、问、切）。通过四诊，以便以自己的体质做出一个明确的综合判断。

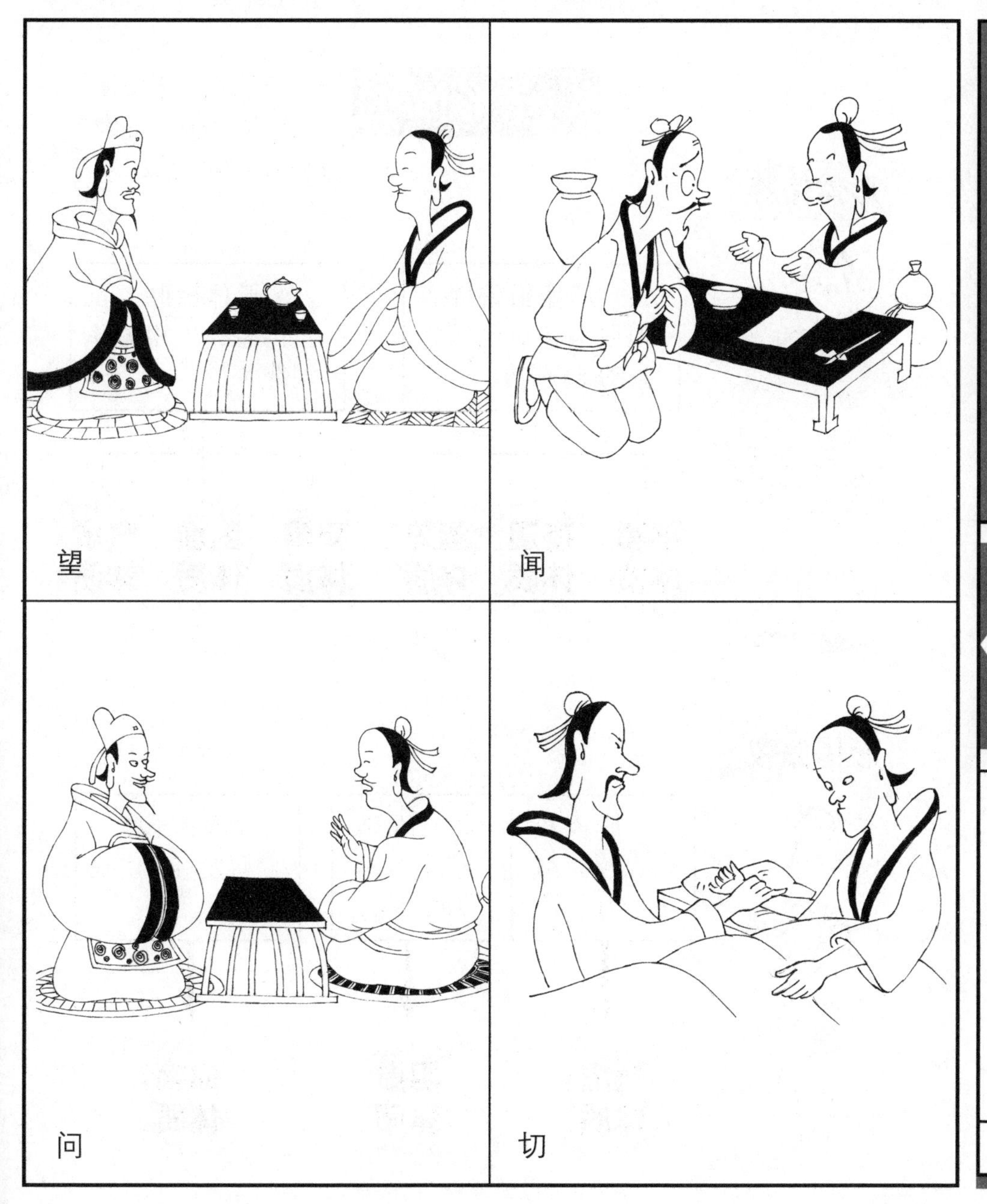

望诊：望形体

主要观察壮弱、胖瘦。中医认为胖人多半阳气偏虚、多湿，瘦人多半阴血偏虚，多火，故胖人易生痰、中风；瘦人易生虚热。

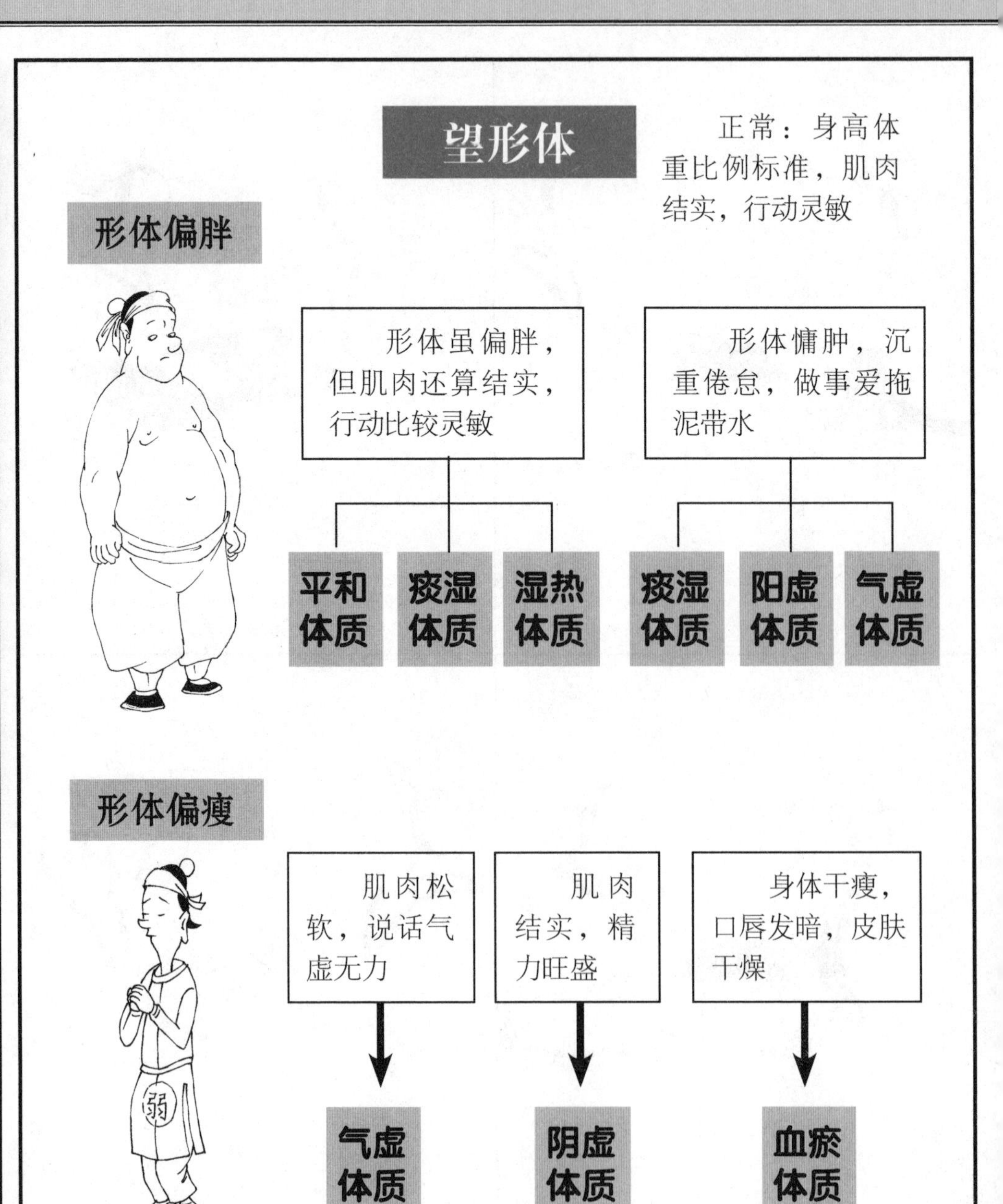

望诊：望气色

中医认为，面部和皮肤的色泽可以反映脏腑气血盛衰和病理变化。正常脸色微黄且红润，有光泽。若呈苍白色，主虚寒证，失血证；萎黄色，主虚证、湿证；潮红色主热证；青紫色，多系危症，主寒证，瘀血证；暗黑色，多见慢性疾病，主肾虚，瘀血证。

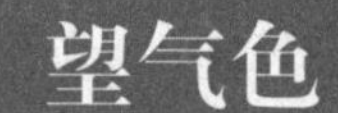

正常：面色略偏黄，但肤色红润、光泽。

面色暗黄

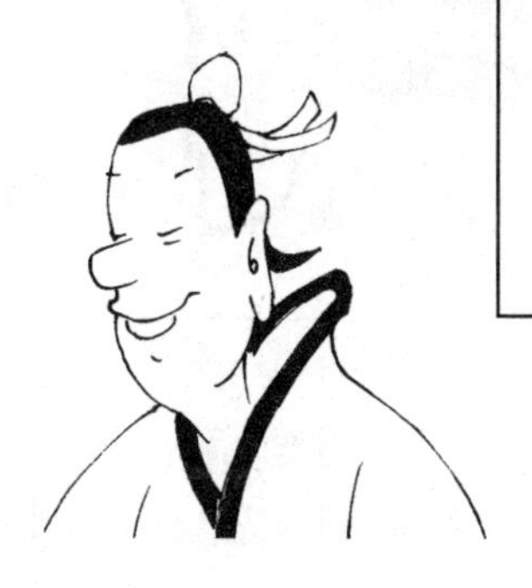

面色暗淡，无光泽，没有血色 → 血虚体质

面色发黄，看上去很油腻 → 湿热体质

面色偏暗，经常会出现黑眼圈 → 血瘀体质

面色发白

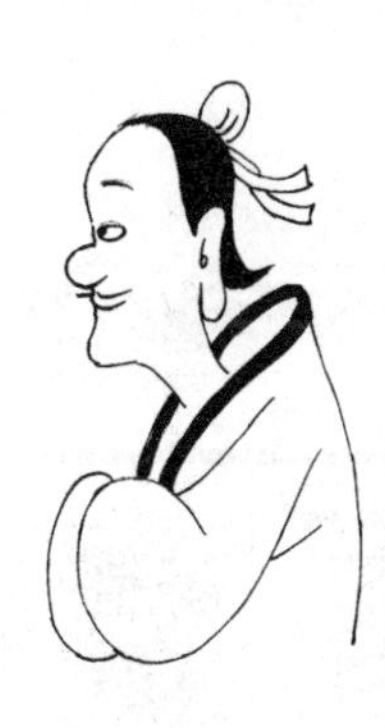

缺乏血色，且没有光泽 → 阳虚体质

望诊：望神

观察病人精神、意识、动作和反应情况：凡精力充沛，神志清醒，两眼有神采，面色润泽，说明正气尚存。若精神萎靡，意识障碍，两目无神，面色晦暗，表示正气已伤。

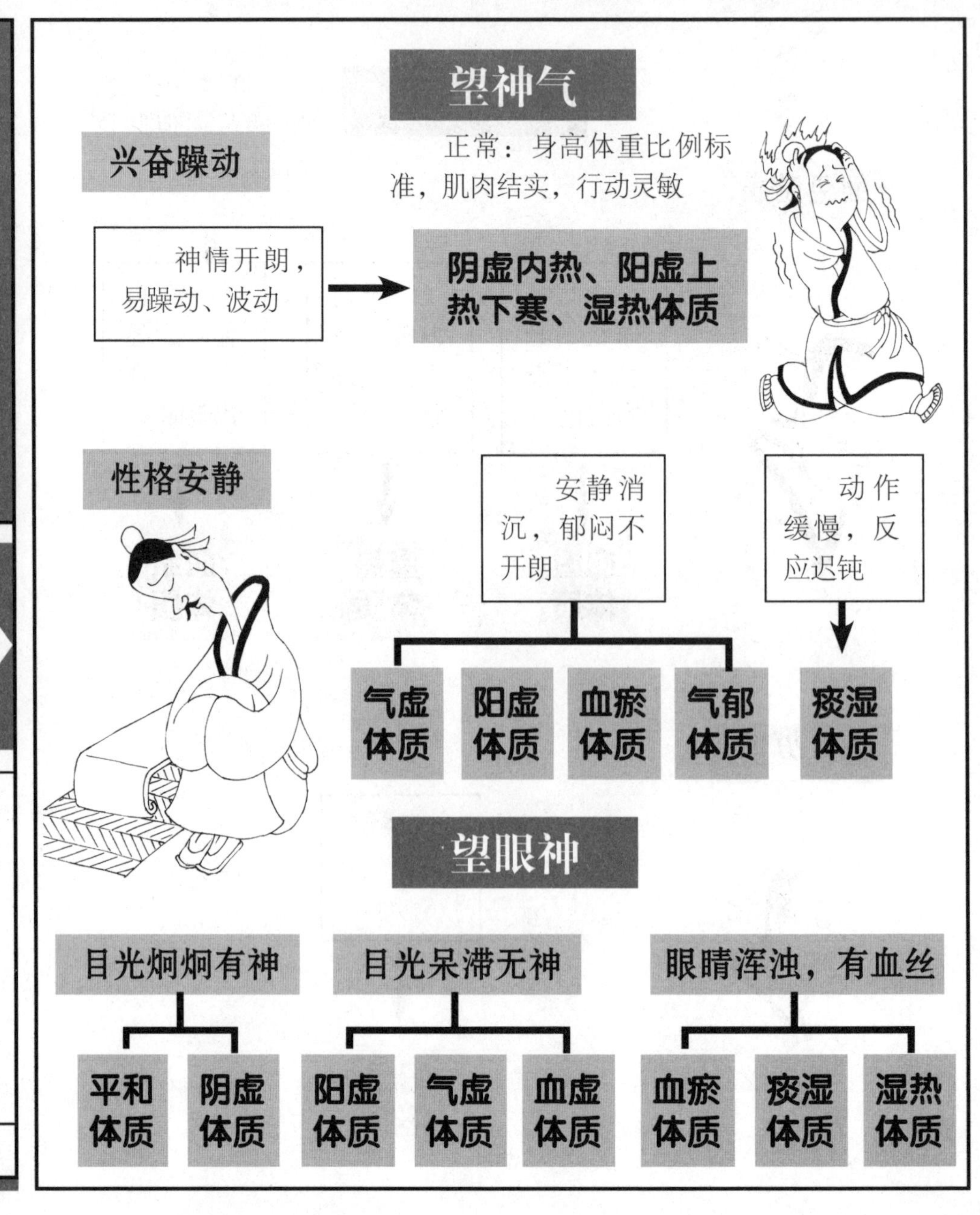

望诊：望舌

望舌是望诊中的重要内容，观察脏腑气血的寒热、虚实，重点是看舌质。正常人舌体淡红色，活动自如，不燥不腻。观察病邪的深浅和寒、热、湿、燥的变化，以及消化功能的病变，重点是看舌苔，正常人苔薄白。

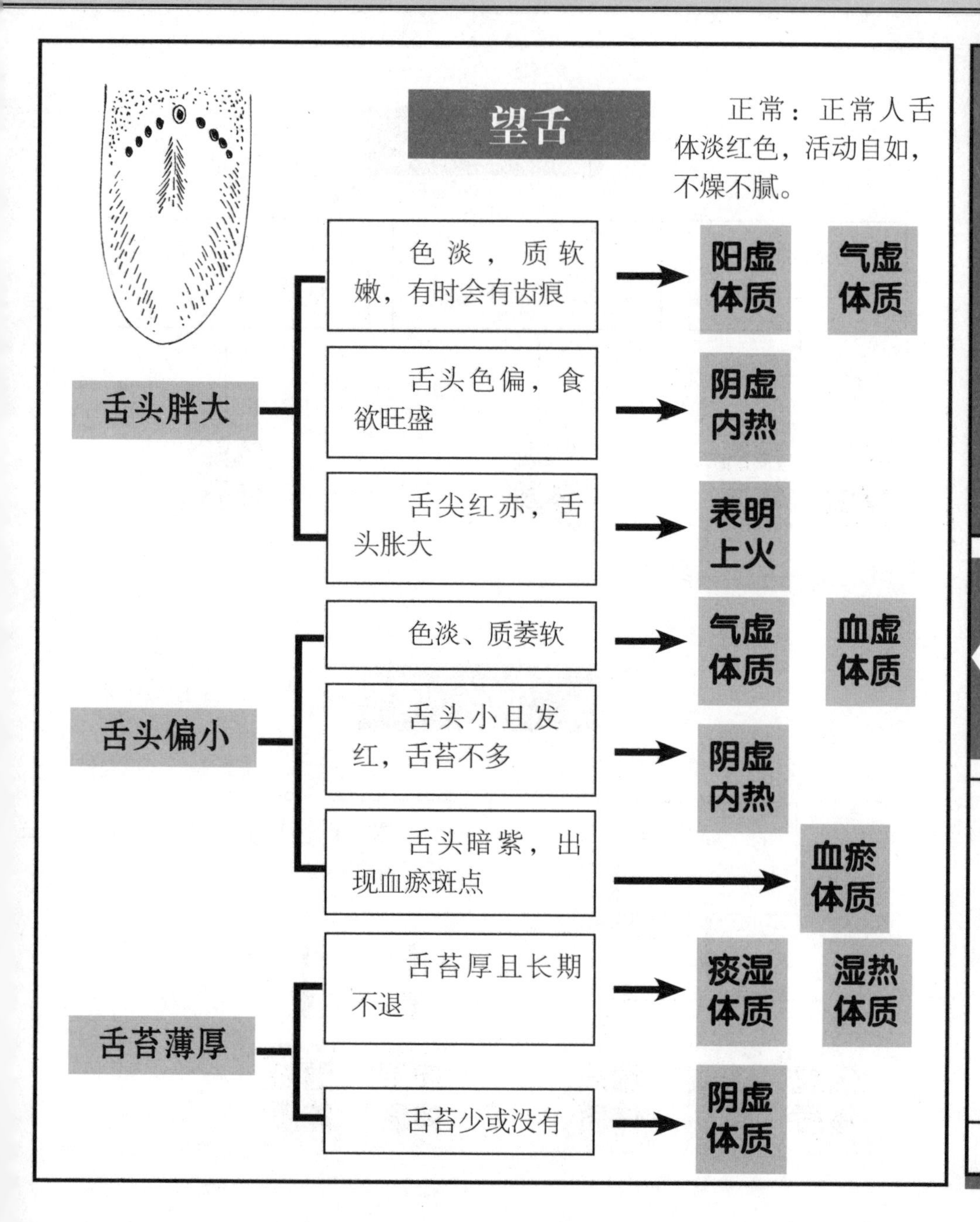

闻诊：听声音、闻气味

所谓“闻诊”，是指听病人说话的声音、呼吸、咳嗽、呕吐、呃逆、嗳气等的声动，还要以鼻闻病人的体味、口臭、痰涕等发出的气味。

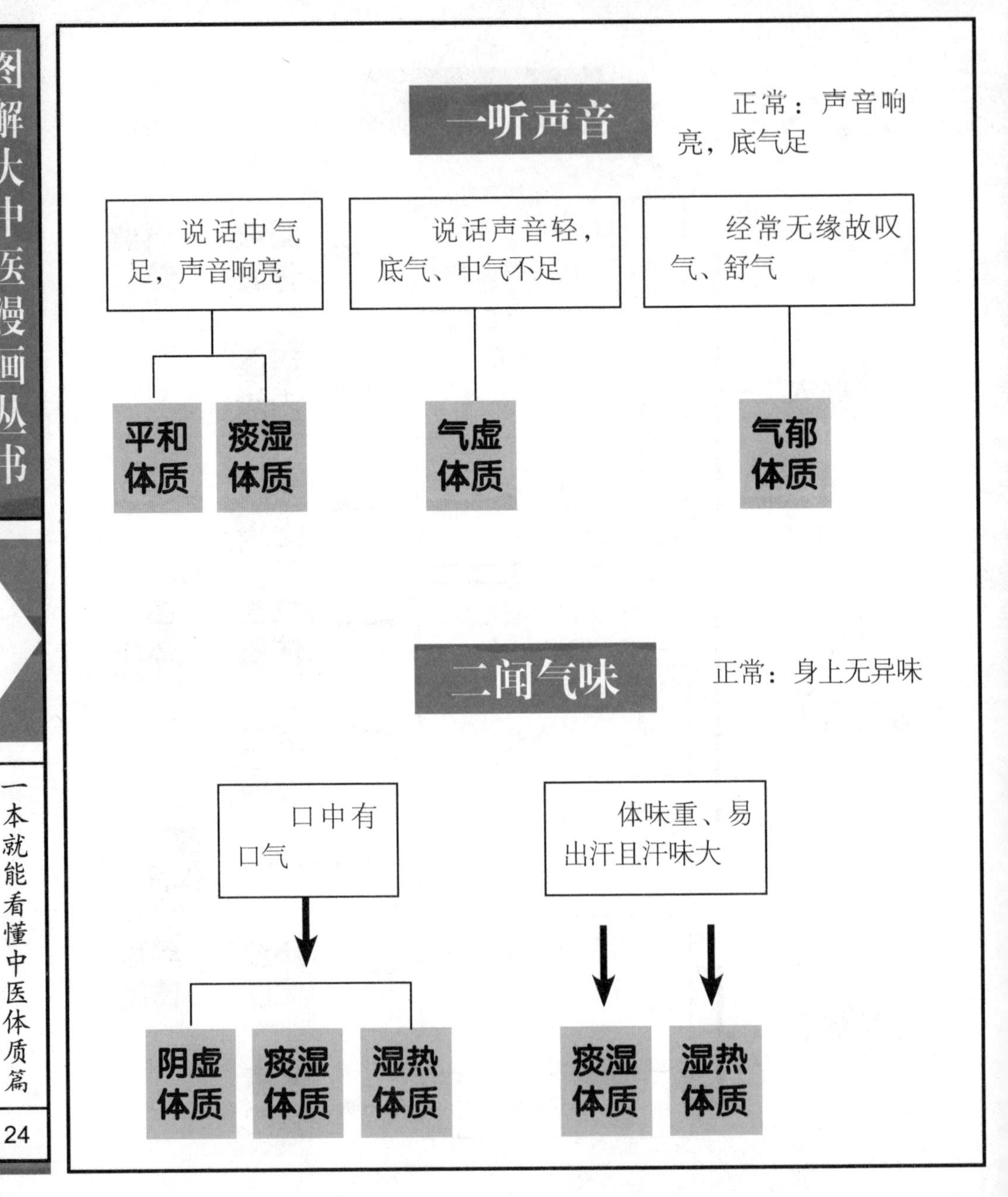

问诊：问寒热、问情志、问出汗、问经带、问二便、问饮食起居

所谓“问诊”就是问病人起病和转变的情形，如问寒热、问情志、问出汗、问经带、问二便、问饮食起居等综合情况。

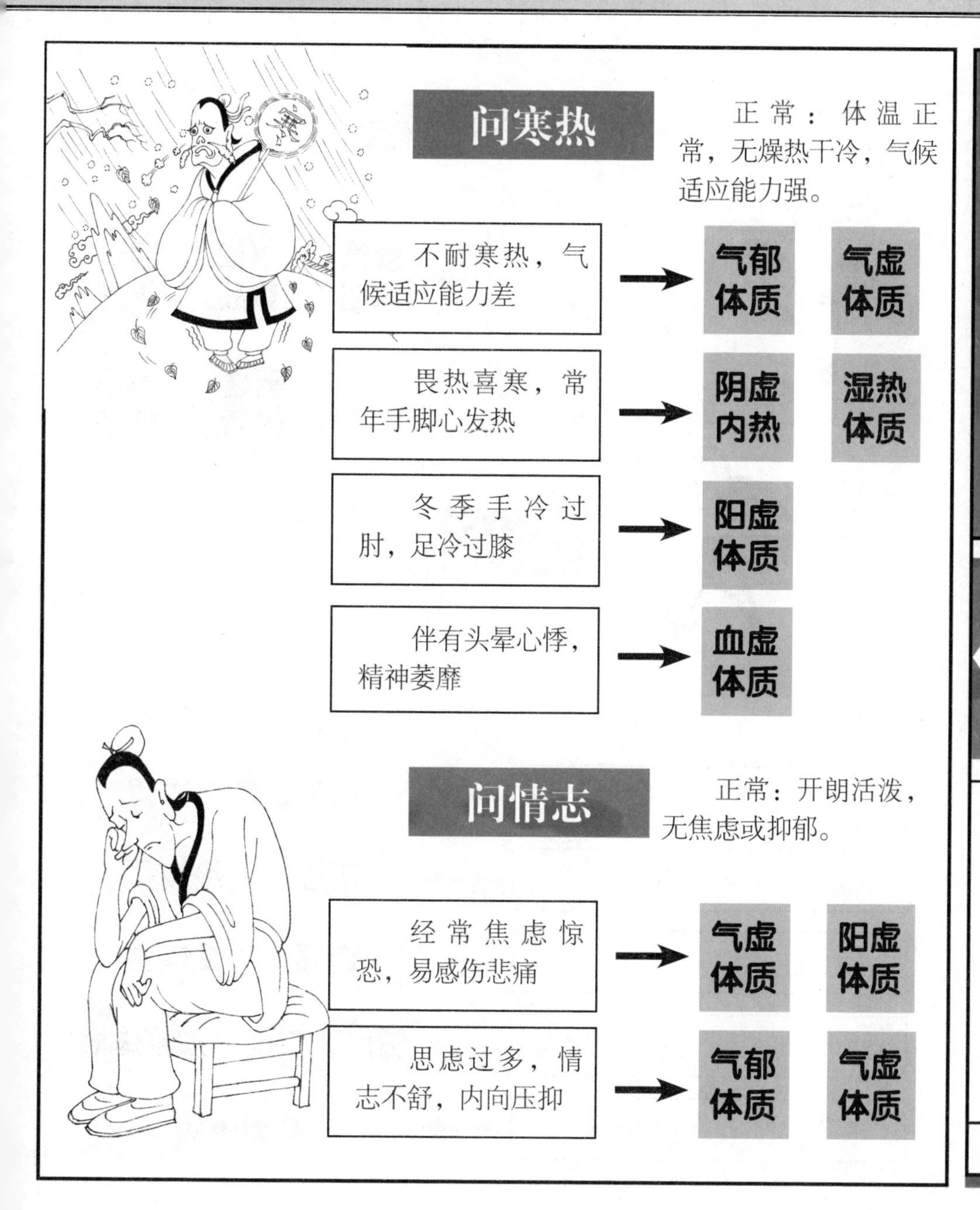

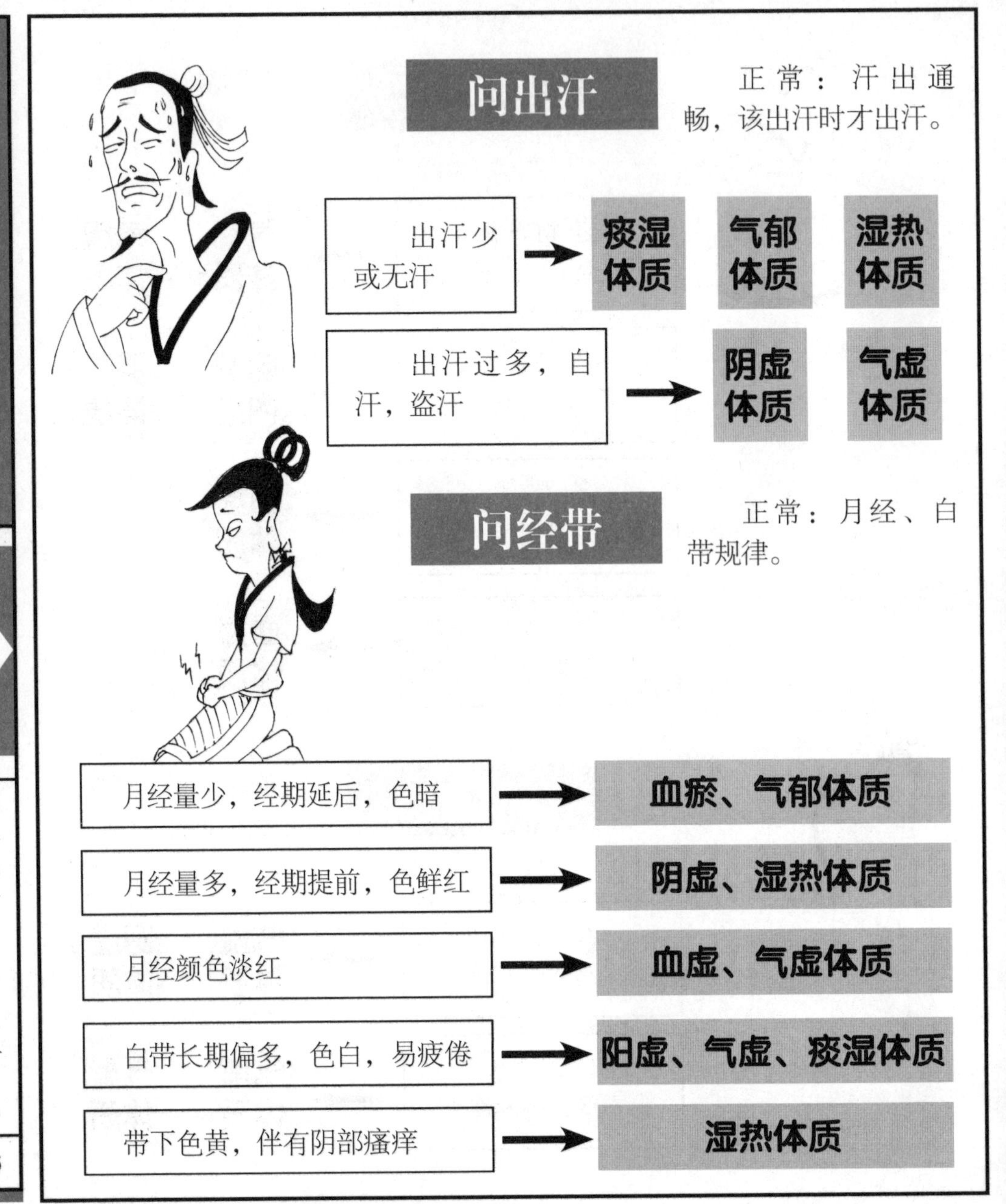
问出汗
正常：汗出通畅，该出汗时才出汗。
出汗少或无汗
痰湿体质
气郁体质
湿热体质
出汗过多，自汗，盗汗
阴虚体质
气虚体质
问经带
正常：月经、白带规律。
月经量少，经期延后，色暗
血瘀、气郁体质
月经量多，经期提前，色鲜红
阴虚、湿热体质
月经颜色淡红
血虚、气虚体质
白带长期偏多，色白，易疲倦
阳虚、气虚、痰湿体质
带下色黄，伴有阴部瘙痒
湿热体质

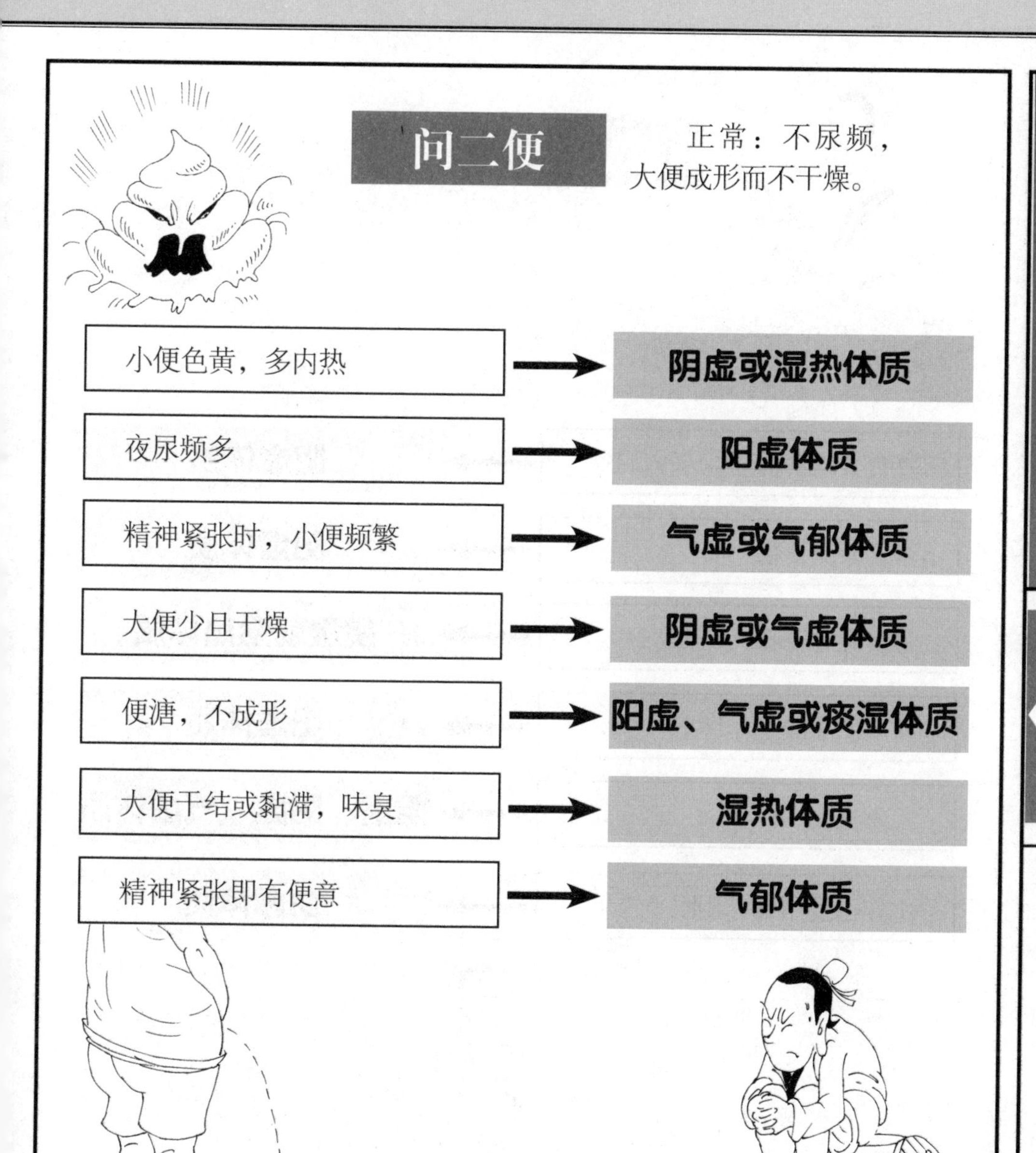
问二便
正常：不尿频，大便成形而不干燥。
小便色黄，多内热
阴虚或湿热体质
夜尿频多
阳虚体质
精神紧张时，小便频繁
气虚或气郁体质
大便少且干燥
阴虚或气虚体质
便溏，不成形
阳虚、气虚或痰湿体质
大便干结或黏滞，味臭
湿热体质
精神紧张即有便意
气郁体质

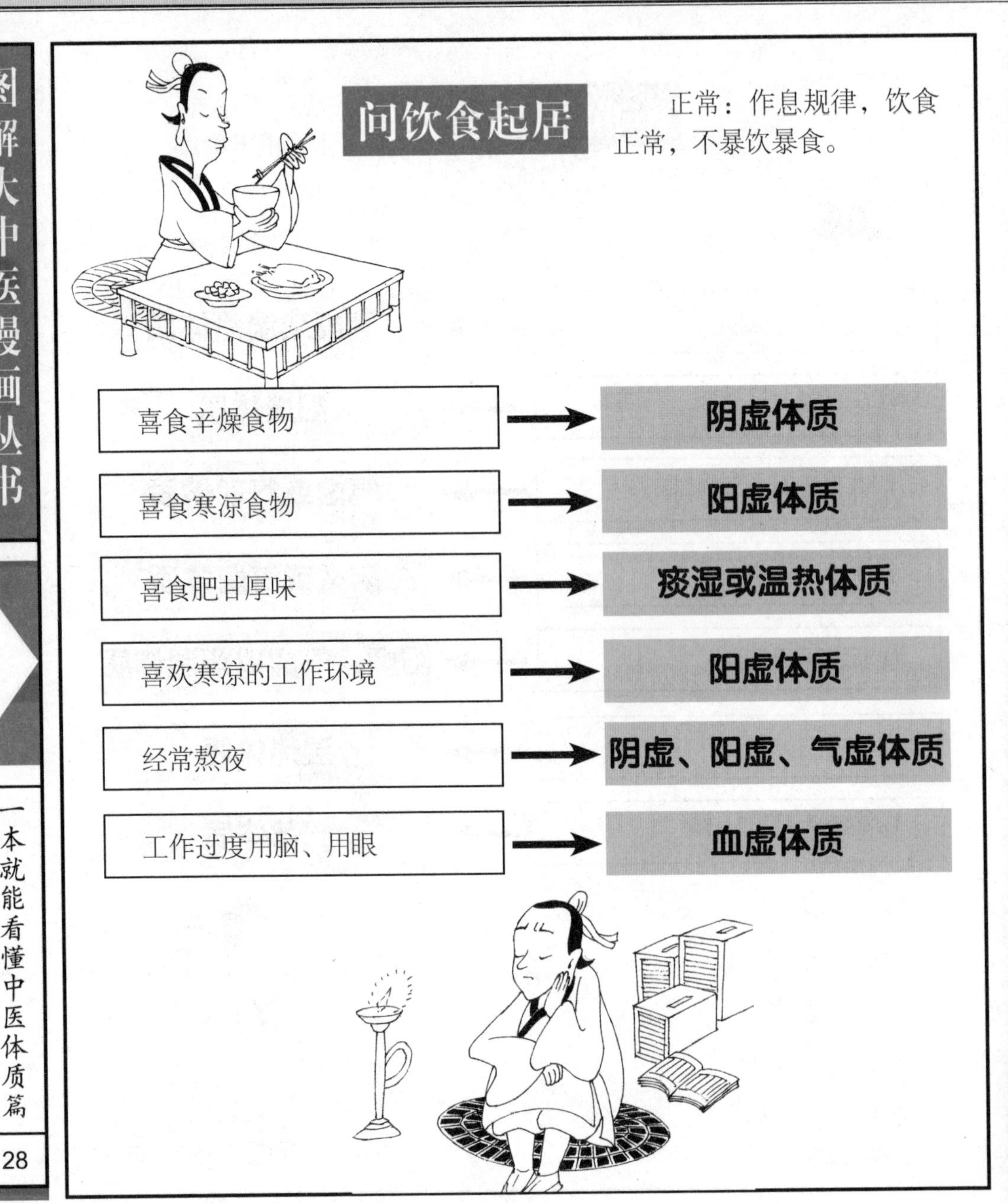
问饮食起居
正常：作息规律，饮食正常，不暴饮暴食。
喜食辛燥食物
阴虚体质
喜食寒凉食物
阳虚体质
喜食肥甘厚味
痰湿或温热体质
喜欢寒凉的工作环境
阳虚体质
经常熬夜
阴虚、阳虚、气虚体质
工作过度用脑、用眼
血虚体质

切诊：脉诊、触诊

所谓“切诊”，就是脉诊和触诊。

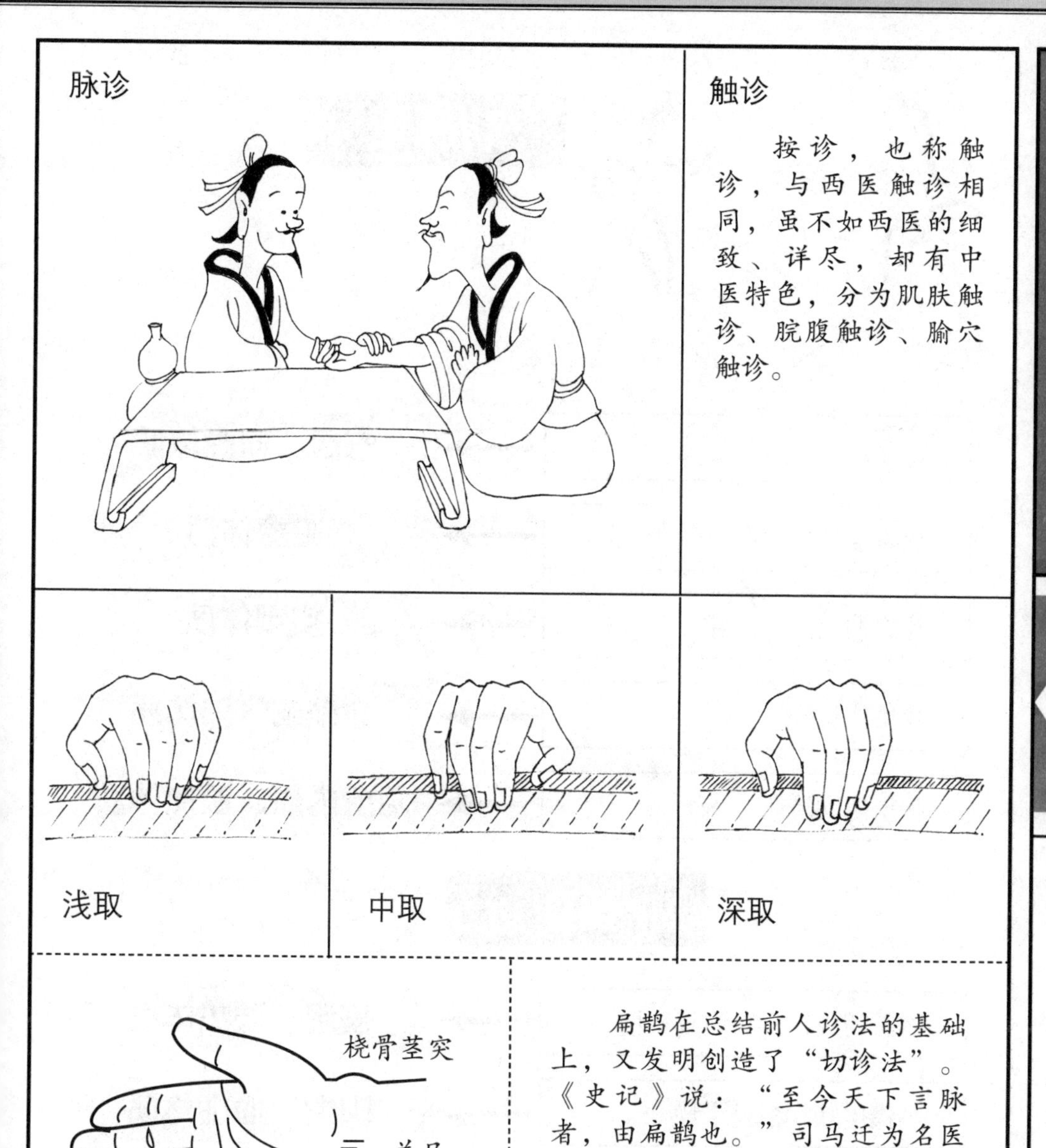

切诊：切脉象、触按

脉诊就是切脉，掌握脉象。触诊，就是以手触按病人的体表病变部分，察看病人的体温、硬软、拒按或喜按等，以助诊断。

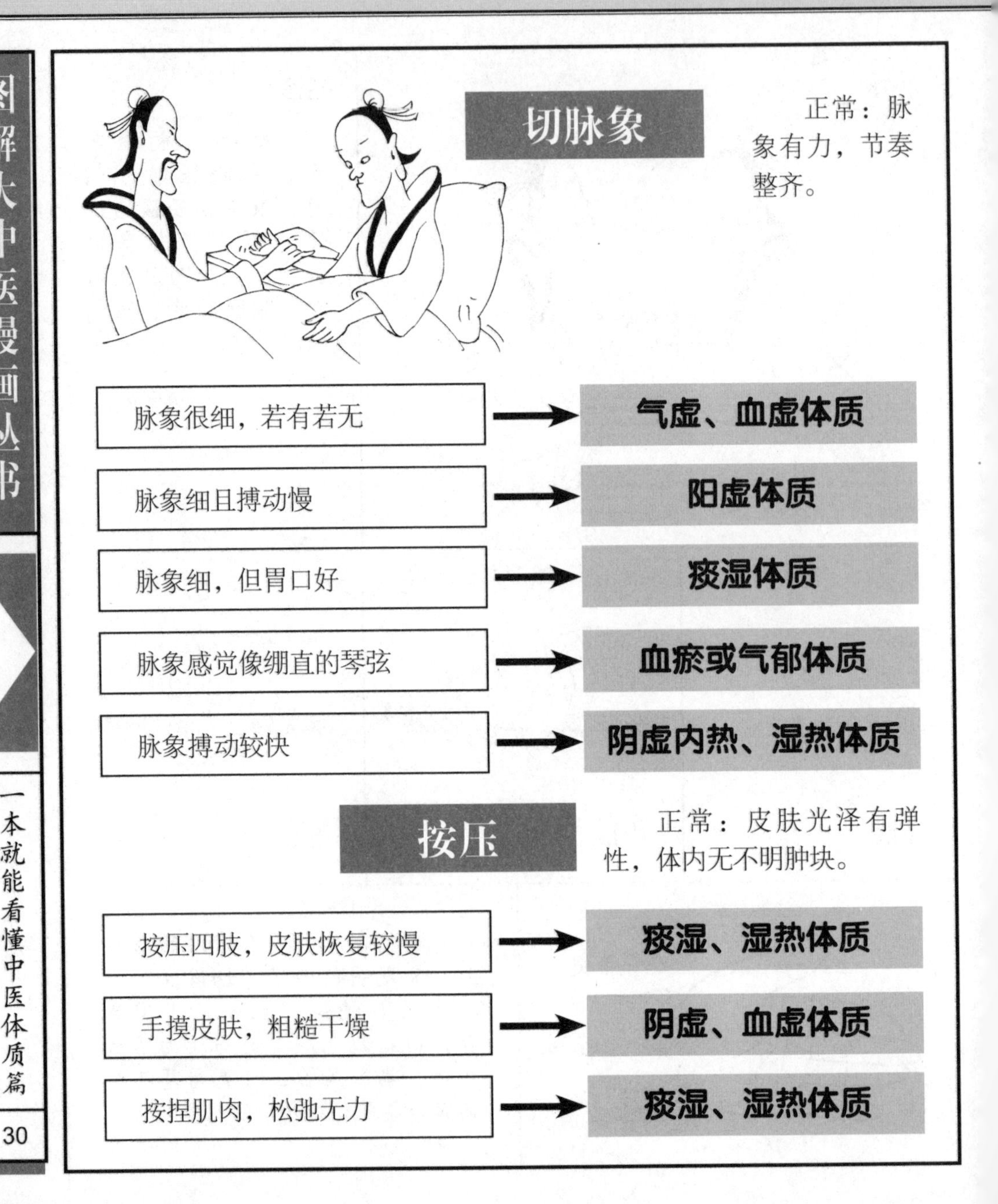

切诊：异常脉象

在病理情况下，心脏收缩力的强弱、快慢、节律、血流的速度、血容量的多少、血管壁的硬度、血管的阻力大小，以及血压高低，势必会引起脉象的变化。

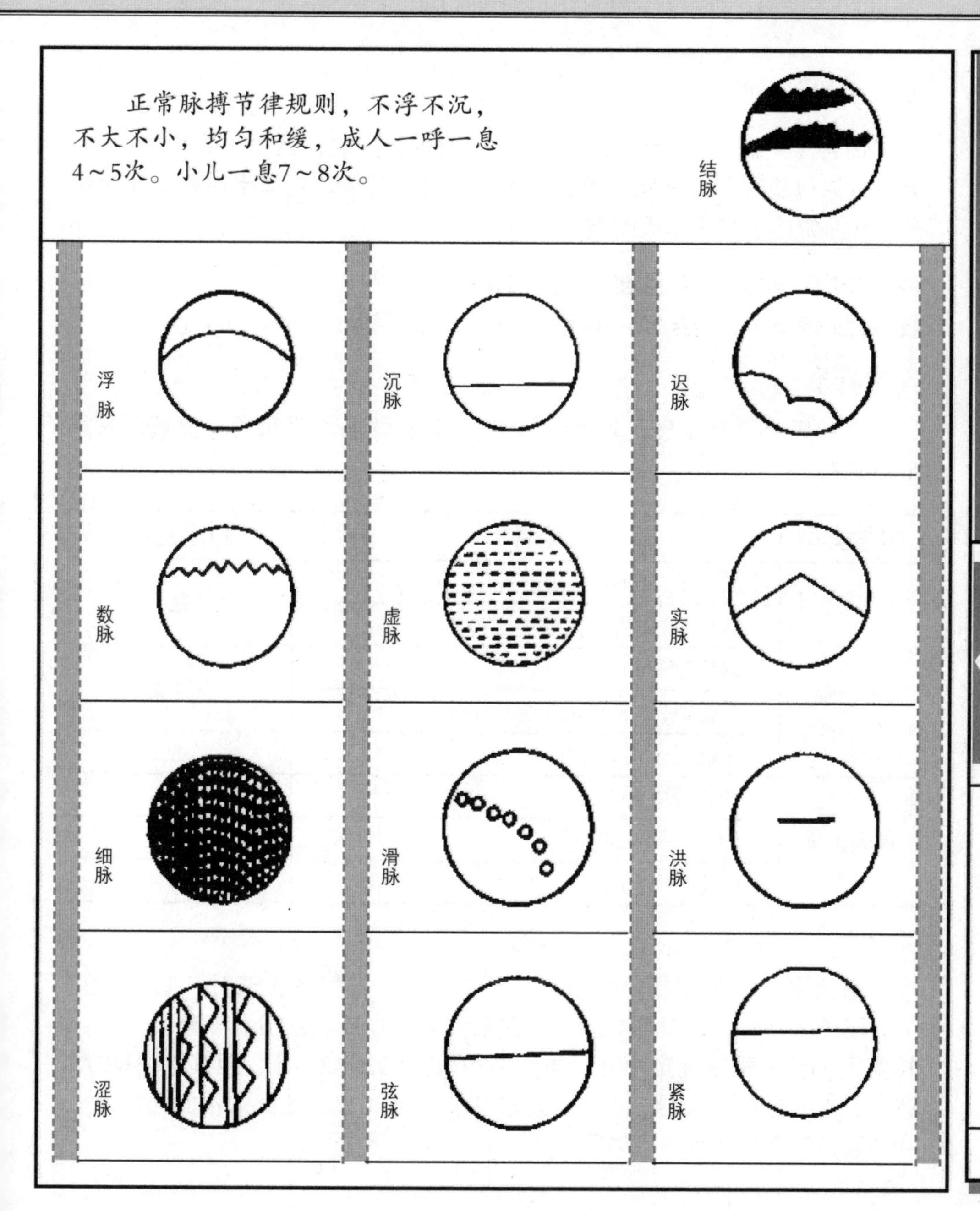

体质判定标准表

判定方法及判定标准

根据中华中医药学会制定的《中医体质分类与判定自测表及体质调养方法（标准版）》所推荐的方法，我们可以大致测定自己的体质。

判定方法

回答《中医体质分类与判定表》中的相关问题，逐项问题均按5级评分。根据每项问题，并结合与自身情况相符的分值，计算出原始分及转化分，从而依标准判定体质类型。

原始分数=各个条目的分会相加。

转化分数=（原始分−条目数）/（条目数×4）×100

判定标准

平和质为正常体质，其他8种体质为偏颇体质。平和质与偏颇体质判定标准表。

体质类型	条件	判定结果
平和质	转化分≥60分	是
	其他8种体质转化分均＜30分	
	转化分≥60分	基本是
	其他8种体质转化分均＜40分	
	不满足上述条件者	否
偏颇体质	转化分≥40分	是
	转化分30～39分	倾向是
	转化分＜30分	否

示例

某人各体质类型转化分如一：平和质75分，气虚质56分，阳虚质27分，阴虚质25分，痰湿质12分，湿热质15分，血瘀质20分，气郁质18分，特禀质10分。根据判定标准，虽然平和质转化分≧60分，但其他8种体质转化分并未全部＜40分，其中气虚质转化分≧40分，故此人不能判定为平和体质，应判定为是气虚体质。

平和体质

请根据近一年的体验和感觉，回答下列问题。

		没有 根本不	很少 有一点	有时 有些	经常 相当	总是 非常
	感觉精力充沛吗	1	2	3	4	5
	易感到很疲乏吗	1	2	3	4	5
	说话声音小且无力吗	1	2	3	4	5
	是否常感到闷闷不乐	1	2	3	4	5
	你比一般人耐受不了寒冷吗	1	2	3	4	5
	能适应外界自然和社会环境的变化吗	1	2	3	4	5
	睡觉容易失眠吗	1	2	3	4	5
	记忆力感觉明显下降，易忘事吗	1	2	3	4	5

判断结果：□是　□倾向是　□否

气虚体质

请根据近一年的体验和感觉，回答下列问题。

		没有 根本不	很少 有一点	有时 有些	经常 相当	总是 非常
	容易感到疲乏吗	1	2	3	4	5
	容易呼吸短促，接不上气吗	1	2	3	4	5
	容易感觉心慌吗	1	2	3	4	5
	容易头晕或站起时晕眩吗	1	2	3	4	5
	比别人容易患感冒吗	1	2	3	4	5
	喜欢安静、甚至懒得说话吗	1	2	3	4	5
	说话声音软弱无力吗	1	2	3	4	5
	一活动就容易出虚汗吗	1	2	3	4	5

判断结果：□是　□倾向是　□否

阴虚体质

请根据近一年的体验和感觉，回答下列问题。

		没有 根本不	很少 有一点	有时 有些	经常 相当	总是 非常
	感觉手脚心发热吗?	1	2	3	4	5
	常感觉身体、脸上发热吗	1	2	3	4	5
	皮肤或口唇干吗	1	2	3	4	5
	口唇的颜色比一般人红吗	1	2	3	4	5
	容易便秘或大便干燥吗	1	2	3	4	5
	你面部潮红或偏红吗	1	2	3	4	5
	时常感到眼睛干涩吗	1	2	3	4	5
	活动量稍大就容易出虚汗吗	1	2	3	4	5

判断结果：□是　□倾向是　□否

阳虚体质

请根据近一年的体验和感觉，回答下列问题。

		没有 根本不	很少 有一点	有时 有些	经常 相当	总是 非常
	是否经常感觉手脚发凉	1	2	3	4	5
	胃脘部、背部或腰膝部怕冷吗	1	2	3	4	5
	总感到冷、总比别人穿得多	1	2	3	4	5
	比别人易患感冒	1	2	3	4	5
	比一般人耐受不了寒冷	1	2	3	4	5
	一吃凉的食物就会感到不舒服	1	2	3	4	5
	受凉或吃凉的食物后，容易腹泻	1	2	3	4	5

判断结果：□是　□倾向是　□否

痰湿体质

请根据近一年的体验和感觉，回答下列问题。

		没有 根本不	很少 有一点	有时 有些	经常 相当	总是 非常
	总感到胸闷或腹部胀满	1	2	3	4	5
	总感觉身体沉重或心情不爽快	1	2	3	4	5
	腹部是否肥满松软	1	2	3	4	5
	额部会出现油脂分泌的现象吗	1	2	3	4	5
	上眼睑是否比别人肿	1	2	3	4	5
	嘴里总有黏黏的感觉	1	2	3	4	5
	平时痰多，特别是咽部总有被痰堵住的感觉	1	2	3	4	5
	舌苔厚腻或感觉舌苔很厚	1	2	3	4	5

判断结果：□是　　□倾向是　　□否

湿热体质

请根据近一年的体验和感觉，回答下列问题。

		没有 根本不	很少 有一点	有时 有些	经常 相当	总是 非常
	面部或鼻部感觉油腻	1	2	3	4	5
	容易生痤疮或疮疖	1	2	3	4	5
	感到口苦或嘴里有异味	1	2	3	4	5
	大便黏滞不爽、有种排不完的感觉	1	2	3	4	5
	小便时尿道有发热感，且尿色很浓	1	2	3	4	5
	白带是否色黄	1	2	3	4	5
	阴囊部位总感觉很潮湿	1	2	3	4	5

判断结果：□是　□倾向是　□否

血瘀体质

请根据近一年的体验和感觉，回答下列问题。

		没有 根本不	很少 有一点	有时 有些	经常 相当	总是 非常
	皮肤会不知觉地出现青紫瘀斑（皮下出血）	1	2	3	4	5
	两颧部是否有细微红丝	1	2	3	4	5
	身体某部位会有疼痛感	1	2	3	4	5
	面色晦暗或容易出现褐斑	1	2	3	4	5
	容易出现黑眼圈	1	2	3	4	5
	容易忘事（健忘）	1	2	3	4	5
	口唇颜色发黯	1	2	3	4	5

判断结果：□是　□倾向是　□否

气郁体质

请根据近一年的体验和感觉，回答下列问题。

		没有 根本不	很少 有一点	有时 有些	经常 相当	总是 非常
	总是感觉闷闷不乐	1	2	3	4	5
	容易精神紧张且焦虑不安	1	2	3	4	5
	是否易多愁善感、感情脆弱	1	2	3	4	5
	容易感到害怕或受到惊吓	1	2	3	4	5
	是否肋部或乳房或腹部有疼痛感	1	2	3	4	5
	是否会无缘无故地叹气	1	2	3	4	5
	咽喉部有异物感，是否有吐之不出、咽之不下的感觉	1	2	3	4	5

判断结果：□是　□倾向是　□否

特禀体质

请根据近一年的体验和感觉，回答下列问题。

	没有 根本不	很少 有一点	有时 有些	经常 相当	总是 非常
没有感冒时也会打喷嚏吗	1	2	3	4	5
没有感冒时也会鼻塞、流鼻涕吗	1	2	3	4	5
当季节、温度变化或异味等原因，会出现咳喘吗	1	2	3	4	5
易过敏（对药物、食物、花粉或在季节、气候变化时）吗	1	2	3	4	5
皮肤易起荨麻疹（风团、风疹块、风疙瘩）吗	1	2	3	4	5
会因过敏出现紫癜（紫红色瘀点、瘀斑）	1	2	3	4	5
皮肤是否会一抓就红，且会出现抓痕吗	1	2	3	4	5

判断结果：□是　□倾向是　□否

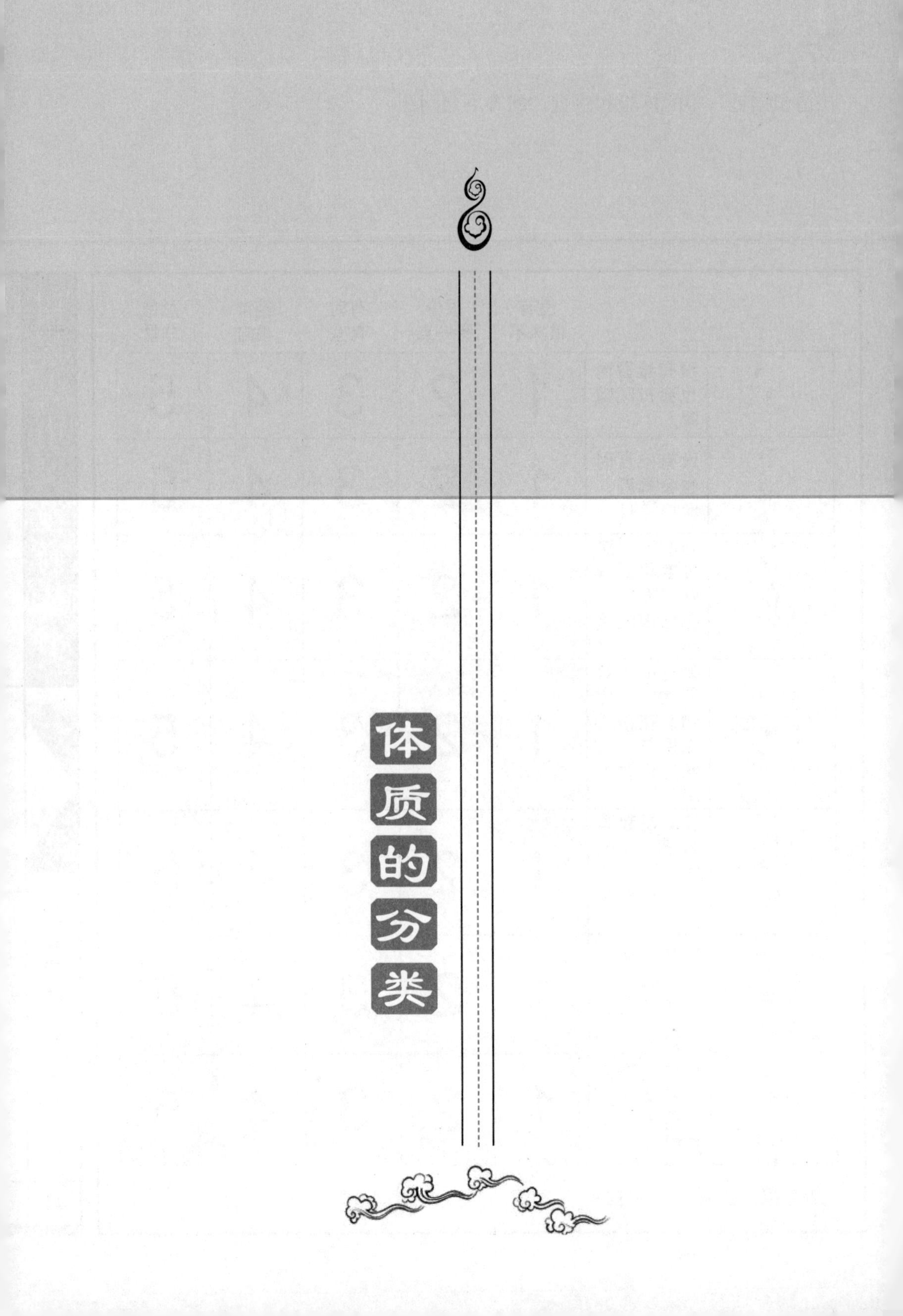

体质的分类

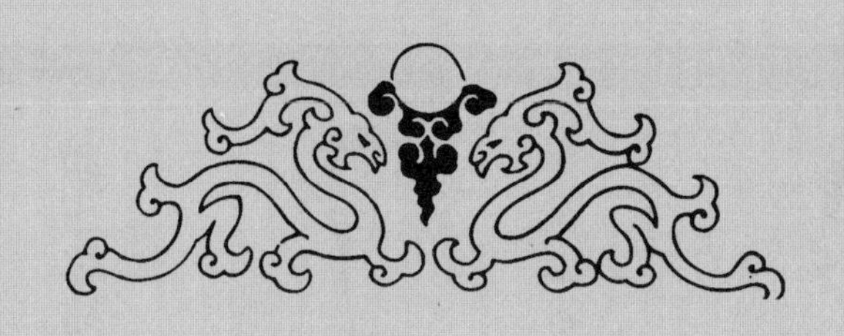

『阴阳匀平，命之曰人』，『阴平阳秘，精神乃治』，因此，理想的体质应是阴阳平和之质，但是阴阳的平衡是阴阳消长动态平衡，所以总是存在体质偏颇的病理状态。现按照体质偏颇进行分类，人体体质可分为九种：平和型、气虚型、阴虚型、阳虚型、湿热型、气郁型、痰湿型、血瘀型及特禀型。

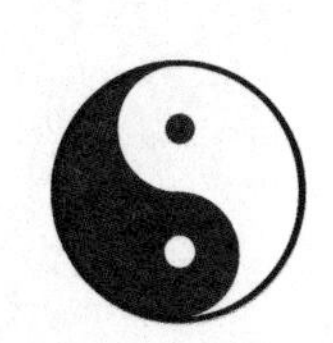

中医九种体质

体质平和乃健康之源，偏质偏颇为百病之因

从中医学角度来讲，人的体质通常分为9种基本类型：即平和型、气虚型、阴虚型、阳虚型、湿热型、气郁型、痰湿型、血瘀型、特禀型。

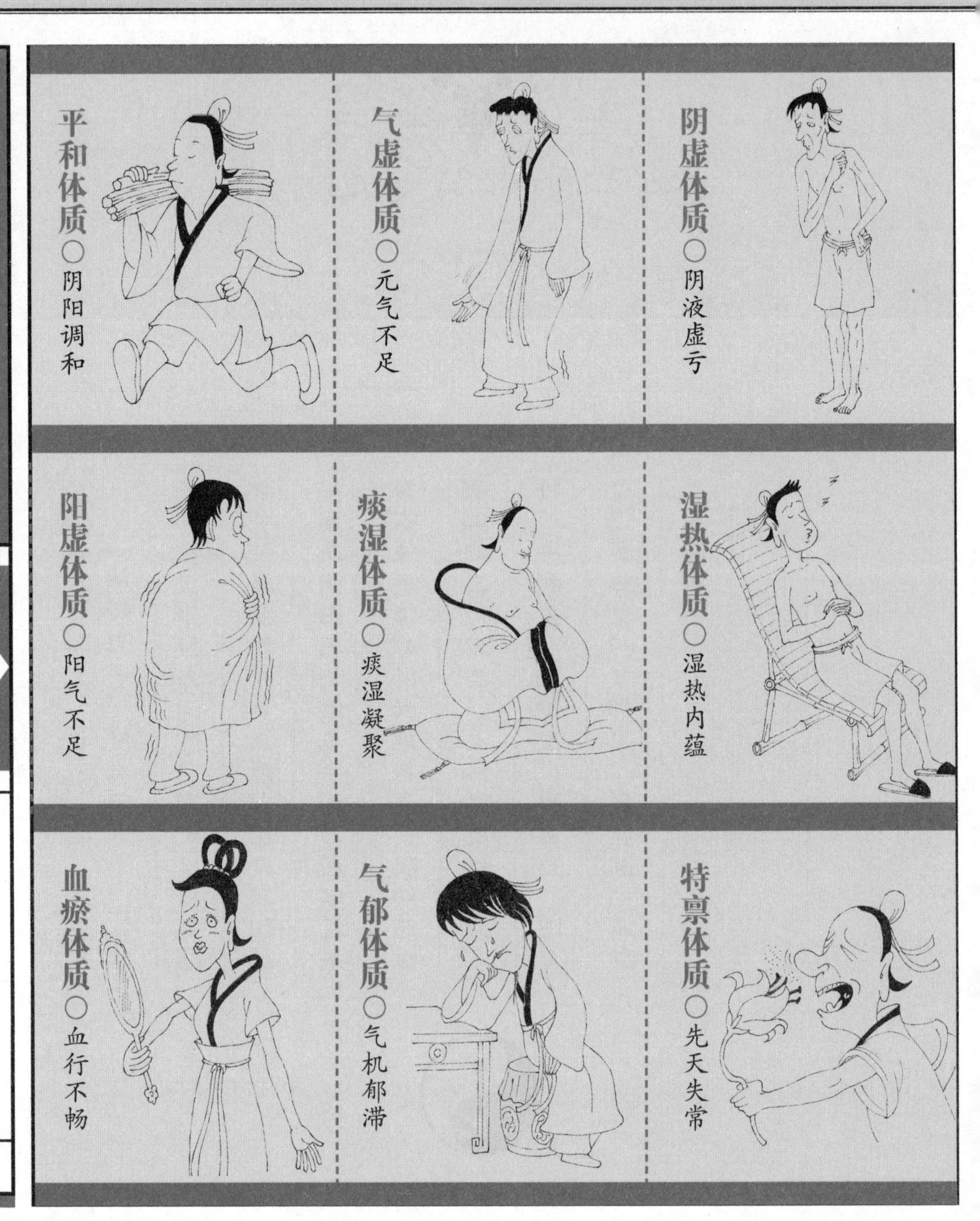

平和体质

平和体质又叫作“平和质”，是最稳定的、最健康的体质。一般产生的原因是先天禀赋良好，后天调养得当。平和体质以体态适中、面色红润、精力充沛、脏腑功能状态强健壮实为主要特征的一种中医体质养生状态。

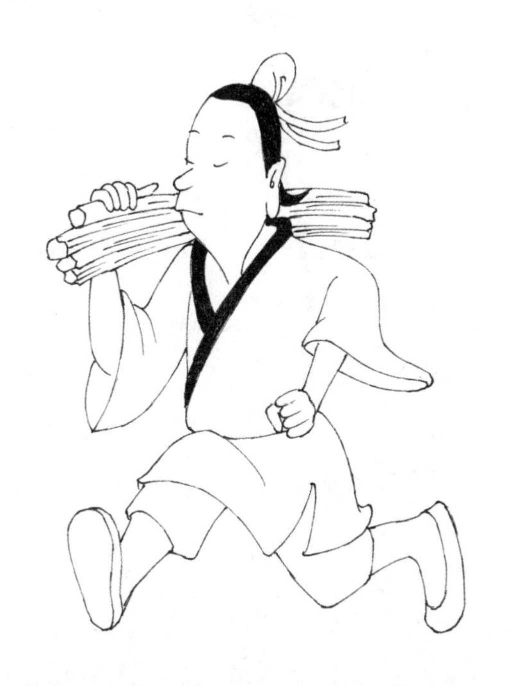

平和体质

形体特征	体形匀称健壮
常见表现	面色、肤色润泽，唇色红润、目光有神、嗅觉通利、精力充沛、睡眠良好、二便正常、舌色淡红、苔薄白、脉和缓有力
心理特征	性格随和开朗
发病倾向	平素患病较少
适应能力	对自然环境和社会环境适应能力较强

气虚体质

气虚体质是指当人体脏腑功能失调，气的化生不足时，易出现气虚表现。元气不足，以疲乏、气短、自汗等气虚表现为主要特征。

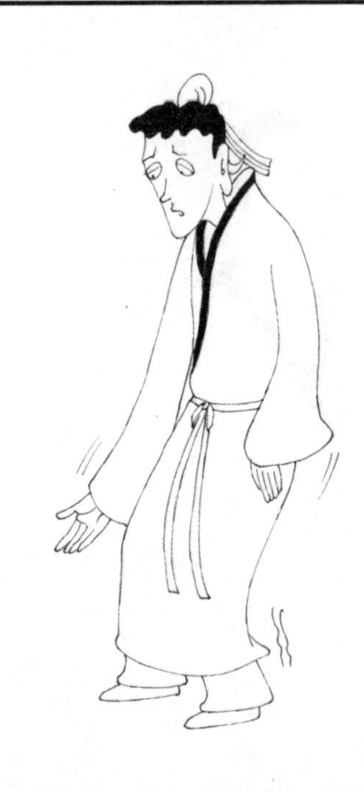

气 虚 体 质

气虚体质	
形体特征	肌肉松软不实
常见表现	平素语音低弱，气短懒言，容易疲乏，精神不振，易出汗，舌淡红，舌边有齿痕，脉弱
心理特征	性格内向，不喜冒险
发病倾向	易患感冒、内脏下垂等病；病后康复缓慢
适应能力	不耐受风、寒、暑、湿邪

阴虚体质

阴液亏少，以口燥咽干、手足心热等虚热表现为主要特征。

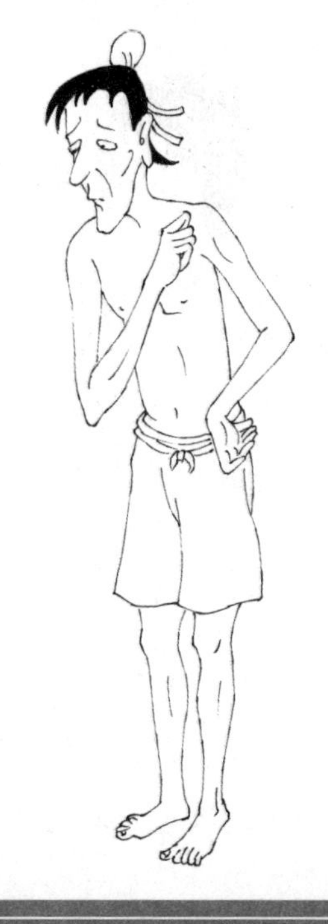

阴虚体质	
形体特征	体形偏瘦
常见表现	手足心热，口燥咽干，鼻微干，喜冷饮，大便干燥，舌红少津，脉细数。
心理特征	性情急躁，外向好动，活泼。
发病倾向	易患虚劳、失精、不寐等病；感邪易从热化
适应能力	耐冬不耐夏；不耐受暑、热、燥邪

阳虚体质

阳气不足，以畏寒怕冷、手足不温等虚寒表现为主要特征。

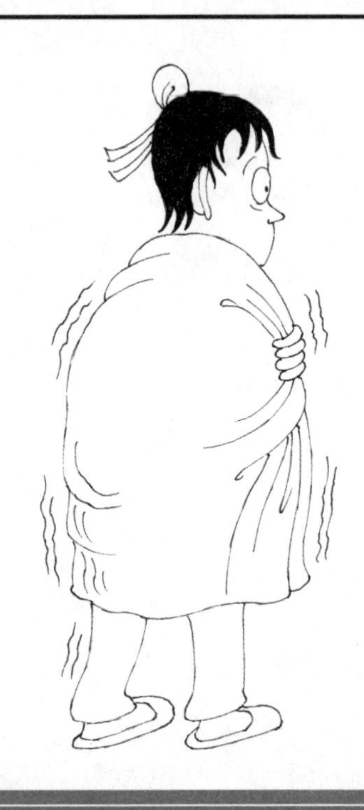

阳虚体质

阳虚体质	
形体特征	肌肉松软不实
常见表现	平素畏冷，手足不温，喜热饮食，精神不振，舌淡胖嫩，脉沉迟
心理特征	性格多沉静、内向
发病倾向	易患痰饮、肿胀、泄泻等病；感邪易从寒化
适应能力	耐夏不耐冬；易感风、寒、湿邪

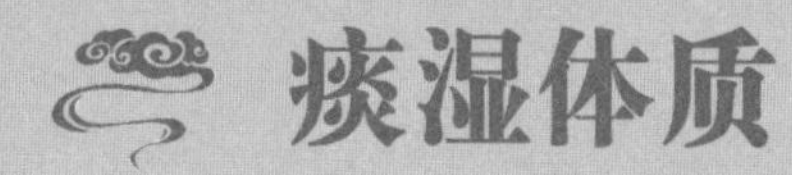

痰湿体质

痰湿凝聚，以形体肥胖、腹部肥满、口黏苔腻等痰湿表现为主要特征。

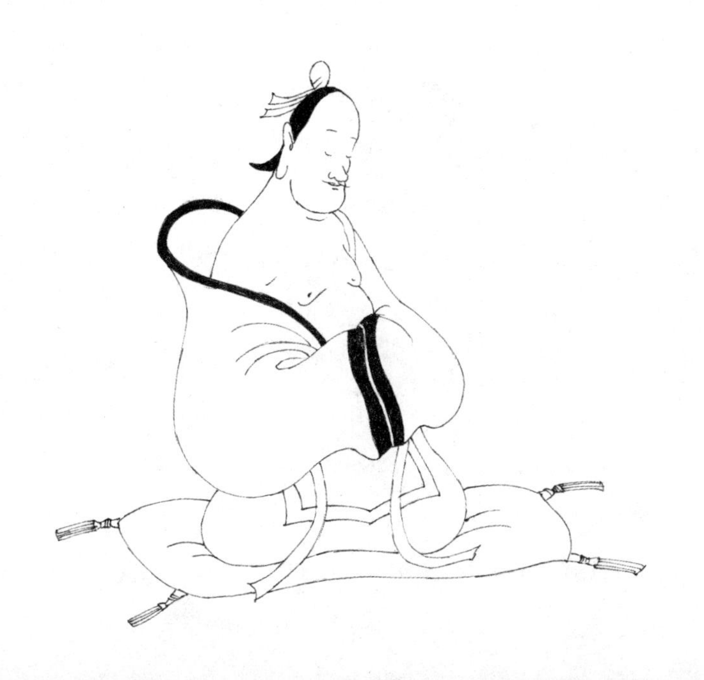

痰湿体质	
形体特征	体形肥胖，腹部肥满松软
常见表现	面部皮肤油脂较多，多汗且黏，胸闷，痰多，口黏腻或甜，喜食肥甘甜黏，苔腻，脉滑
心理特征	性格偏温和、稳重，多善于忍耐
发病倾向	易患消渴、中风、胸痹等病
适应能力	对梅雨季节及湿重环境适应能力差

湿热体质

湿热内蕴，以面垢油光、口苦、苔黄腻等湿热表现为主要特征。

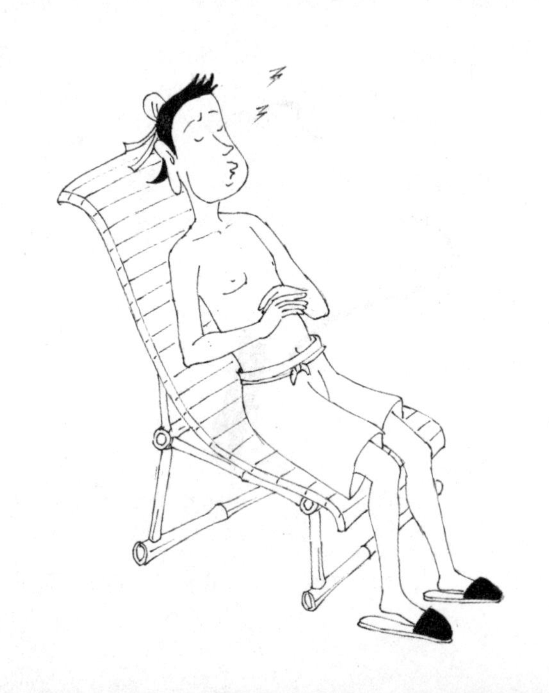

湿热体质	
形体特征	形体中等或偏瘦
常见表现	面垢油光，易生痤疮，口苦口干，身重困倦，大便黏滞不畅或燥结，小便短黄，男性易阴囊潮湿，女性易带下增多，舌质偏红，苔黄腻，脉滑数
心理特征	容易心烦急躁
发病倾向	易患疮疖、黄疸、热淋等病
适应能力	对夏末秋初湿热气候，湿重或气温偏高环境难适应

血瘀体质

血行不畅，以肤色晦暗、舌质紫暗等血瘀表现为主要特征。

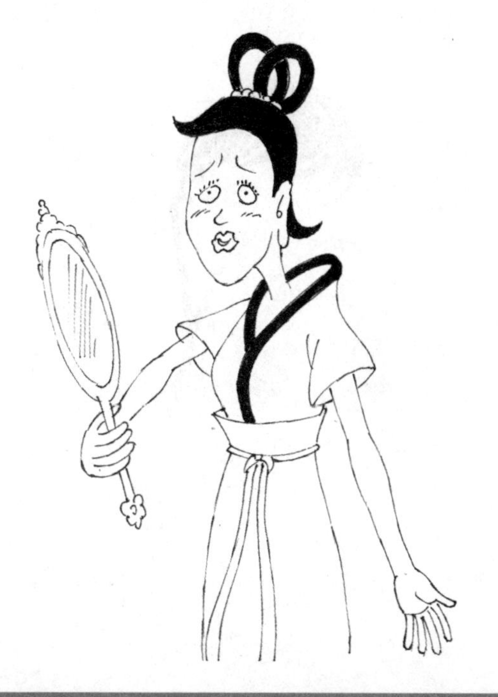

瘀血体质	
形体特征	胖瘦均见
常见表现	肤色晦暗，色素沉着，容易出现瘀斑，口唇黯淡，舌黯或有瘀点，舌下络脉紫暗或增粗，脉涩
心理特征	易烦，健忘
发病倾向	易患症瘕及痛证、血证等
适应能力	不耐受寒邪

气郁体质

气机郁滞，以神情抑郁、忧虑脆弱等气郁表现为主要特征。

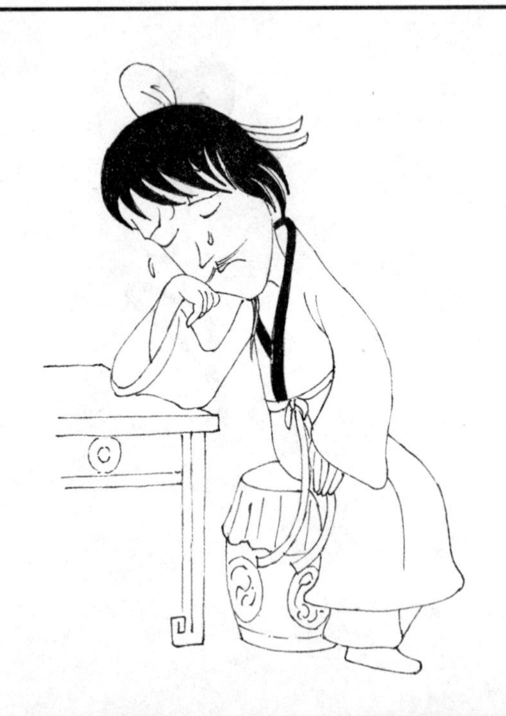

气郁体质

气郁体质	
形体特征	形体瘦者为多
常见表现	神情抑郁，情感脆弱，烦闷不乐，舌淡红，苔薄白，脉弦
心理特征	性格内向不稳定、敏感多虑
发病倾向	易患脏躁、梅核气、百合病及郁证等
适应能力	对精神刺激适应能力较差；不适应阴雨天气

特禀体质

先天失常，以生理缺陷、过敏反应等为主要特征。

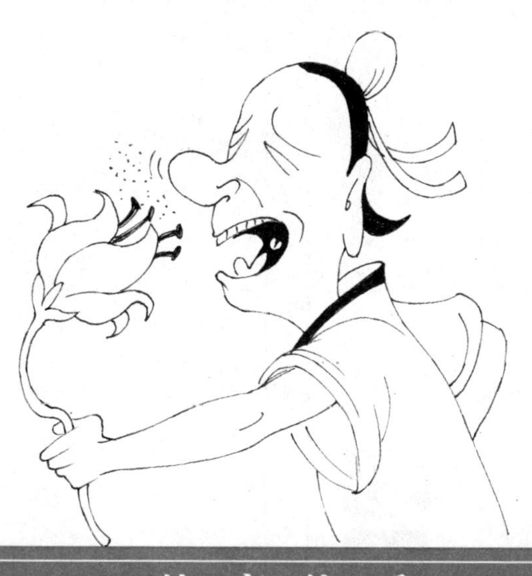

特禀体质	
形体特征	过敏体质者一般无特殊；先天禀赋异常者或有畸形，或有生理缺陷
常见表现	过敏体质者常见哮喘、风团、咽痒、鼻塞、喷嚏等；患遗传性疾病者有垂直遗传、先天性、家族性特征；患胎传性疾病者具有母体影响胎儿个体生长发育及相关疾病特征
心理特征	随禀质不同情况各异
发病倾向	过敏体质者易患哮喘、荨麻疹、花粉症及药物过敏等；遗传性疾病如血友病、先天愚型等；胎传性疾病如五迟（立迟、行迟、发迟、齿迟和语迟）、五软（头软、项软、手足软、肌肉软、口软）、解颅、胎惊等
适应能力	适应能力差，如过敏体质者对易致过敏季节适应能力差，易引发宿疾。

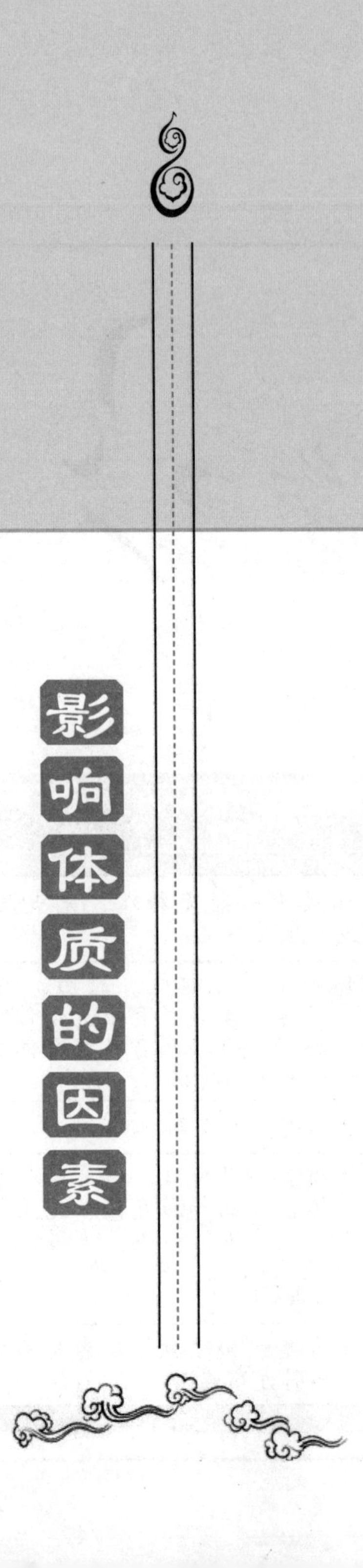

影响体质的因素

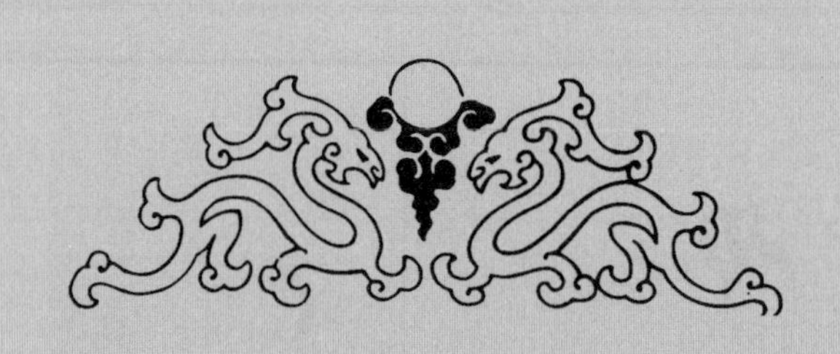

体质是关于个体的生物学性状的概念，个体的体质是个体经遗传而来并在后天环境诸因素影响下形成的，在生命过程各个阶段中和各阶段的不同状态下表现出来的，反映着生命存在状态和个体与自然界诸因素相互关系的特质与倾向性。体质形成的机理极其复杂，是机体内外环境多种复杂因素综合作用的结果。体质形成与下列因素有关：先天禀赋；后天修养。后天修养的因素包括：年龄因素、性别因素、生活因素、饮食因素等。

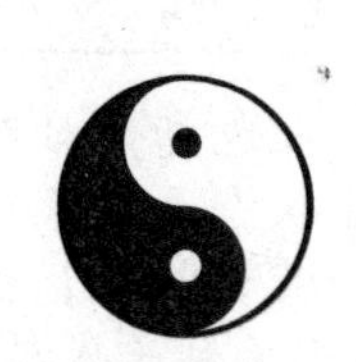

先天禀赋

在体质形成过程中，先天因素起着决定性的作用。先天因素，又称禀赋，是指小儿出生以前在母体内所禀受的一切特征。

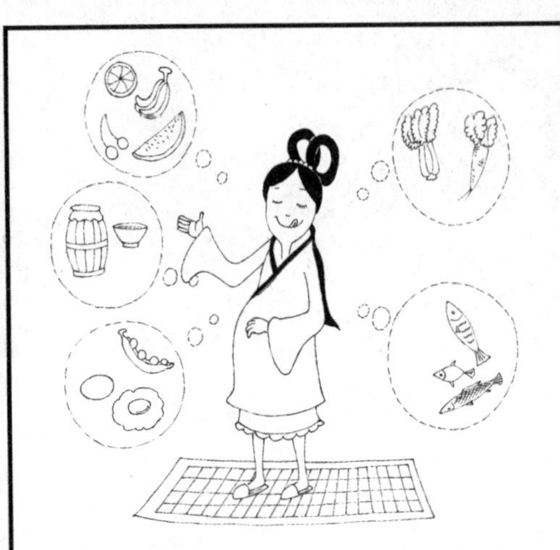

胚胎在母体内发育过程中的营养状态

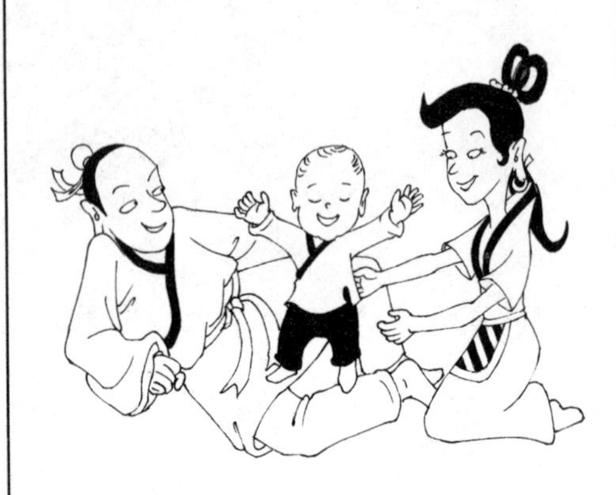

父母双方所赋予的遗传性

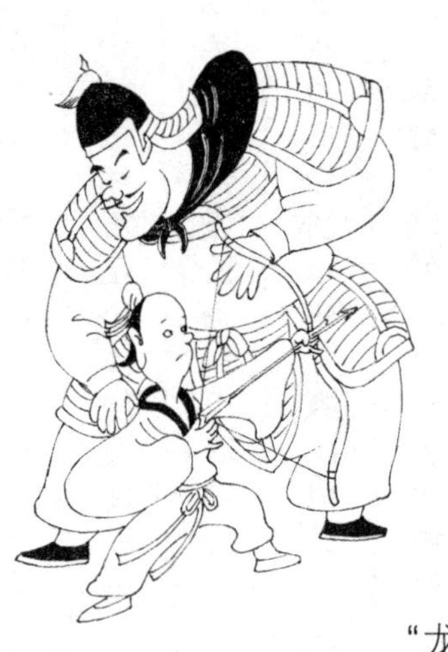

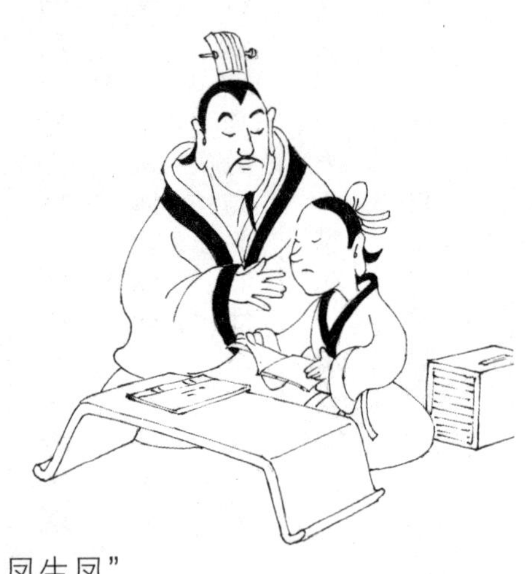

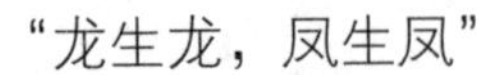

“龙生龙，凤生凤”

中医学所说的先天因素，即包括父母双方所赋予的遗传性，又包括胚胎在母体内发育过程中的营养状态，以及母体在怀孕期间所给予的种种影响。另外，父体的元气盛衰、营养状况、生活方式、精神因素都会直接影响“精子”的质量，从而也会影响到子代禀赋的强弱。

后天修养

对于体质，先天禀赋、遗传性很重要，它们对体质的发展提供了可能性。而体质是强是弱，则要赖于后天环境、营养和锻炼等。

先天体质不够理想，但是经过后天饮食调养和身体锻炼，则体质上出现的偏颇和不足会得到一定程度的改善和弥补。

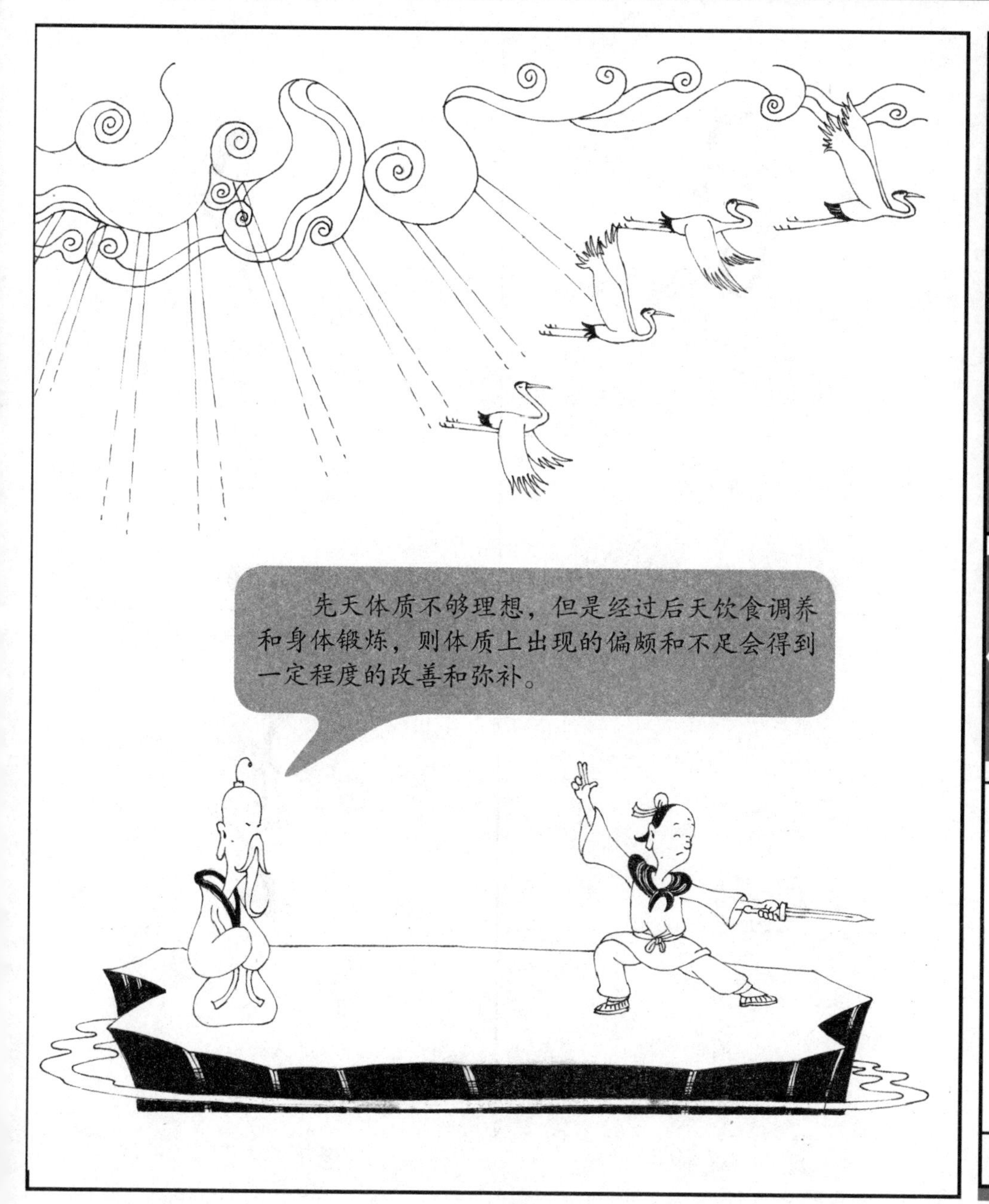

年龄因素

体质随年龄变化而变化。俗话说：“一岁年纪，一岁人”，这句话如果用到人的体质方面，也合乎于理。

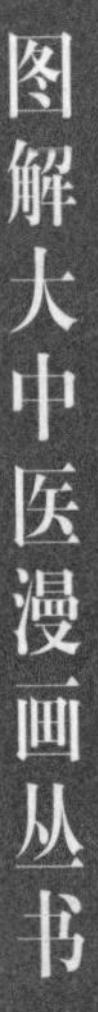

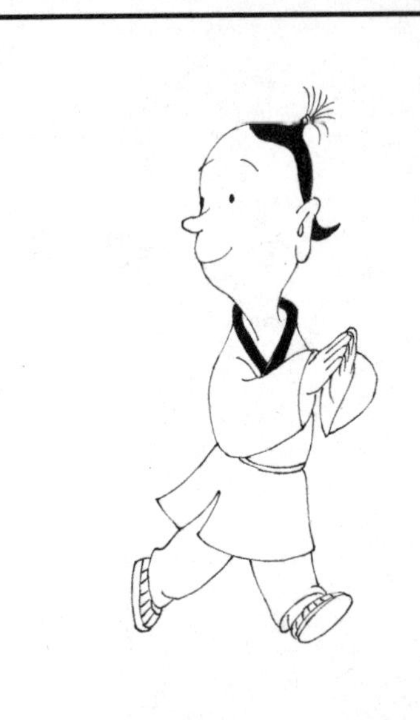

幼儿“稚阴稚阳”

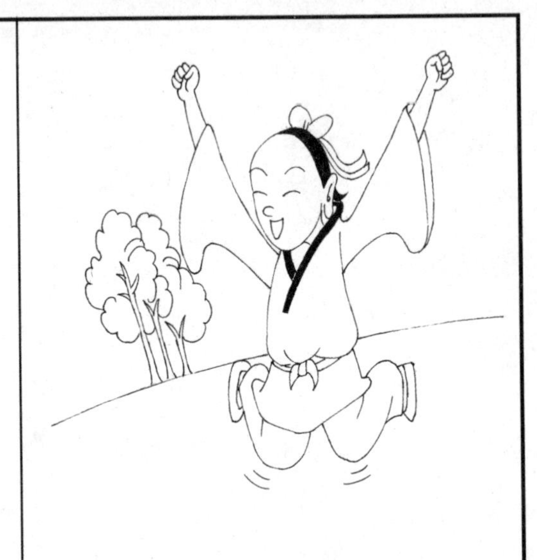

青年“成阳”

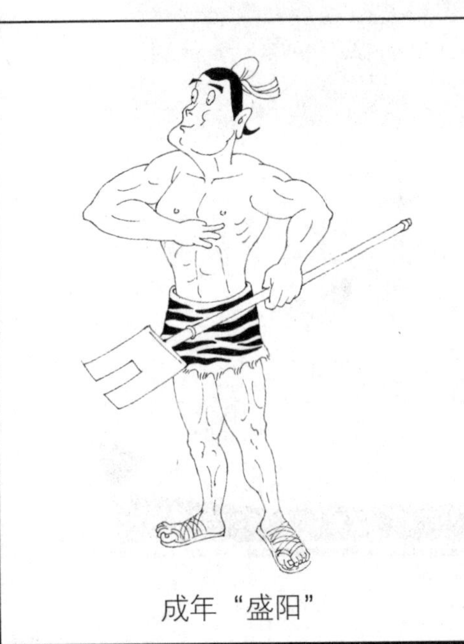

成年“盛阳”

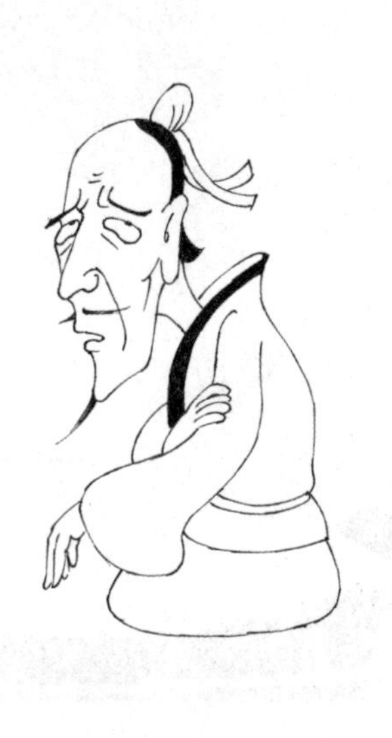

老年“虚阳”

小儿体质

中医说小孩乃“纯阳之体”。“纯”就是指小儿先天禀受的元阴元阳未曾耗散。“阳”指小儿的生理生机好，如旭日初升般活力四射，这体现在孩子活泼好动，生理发育非常迅速。

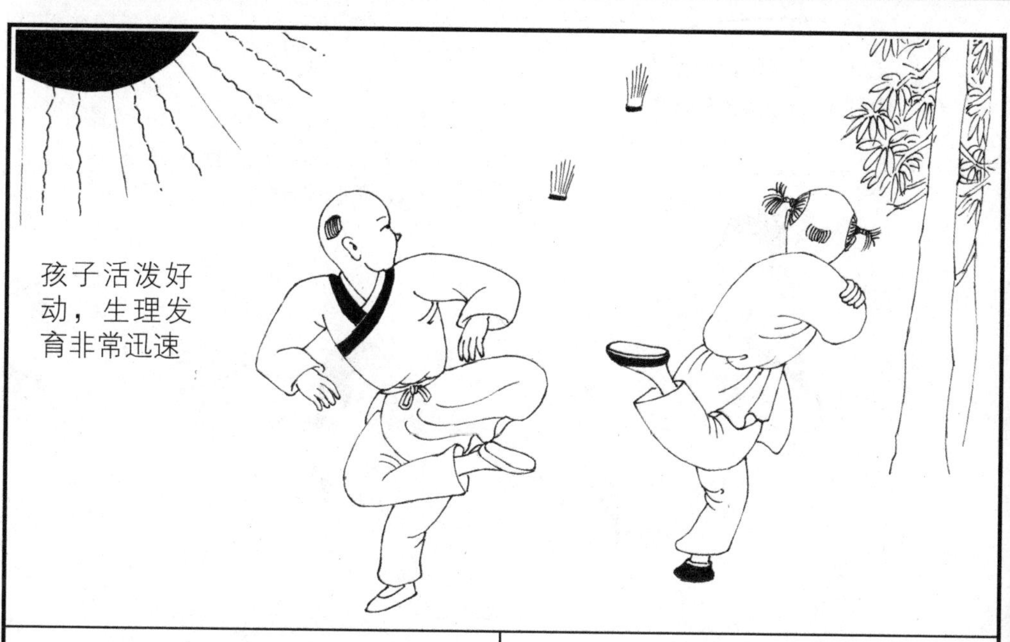

小儿“心肝有余，肺脾不足”

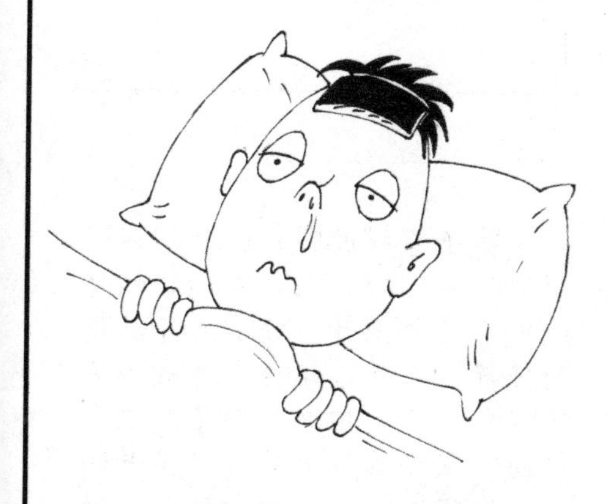

孩子比较娇嫩，很容易生病，易患消化不良、积食、感冒和呼吸道感染等病症。

小儿“脏气轻灵，随拨随应”

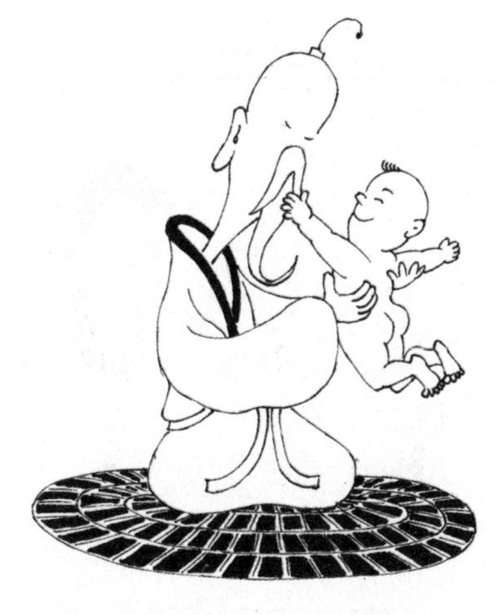

小儿生病只要治疗及时得当，好得也很快，立马又活蹦乱跳。

小儿体质调养：常带三分饥和寒

从中医学来讲，小儿是一个智能的生命体，有自己的接受能力和自然习性，家长不能一厢情愿地，总觉得自己都是为了孩子好，穿暖穿厚，吃这喝那，而是要常带“三分寒和饥”，这样小儿自会健康成长。

儿子，妈妈跳舞给你看，你吃口饭，好不好？
小儿食得过多，一则会损伤脾胃，影响消化吸收，长此以往会导致营养不良。二会导致胃肠食积。
来，乖儿子，再吃一口！

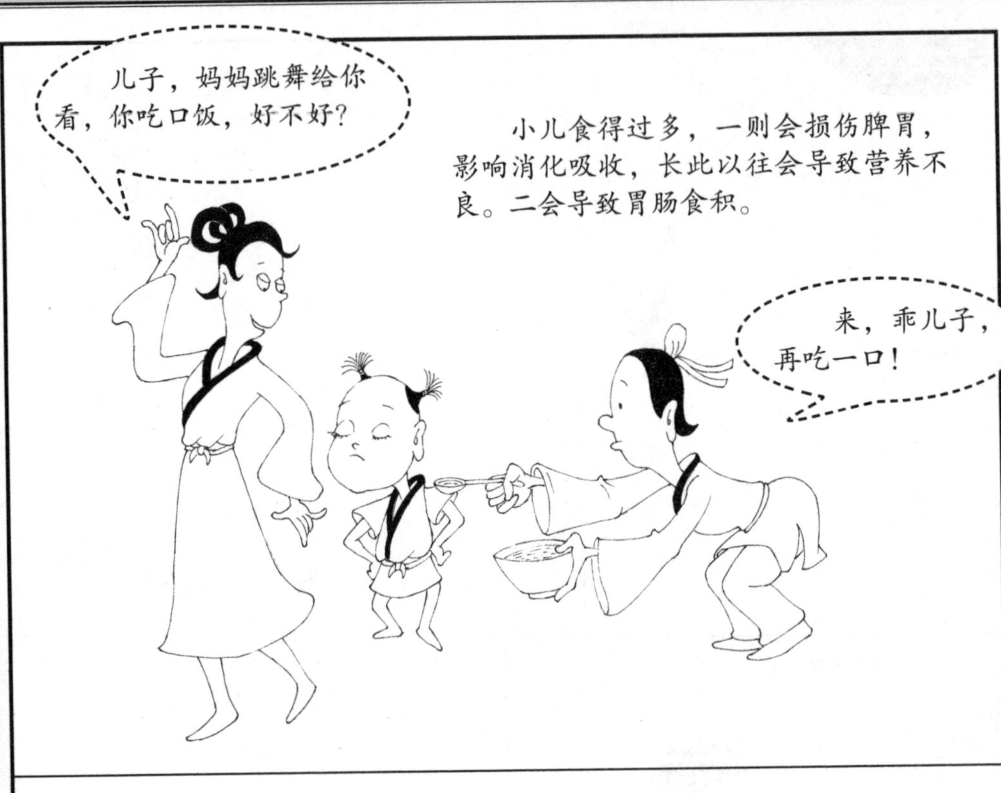

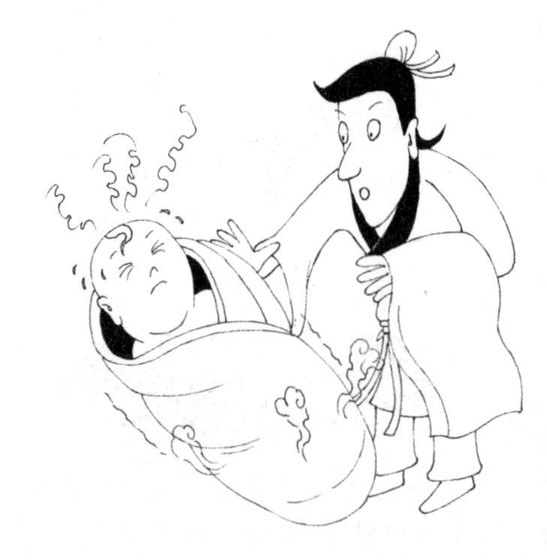

孩子穿得过暖，就会形成过于温暖的环境，人体在温暖的环境中毛孔会张开。没有寒冷环境的侵扰，人体也不会在体表形成防寒的卫气。但在为孩子脱衣的瞬间，寒邪乘机会从孩子张开的毛孔中侵入体内，由此孩子会很容易感冒生病。

青壮年体质

在年龄增长的同时，又受生活环境、饮食、情绪、生长发育等诸多因素的影响，“纯阳之体”逐渐变成阴阳相合的体质。到青壮年时期，人的体质又会变成壮阴壮阳。

此时的人，血气方刚，身体强壮，心智达到人生的山峰之巅，就像拉满的弓弦、明亮的满月一样。青壮年阳气偏盛是体质的共性。
为了孩子，再苦再累也要坚持，就算累死，也值！
青壮年的体质易受外界的影响，从而发生偏颇。所以，青壮年者要注意养生，不大喜大悲，饮食要合理，生活要保持规律。

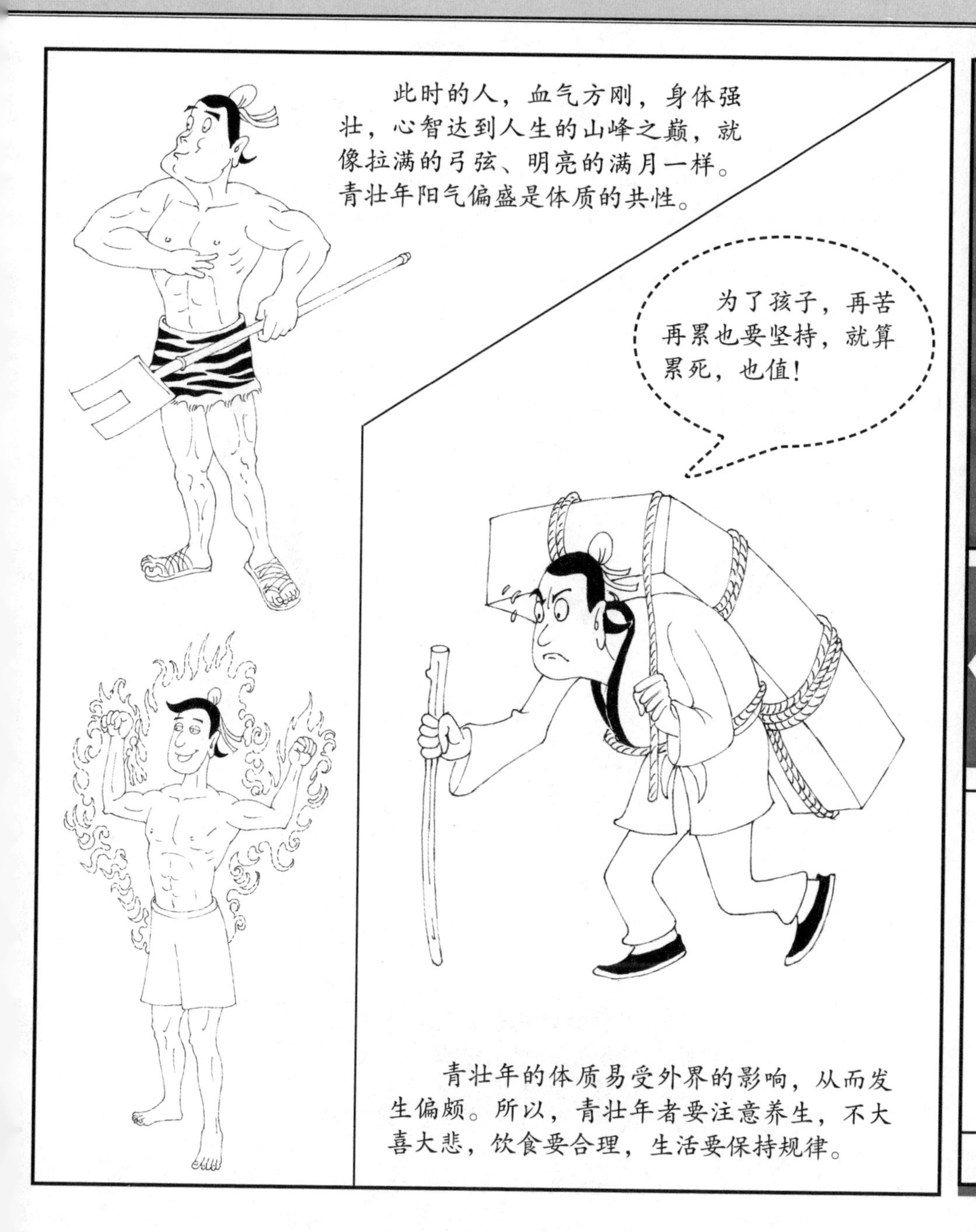

老年体质

人一旦进入中老年，其精力、体力、活力大不如前。其脏器功能不可避免地会发生变化，脏气不足，体质也会有所变化。

我怎么就不能用人参调补调补呢？
人参不是人人想补就能补的，我说的话，你别不信！
补
不要时时想着如何补肾壮阳，今天吃人参，明天吃虫草。其实盲目进补对身体毫无益处。

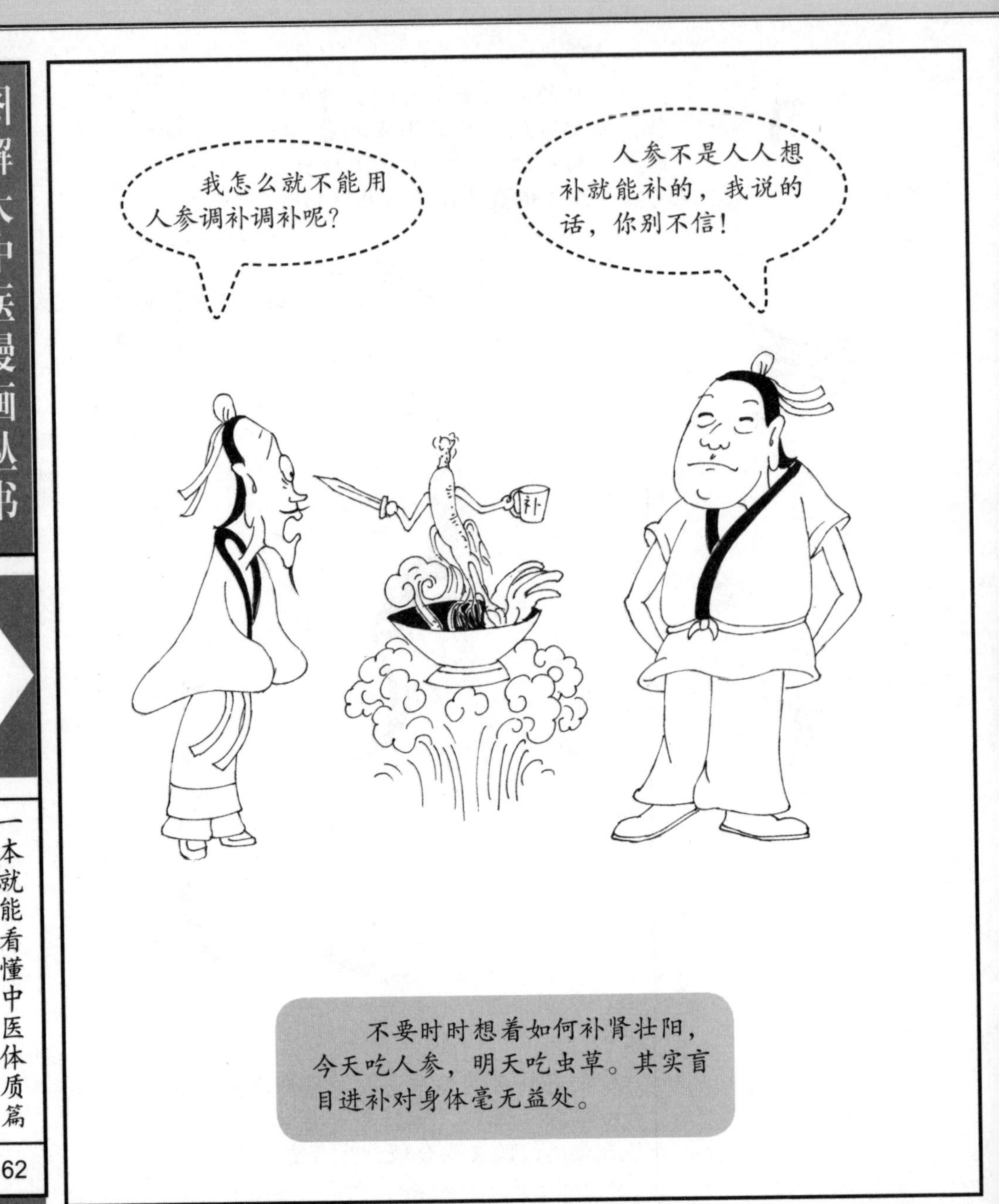

老年时期，保持良好的饮食起居，心态平和

人进入老年时期，要注重调整好自己的饮食起居，保持平和的心态，使身体处于“阴阳调和”的理想状态。

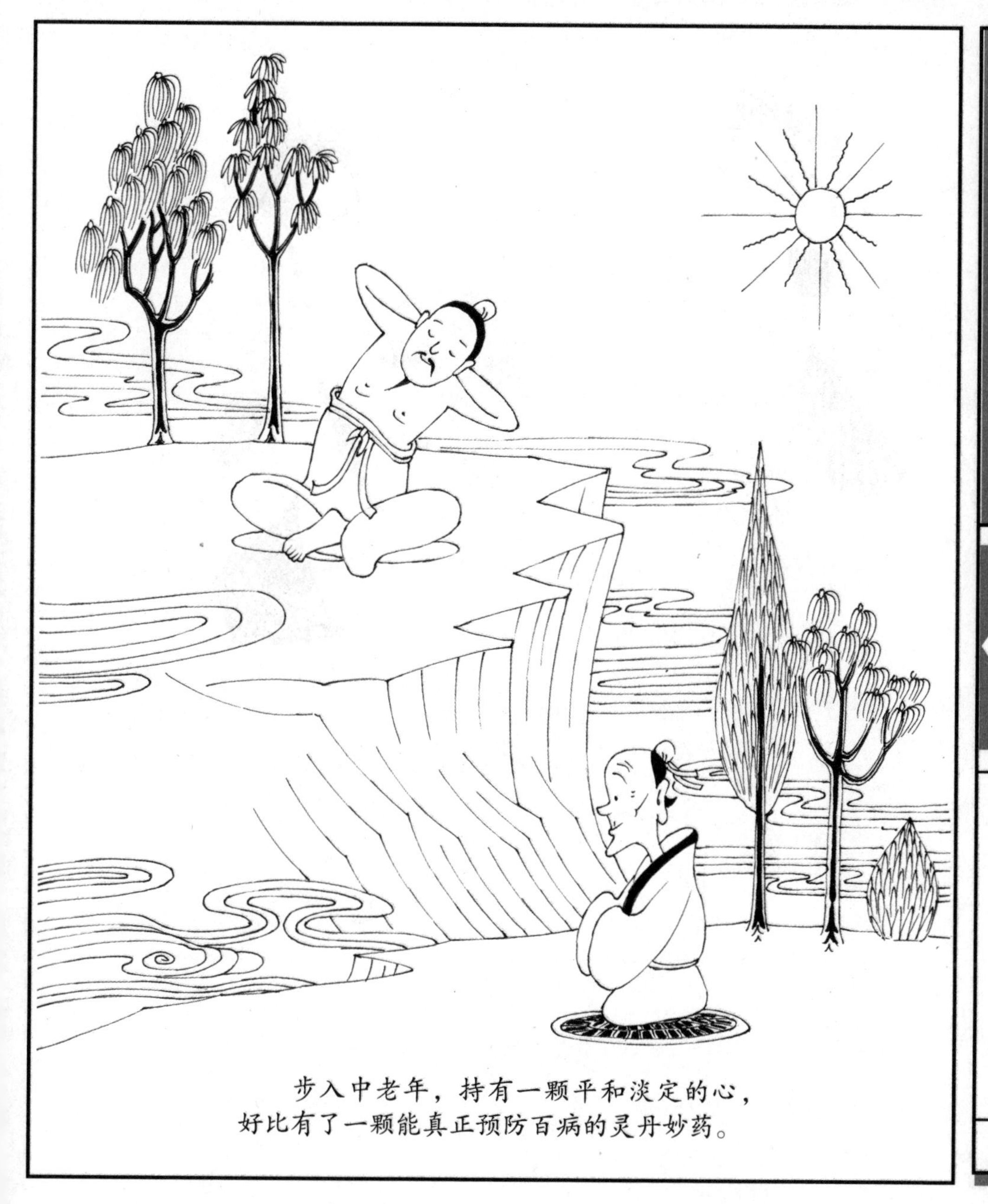

步入中老年，持有一颗平和淡定的心，
好比有了一颗能真正预防百病的灵丹妙药。

性别因素

男为阳，女为阴

男性多禀阳刚之气，体魄健壮魁梧；女性多具阴柔之质，体形小巧苗条。

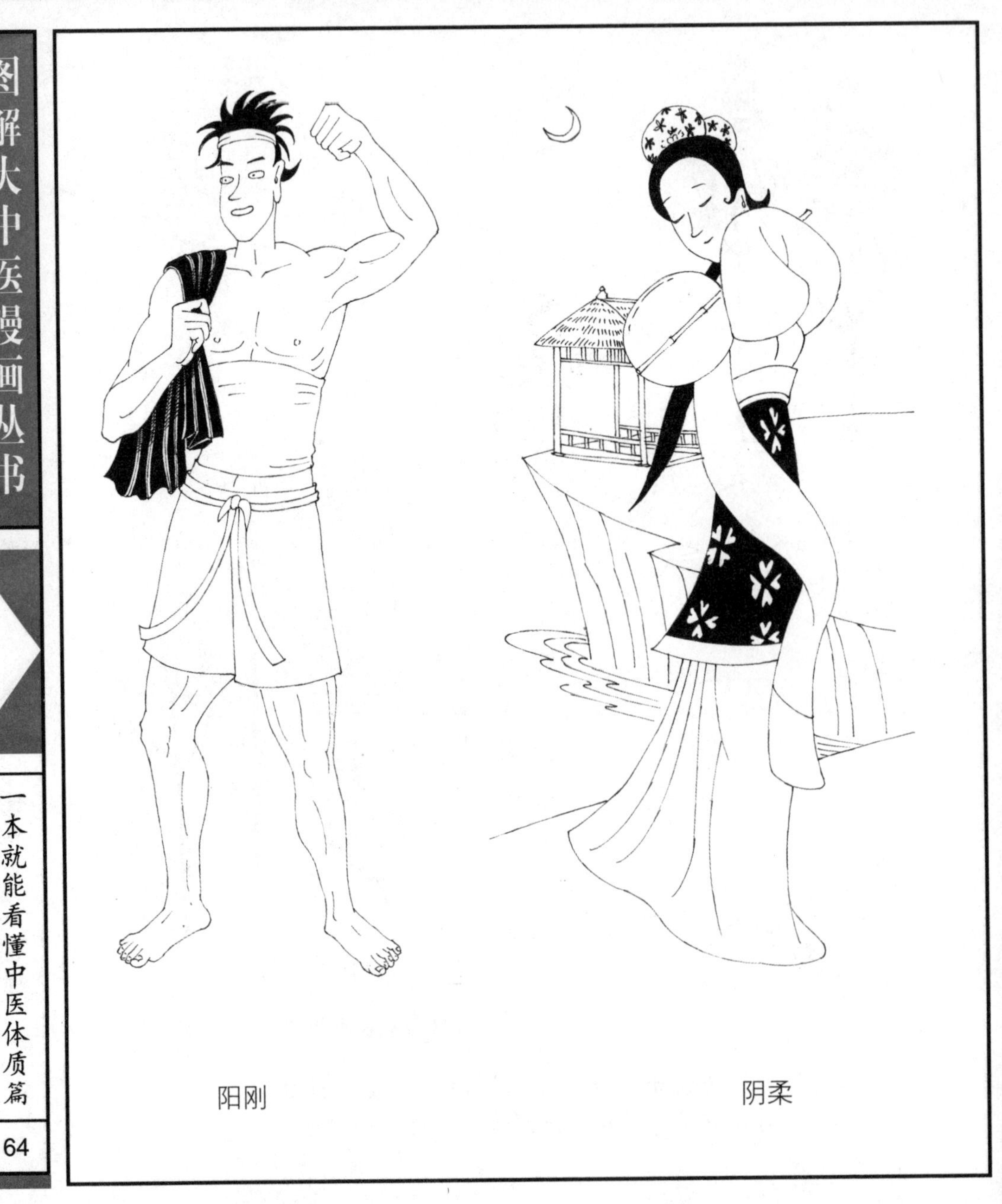

男性体质

男性一般形体健硕，骨骼粗犷，四肢发达，铁骨铮铮，阳气偏盛。

身体强壮，肾阳充阳
陽
陽
中医学认为：肾为“生殖之源”“生命之根”“先天之本”，肾脏精气具有滋养五脏的作用。
所以，男性要注重对肾的保养，不伤肾阳。

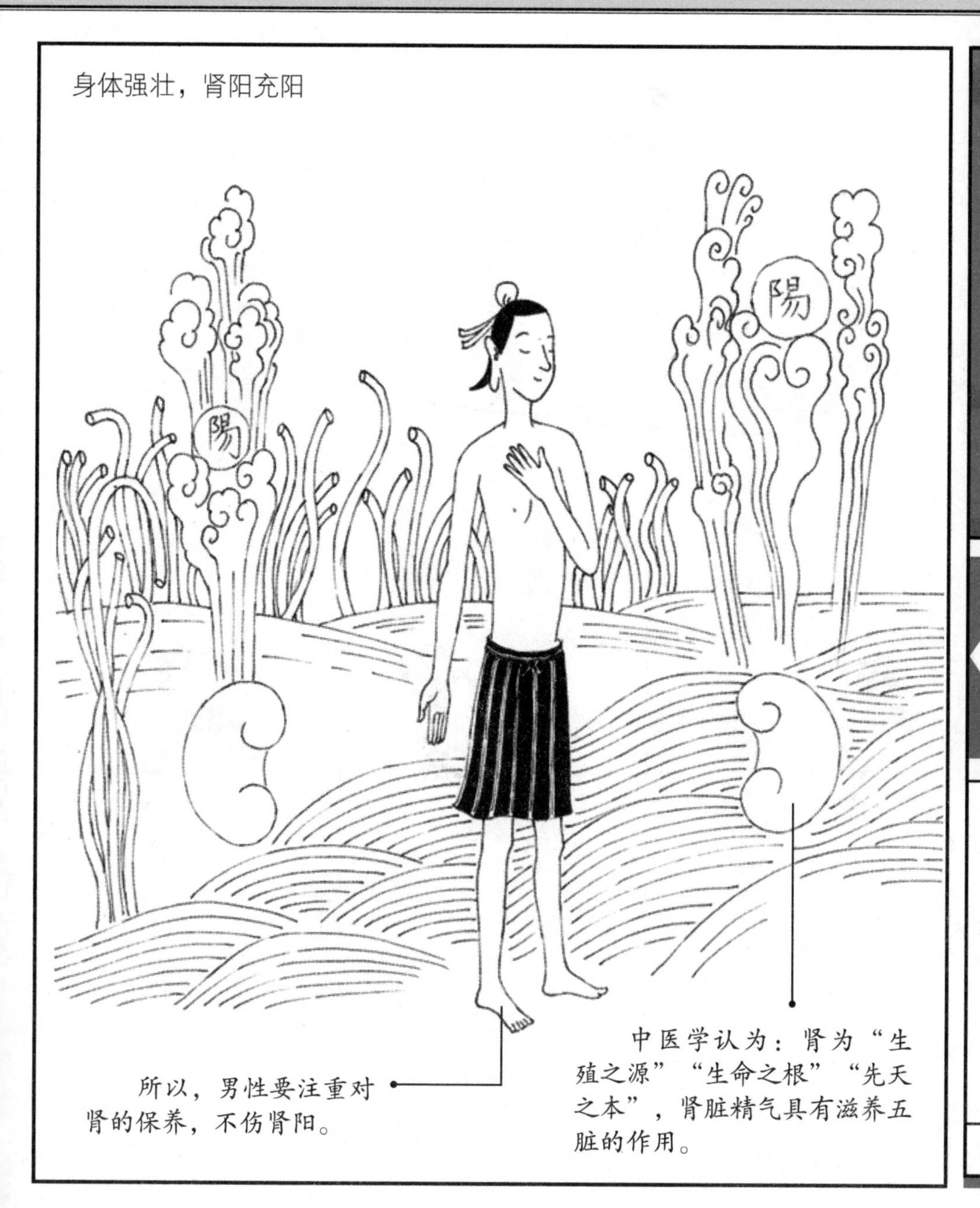

女性体质

与男性相比，女人无疑就是水做的，相对娇弱。大都形体纤细，骨骼小巧，温柔细腻。

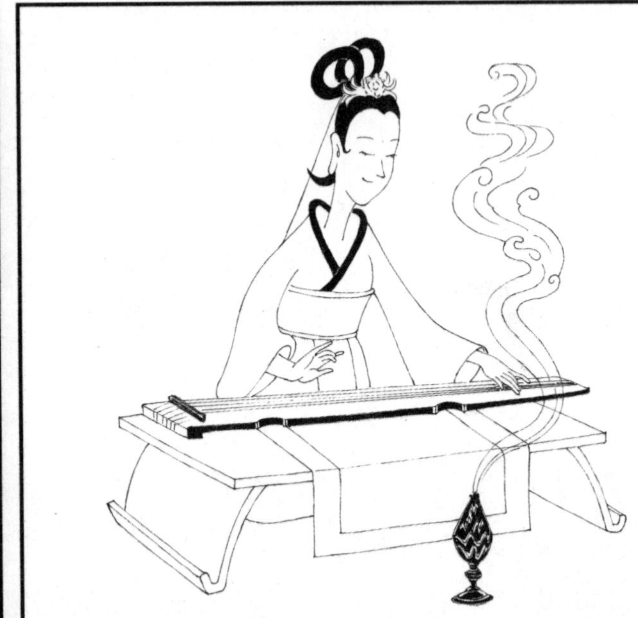

女性一生中要经历经、带、胎、孕、产、乳等生理过程，这些过程始终都是以阴血为物质基础，都要消耗大量的阴血。如果不注意保养，很容易造成或加重血虚、阴虚体质。

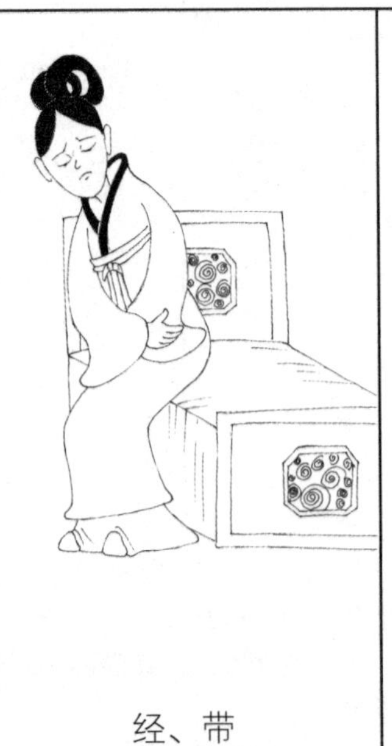

经、带

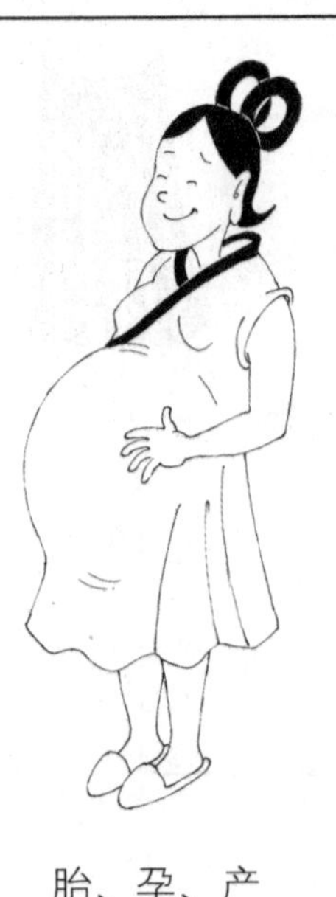

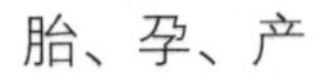

胎、孕、产

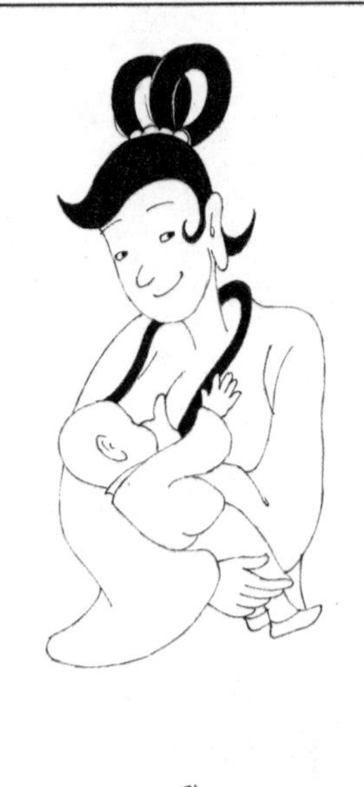

乳

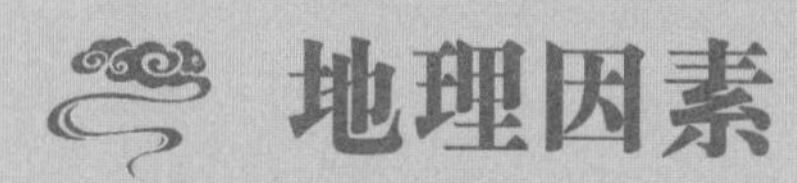

地理因素

俗话说：“一方水土产一方物，一方水土养一方人”，你在什么地方生活，就要吃什么地方的食物，同时要按照这个地方的基本环境和气候来调养身体，这样才能达到体质的平衡。所以，因时、因地选择食物，才能保障我们的身体不生病或少生病。

调和体质要顺天时，承地理

北部地区气候寒冷。这里的人过着游牧生活，经常食用乳类食物，常患内脏受寒引发的胀满病。

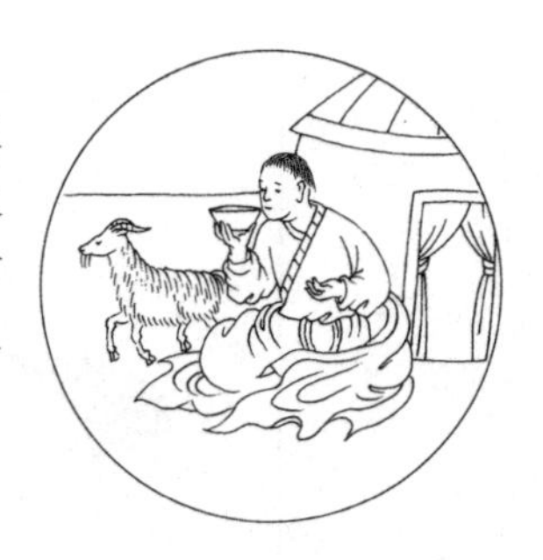

中部地区物产丰富，人的生活比较安逸，常患四肢痿弱、厥逆、寒热等疾病。

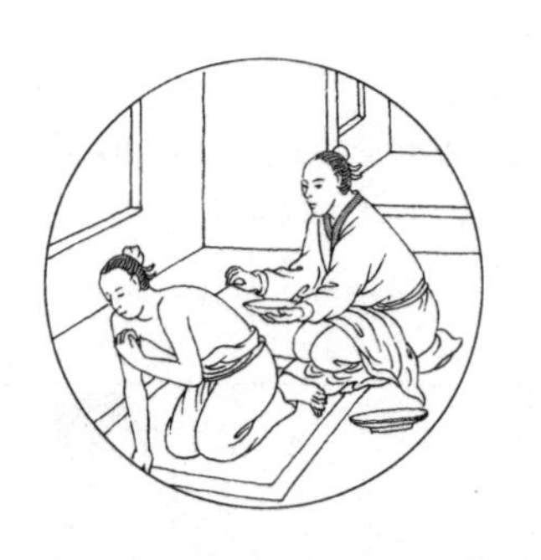

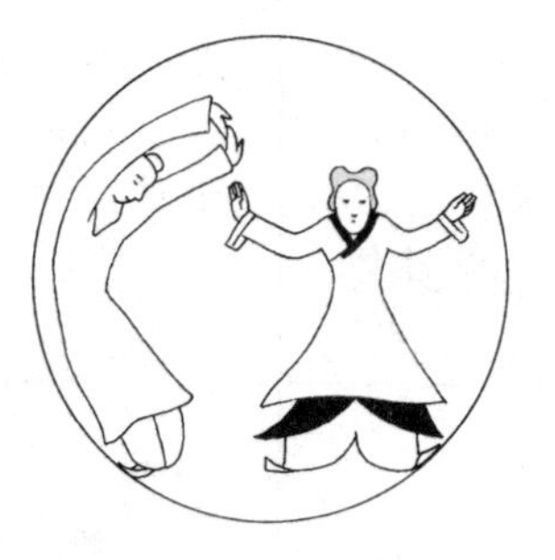

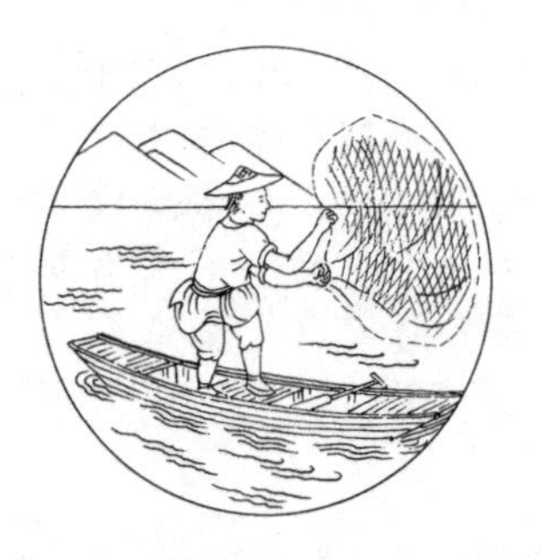

西部地区属于沙漠地带，这里的人肌肤致密，很难被外邪侵犯。因此，他们的疾病多是从体内而生。

东部地区气候温和，是鱼、盐之乡，这里的人易患痈疡等疾病。

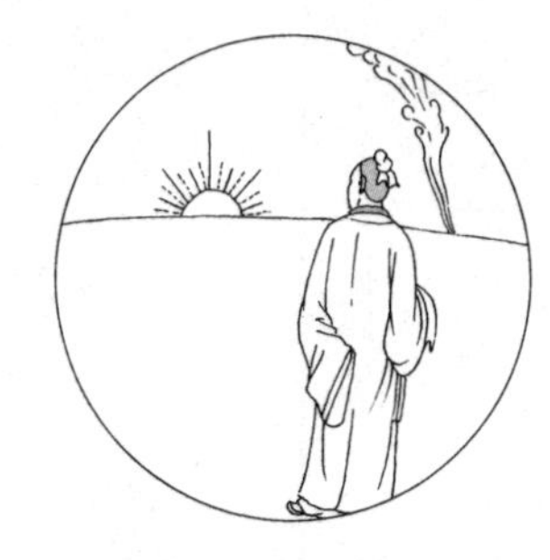

南方地区阳气旺盛，雾气和露水特别多。这里的人易生筋脉拘急、肢体麻痹等疾病。

生活方式

身体过劳：易转化为气虚体质
神过劳：易转化为气虚体质
身体过逸：转化为郁滞性体质
房劳：易促生阳虚体质

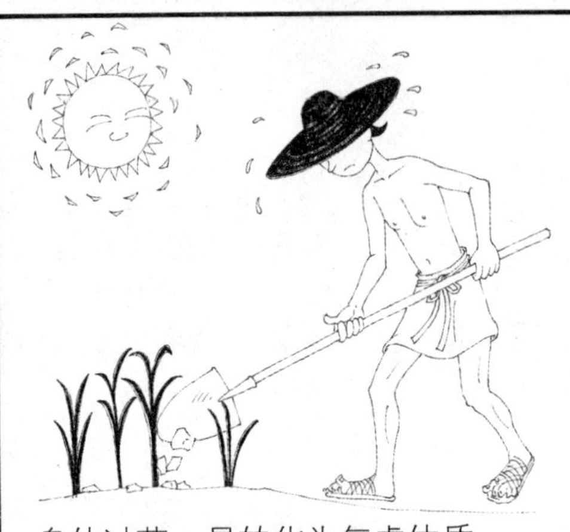

身体过劳：易转化为气虚体质

长期从事体力劳动者，体格看似很健壮，但常年过于劳累，一旦步入中年后多间夹有明显的虚性体质，通常以气虚偏多。

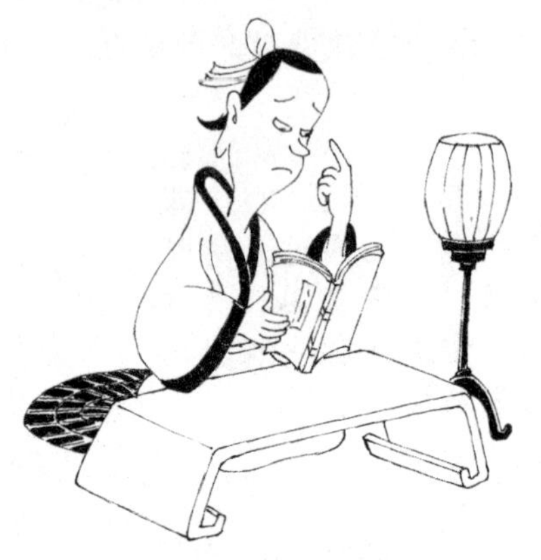

神过劳：易转化为气虚体质

神过劳，长此以往，会损心脾两脏，形成气血不足的体质。

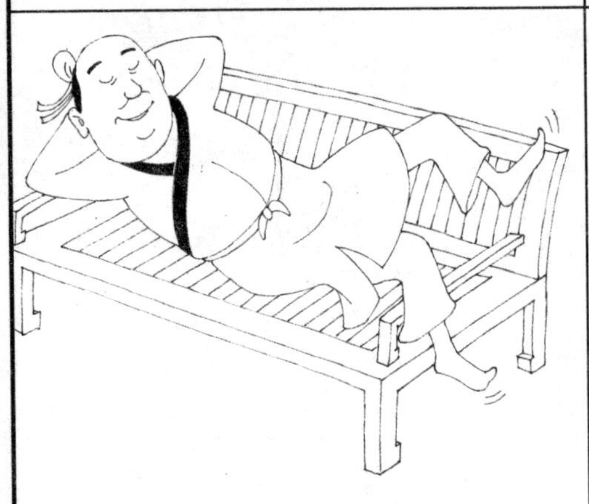

身体过逸：转化为郁滞性体质

如果一个人的生活过于安逸，长期很少活动，长此以往，则是一种迷失自我的生活方式，极易转化为郁滞性体质。

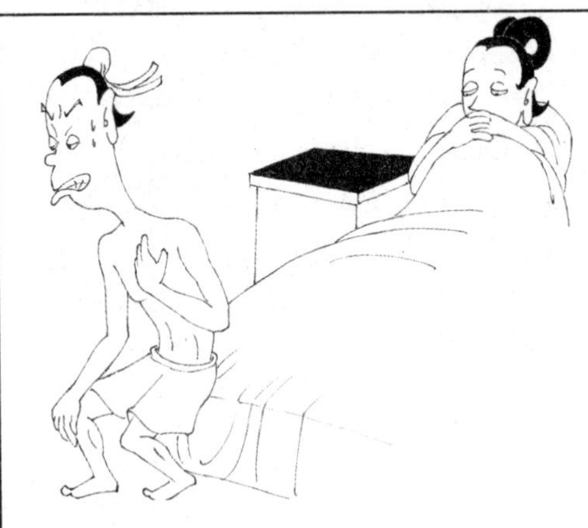

房劳：易促生阳虚体质

房劳过度，会出现四肢发凉、腰膝酸软、精神萎靡，面色发暗等症状。总之，恣情纵欲，耽于声色，最伤肾阳，促生阳虚体质。

饮食因素

营养过剩：促生气虚或痰湿体质
营养不足：促生气虚或阳虚体质

营养过剩：促生气虚或痰湿体质

肥甘厚腻或精细加工的食物，若摄入太多会影响脾胃功能。脾胃就是一个加工厂，如果每天给它安排的工作量超出负荷量，就会导致负荷外的工作量无法完成（半成品），而半成品并非是人所需的精微物质，相当于垃圾——痰湿。

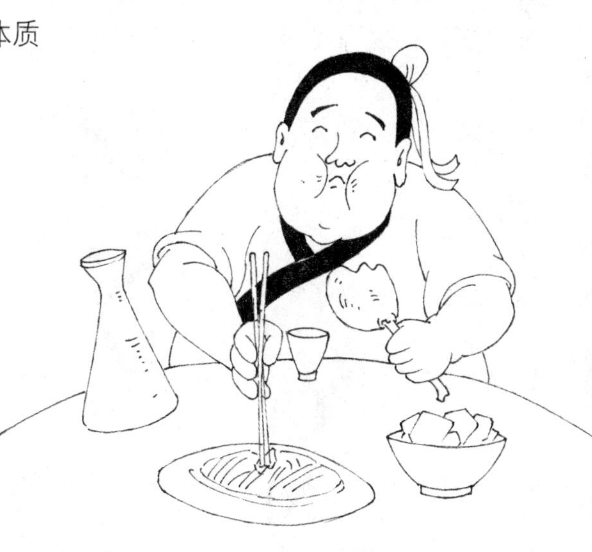

营养不足：促生气虚或阳虚体质

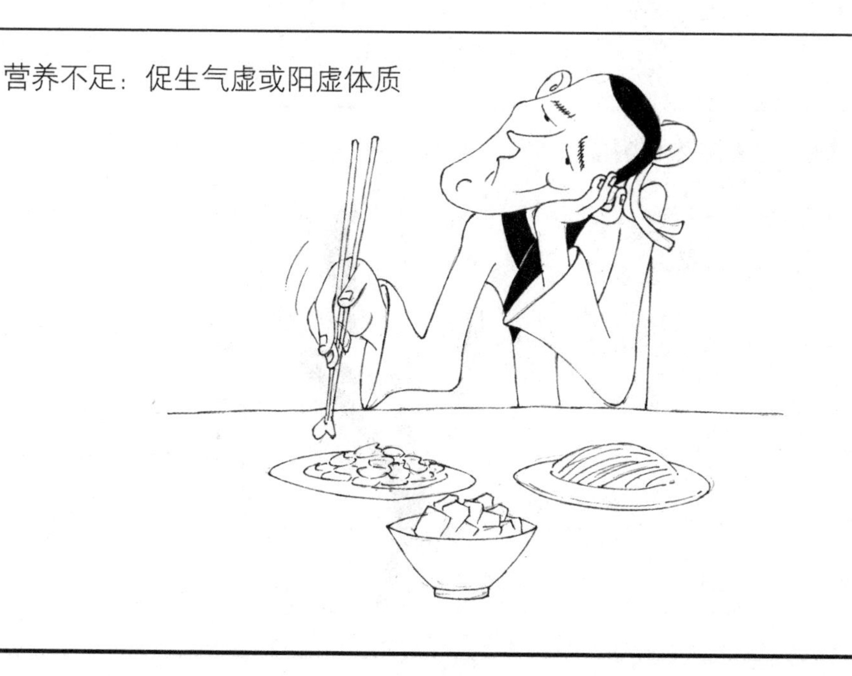

饮食过咸：促生阳虚间夹痰湿、血瘀体质

长期吃辣：加重湿热和阴虚体质

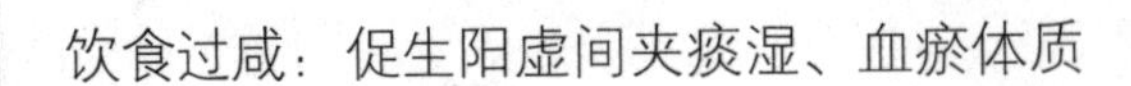
饮食过咸：促生阳虚间夹痰湿、血瘀体质

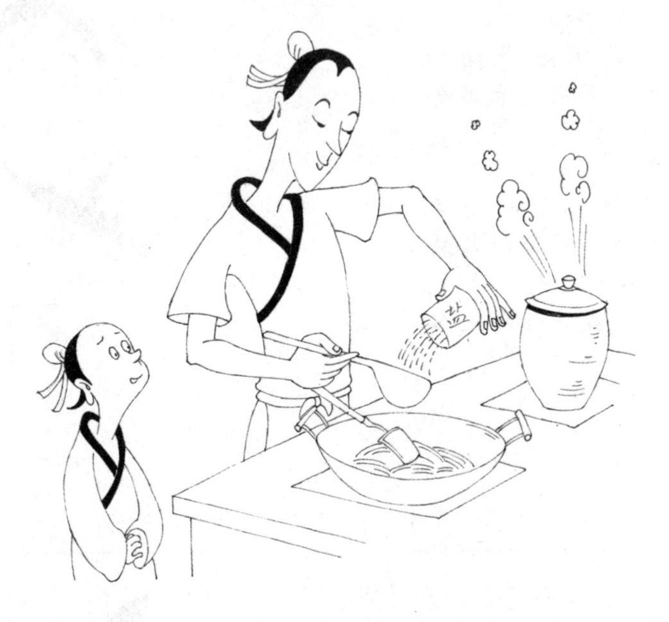

长期吃辣：加重湿热和阴虚体质

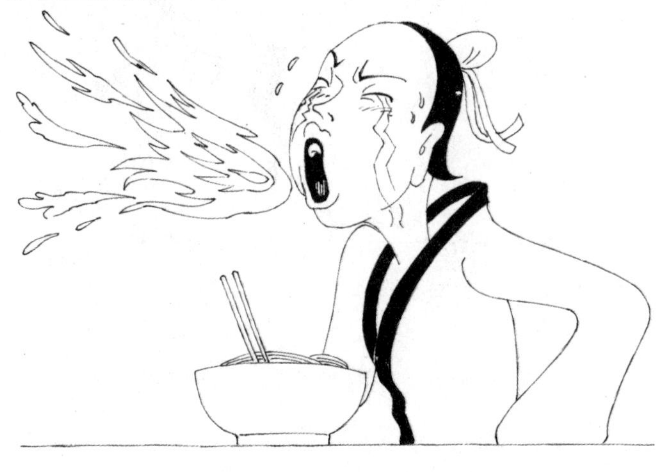

常食寒凉：促生阳虚或血瘀体质

常吃夜宵：促生痰湿体质

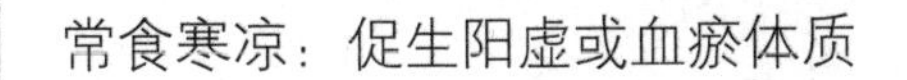

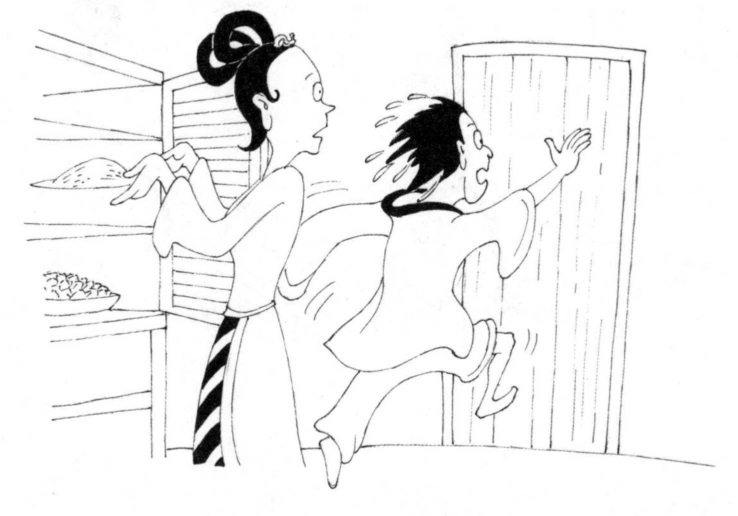

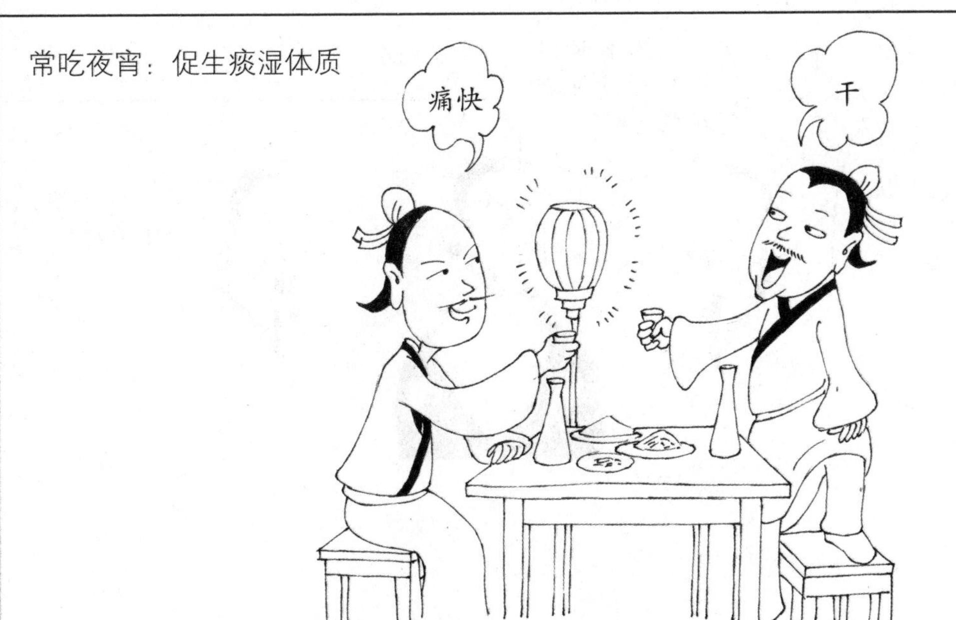

忽视早餐：促生气郁或痰湿体质
食速过快：加重气虚或痰湿体质

早上，把这些包子带上吃吧！
拿回去吧，我可没有吃早餐的习惯！
能不能把你的那份再给我吃一些？
你吃得也太快了吧，吃那么多能消化的了吗？
天哪，还要吃！

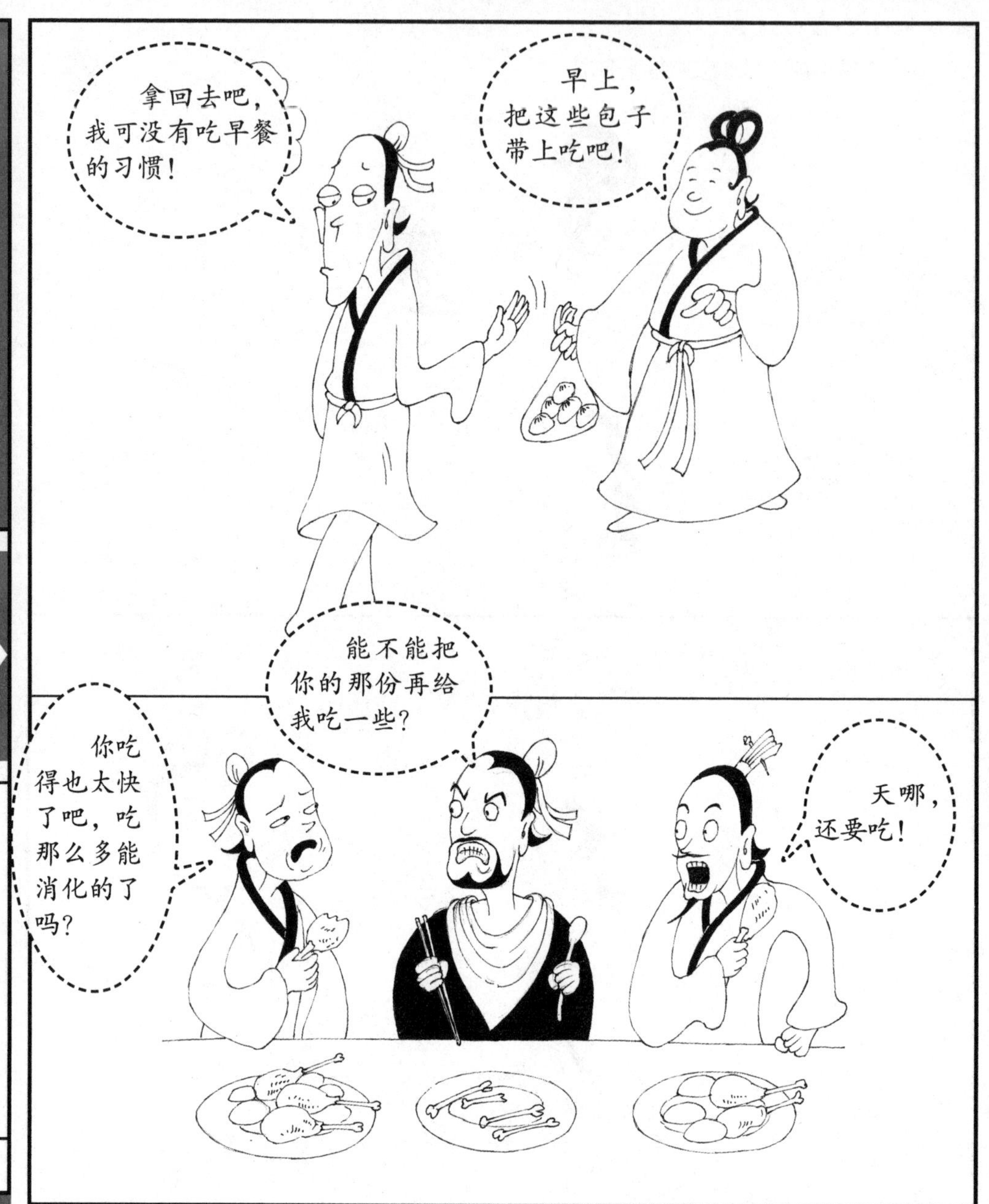

疾病和药物因素

每个人的一生中，都会得病。不管是外伤、内伤，还是外感病，一旦伤及元气，都会对体质产生很大的影响。比如说“久病伤肾、久病入络”，表明久病者，必会导致肾气亏损，大都会导致肾虚。

久病伤肾、久病入络

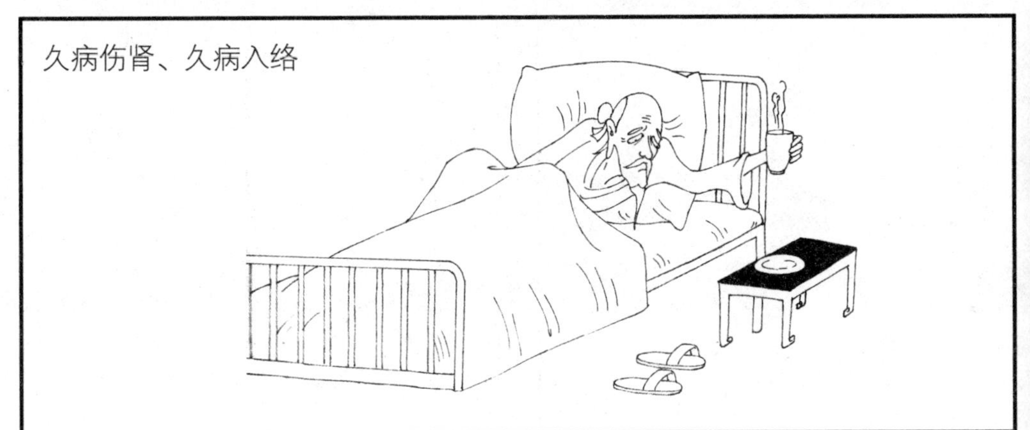

慢性疾病

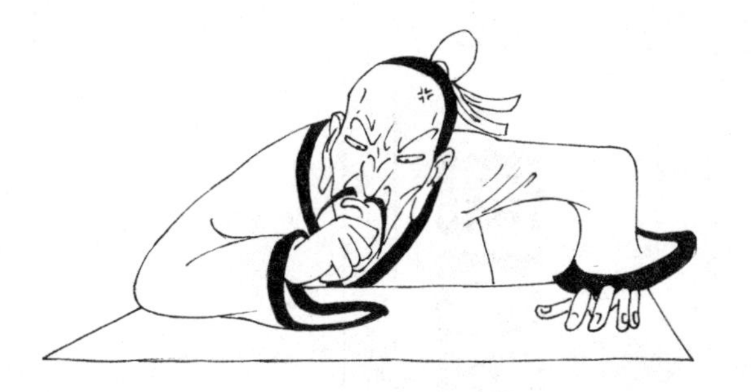

长期服药

“是药三分毒”，长期使用药物会对体质产生影响。抗生素、凉茶、清热解毒药、激素、利尿药、减肥药等会造成或加重气虚、阳虚、气郁体质。

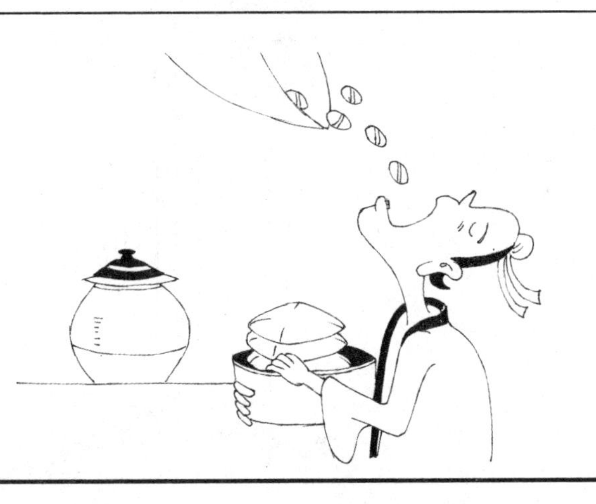

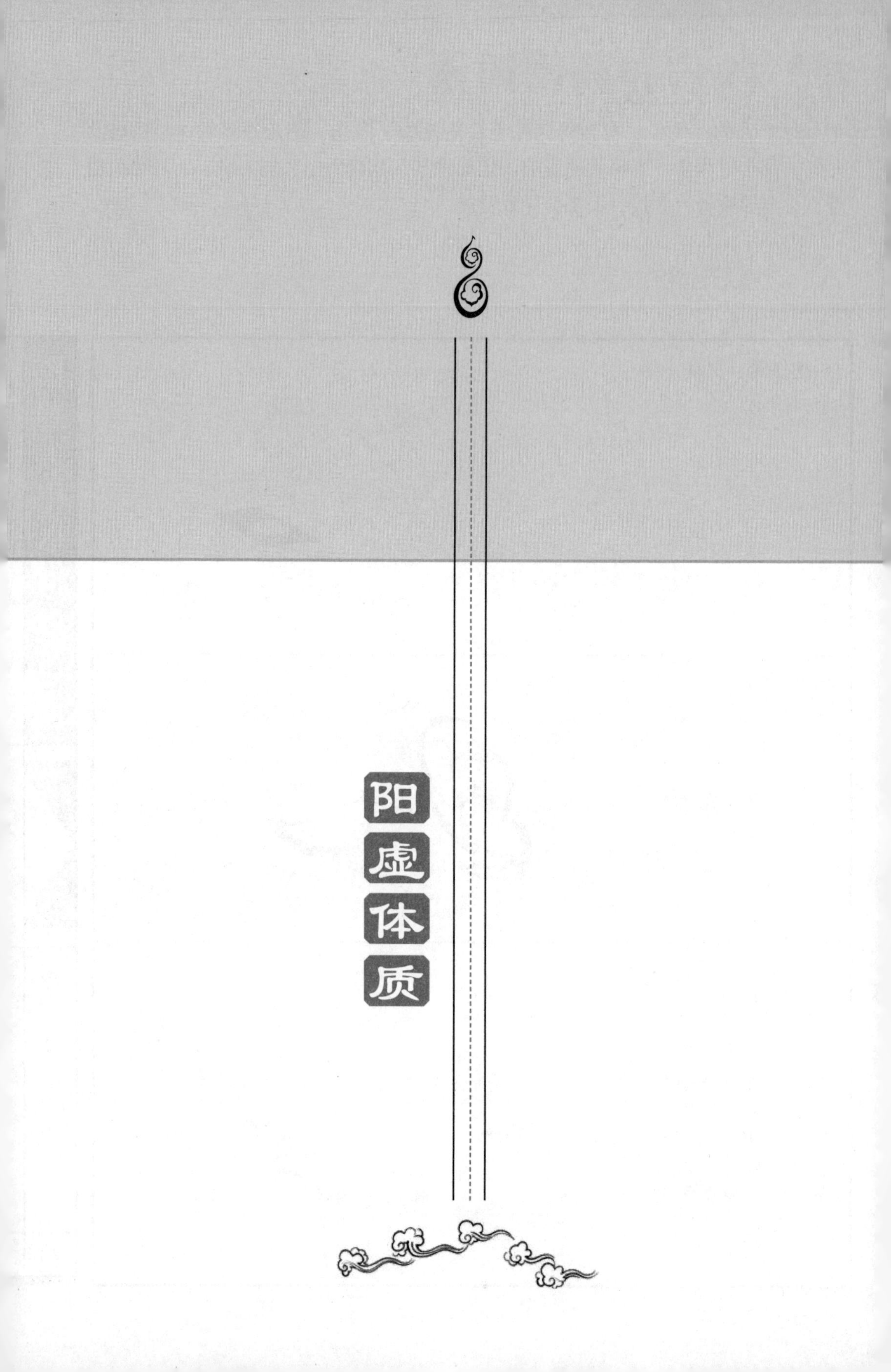

阳虚体质

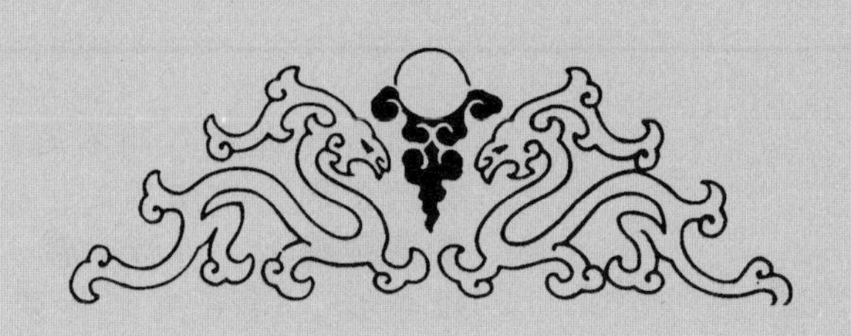

有阴虚也就有阳虚，阳虚体质的症状正好和阴虚体质相反，是由体内阳气不足所造成的，往往表现为身体发冷、精神不振，如果任其发展，可能导致高血脂、肥胖、慢性炎症等诸多病症，需及早调理。

阳虚体质养生，主要从饮食、起居、精神、经络等方面进行调节。

什么是阳虚

阳虚是病症名。指阳气不足或功能衰退的证候。《素问·调经论篇》：“阳虚则外寒。”通常多指气虚或命门火衰，因气与命门均属阳，故名。肺主气，气虚多属肺气虚或中气不足，因而卫表不固，故外寒；阳虚则阴盛，故命门火衰亦多见功能衰惫，浊阴积潴的病症。此外，阳虚亦可见于心阳虚、脾阳虚、肾阳虚、肝阳虚、肺阳虚。

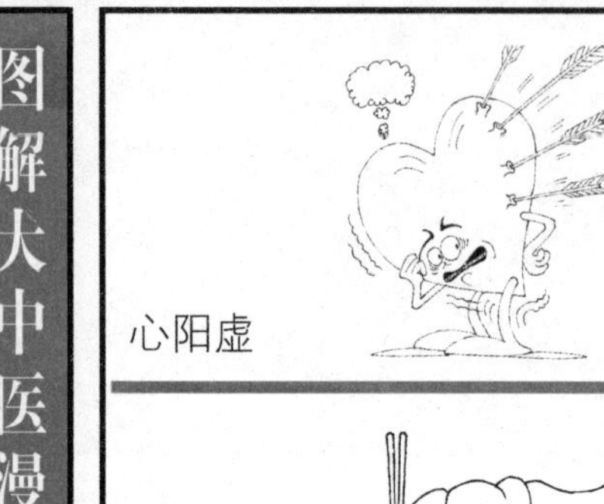

心阳虚

心阳虚　是指心阳不足、心阳气的温煦功能失调。心阳不足，心脏失养，易出现精神疲乏、心悸心慌、心胸憋闷、气短等症，并且失眠多梦。心脉运血无力、血行不畅，所以面部呈白、唇舌青紫、手脚冰冷。

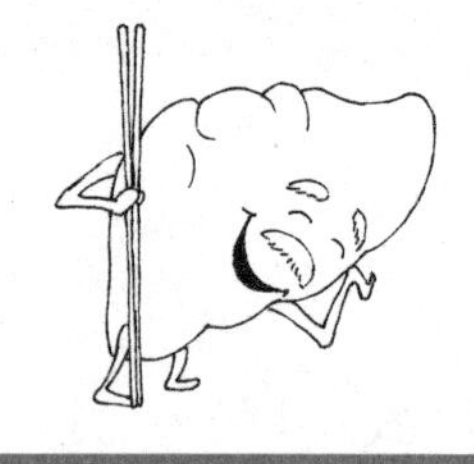

脾阳虚

脾阳虚　又称脾虚寒，是指脾阳虚衰，阴寒内生，气失于温运的现象。脾阳虚衰，则运化功能失调，易出现食少不消化、恶心呃逆、腹胀腹痛、肢体水肿、大便稀溏。又因阳虚阴盛，体内寒气凝滞，故爱吃偏热的食物。

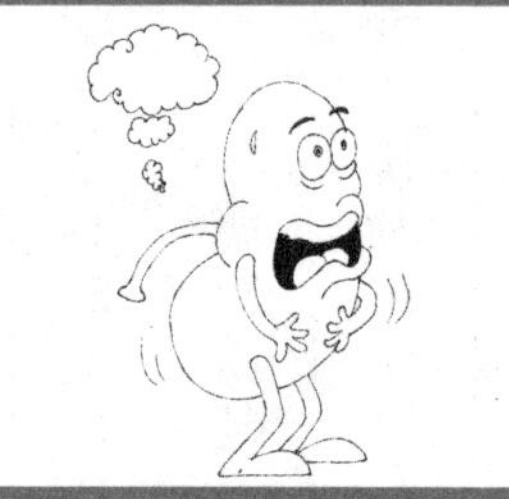

肾阳虚

肾阳虚　是指由于肾气虚衰，肾阳气的温煦、汽化作用得不到正常发挥。故易出现腰膝酸软冷痛、畏寒肢冷，尤其以下肢为重；精神萎靡不振，面部发黄，小便多，且常泄泻。

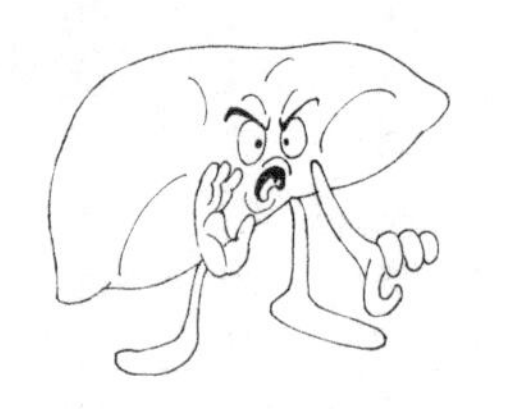

肝阳虚

肝阳虚　是指肝气不足，肝阳气疏泄无力。易出现头晕目眩，两胁隐痛，情绪抑郁，月经不调，腰腹疼痛，脾气躁，筋脉挛缩，手脚、关节不灵活等。

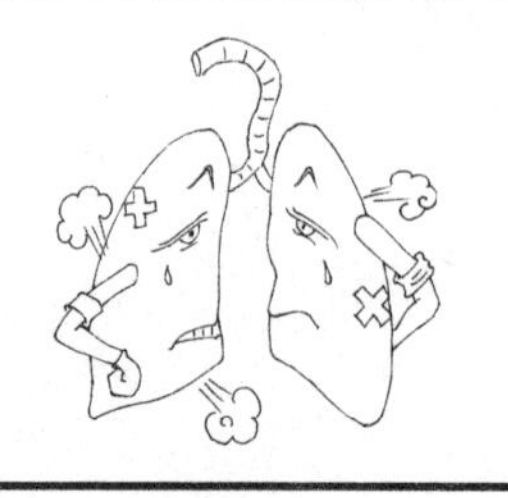

肺阳虚

肺阳虚　是指肺气失宣，肺阳气温养功能失调。主要症状表现为身体畏寒、易感冒、面色苍白、呼吸短浅微弱、精神涣散。此外，常咳吐涎沫，量多而清稀，易自汗，背部易寒冷，小便多。

阳气的三大功能

人体禀受父母的先天之气，与后天自身脾胃运化水谷之气结合形成阳气。阳气是人体生命活动的最基本物质。下面我们来讲一讲阳气的三大功能。

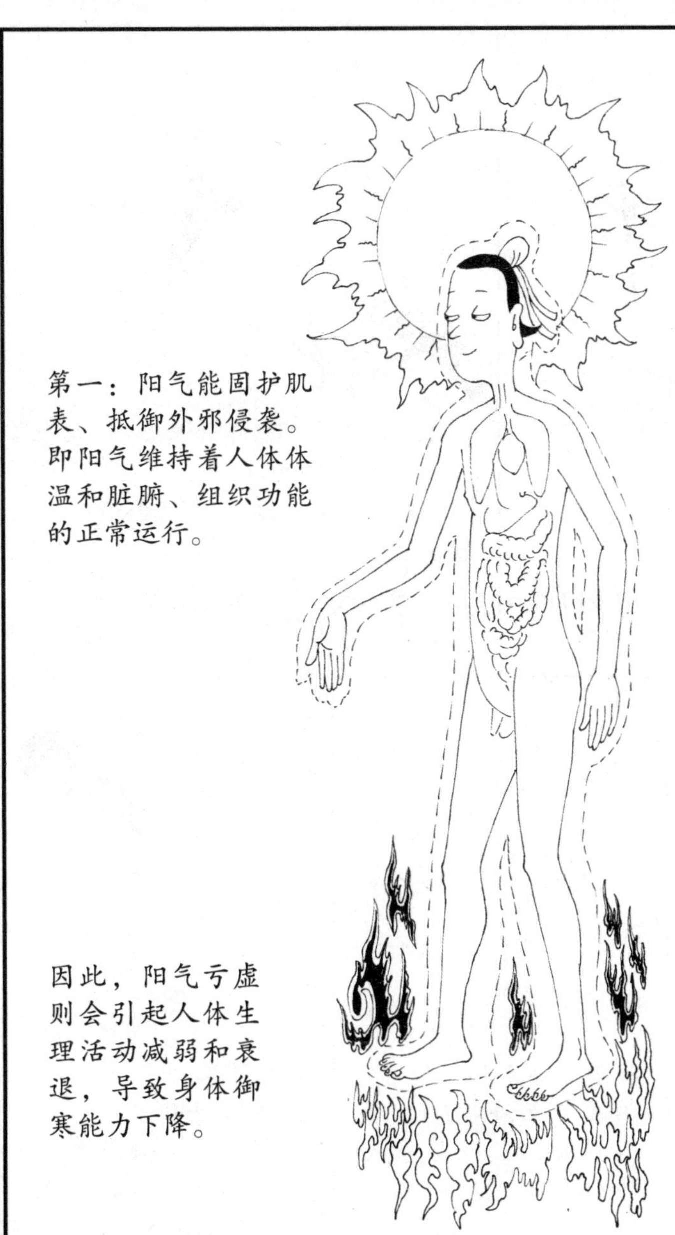

阳虚体质的主要症状

阳虚外寒体质者主要有五大症状，即畏寒怕冷、消化不良、舌头胖大、脉象沉细无力、精神不振。

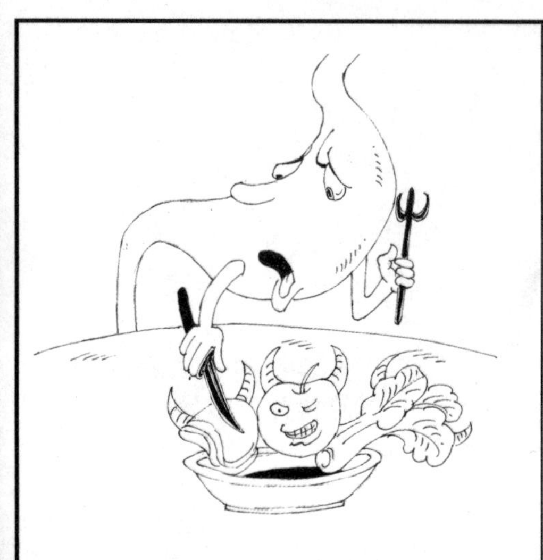

消化不良
阳虚者肠胃动力不足，对食物的消化不彻底，经常腹泻。

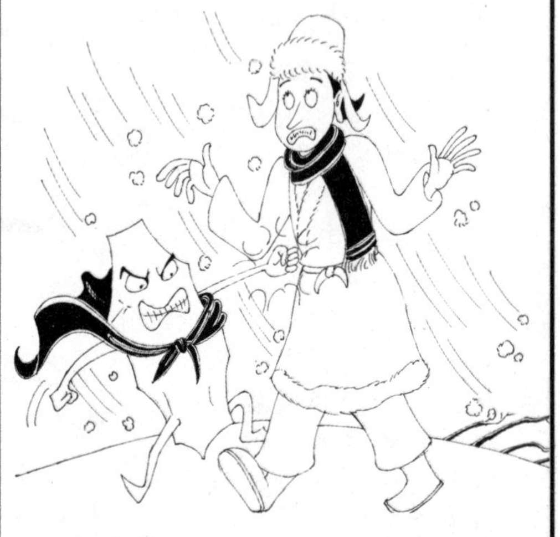

畏寒怕冷
阳虚者体内阳气不足，腹部、背部特别怕冷，冬季手冷过肘，足冷过膝。

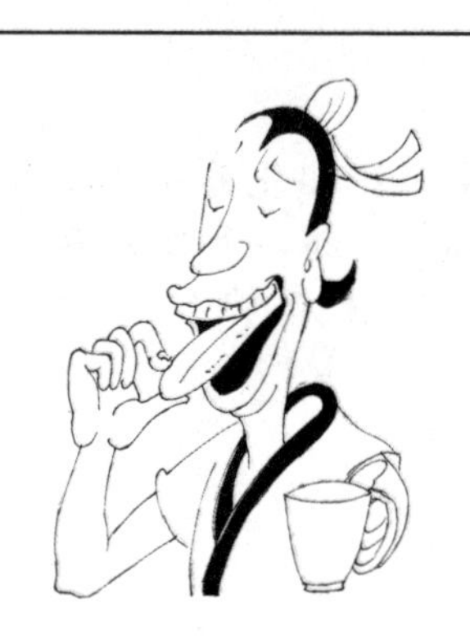

舌头胖大
阳虚者对体内水分消耗不足，导致舌头胖大娇嫩，边缘有明显的齿痕。

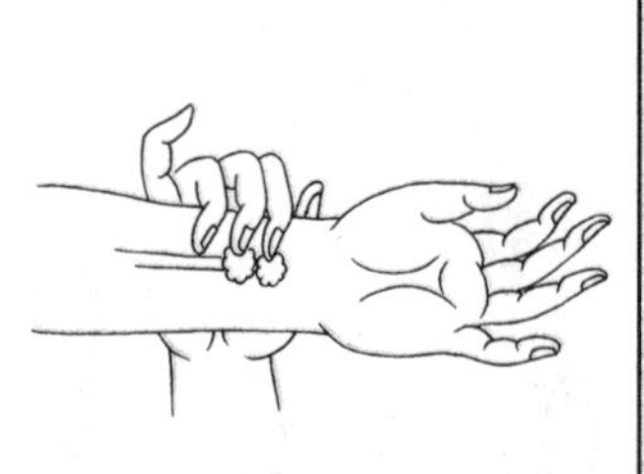

脉象沉细无力
阳虚者血液循环的动力不足，往往脉象较弱，沉细无力。

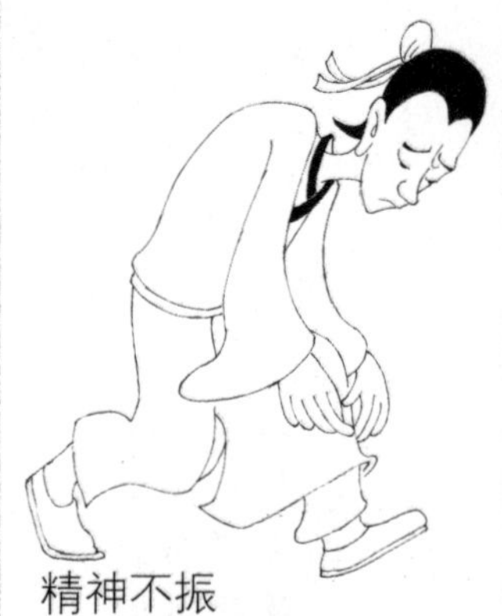

精神不振
阳虚者肾阳不足，精神萎靡，尿频尿多，性欲减退，常有脱发、黑眼圈等症状。

导致阳虚的主要原因

阳虚主要来自先天禀赋，在后天主要是由于长期消耗阳气所造成的，如长期服药、贪凉、纵欲、熬夜等都会导致阳虚。

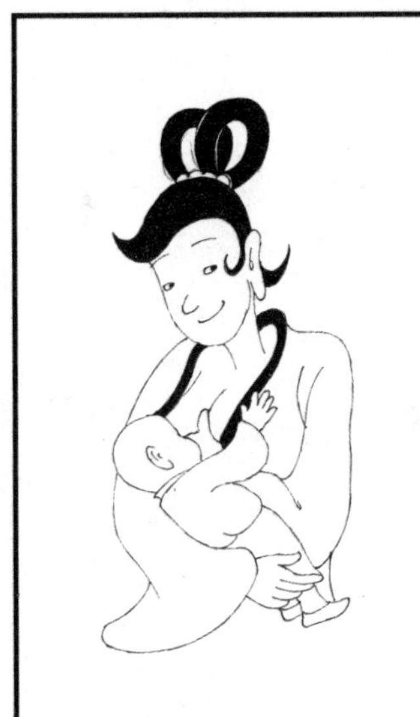

先天禀赋

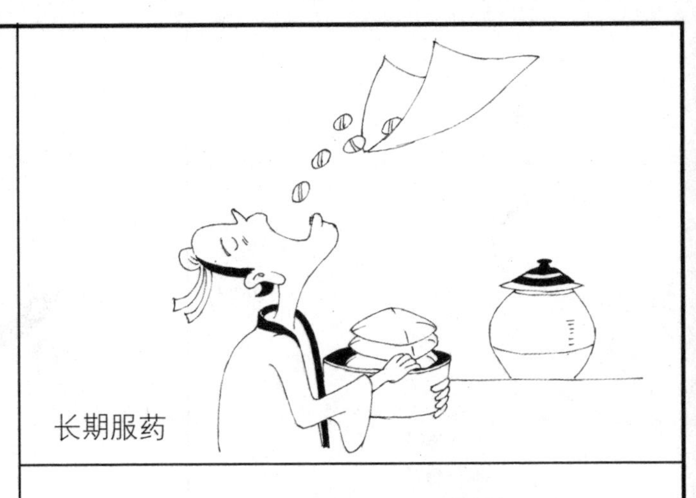

长期服药

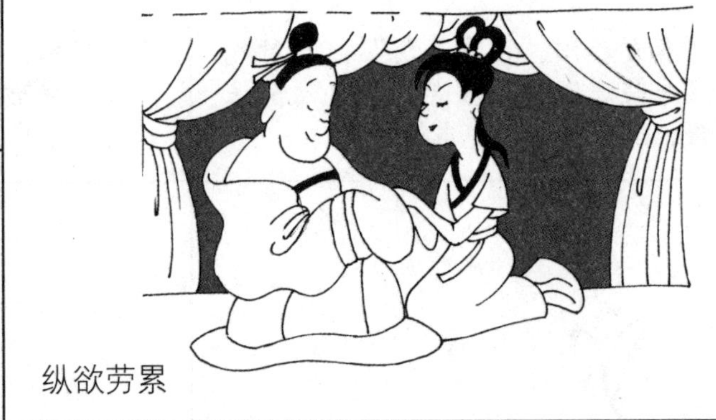

纵欲劳累

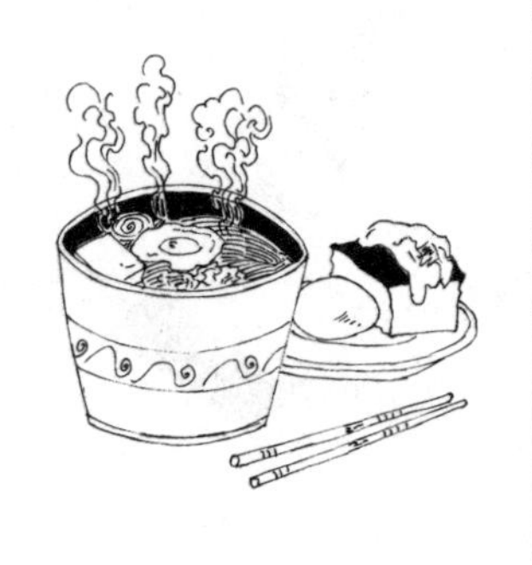

食物寒凉

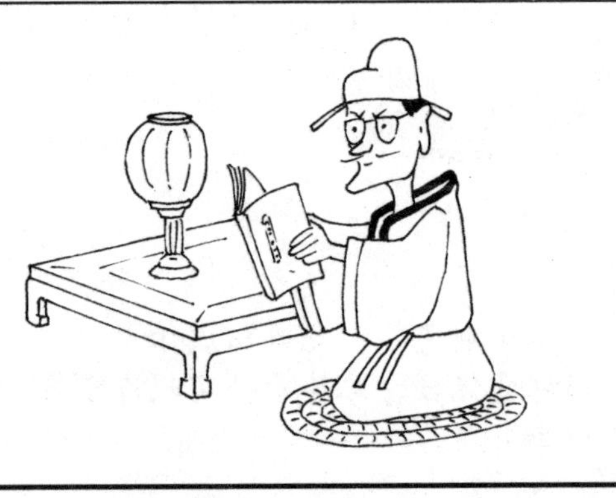

长期熬夜

阳虚体质养生法则

不伤不损阳气

阳虚体质者，应做到不伤阳气，温化水湿，畅通气血。阳虚外寒者最基本的养生原则就是防寒补阳。四季中，阳虚者在夏季和冬季最容易出问题，要特别注意。

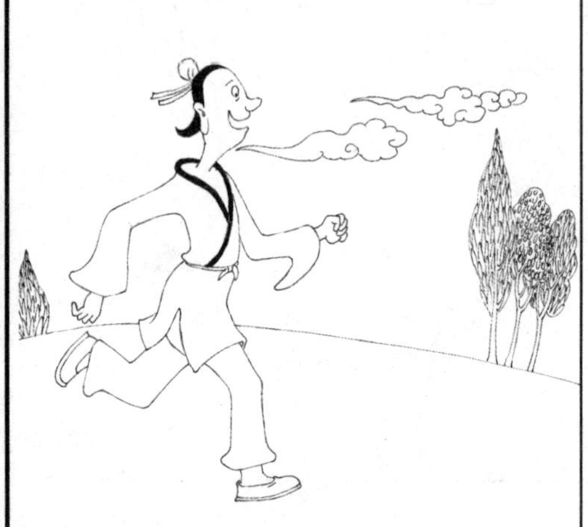

“春夏养阳，秋冬养阴”，此时气候乍暖还寒，阳虚者尤其要注意保暖，调节情绪，适当锻炼。

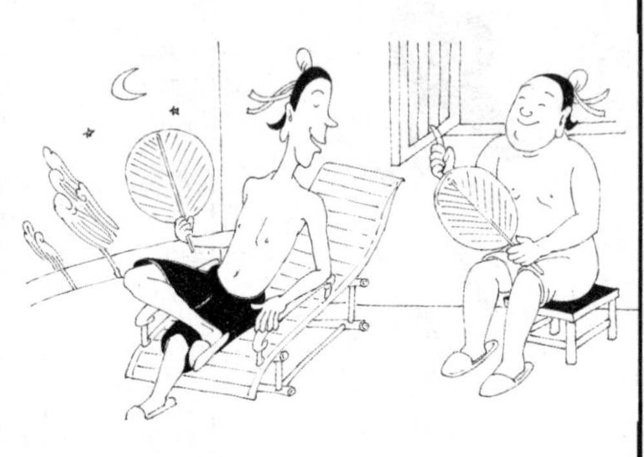

夏季炎热，但人体阳气外强中干，浮盛于肌肤而内脏相对空虚，因此反而比其他季节更易伤及阳气。

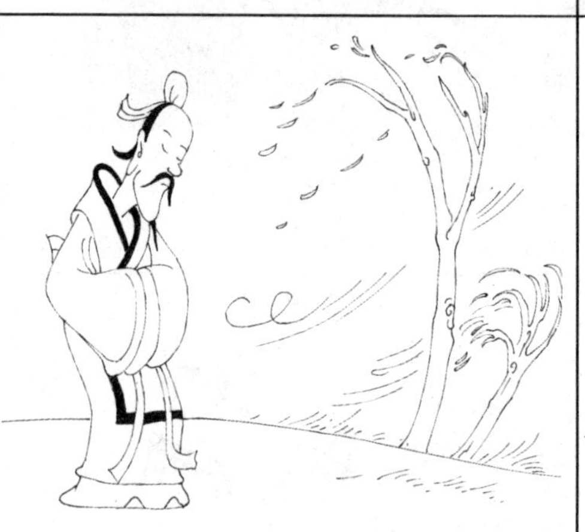

秋季逐渐变冷，此时阳虚体质者应该注意保暖，尤其是早晚较冷，要适当增加衣物。

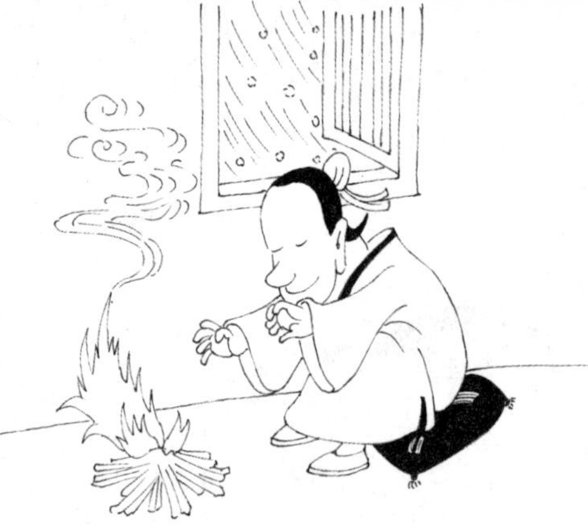

冬季严寒会伤及肾阳、关节，此时阳虚体质者的症状会较为明显，出现夜尿频多、老寒腿、关节痛等症状。

起居调养：注意保暖，避免熬夜

阳虚体质者的养生以养阳为主，在生活起居方面，要注意保暖，多运动，少熬夜，具体说来，有以下四点值得注意。

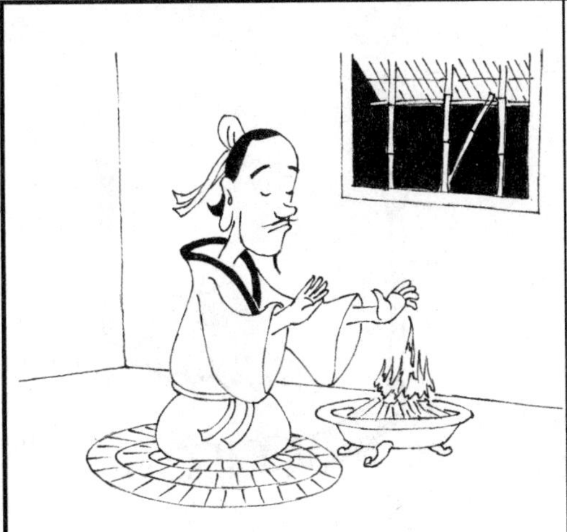

注意保暖身体

秋冬季节要注意各关节、腰腹部、颈部、背部、脚部的保暖。

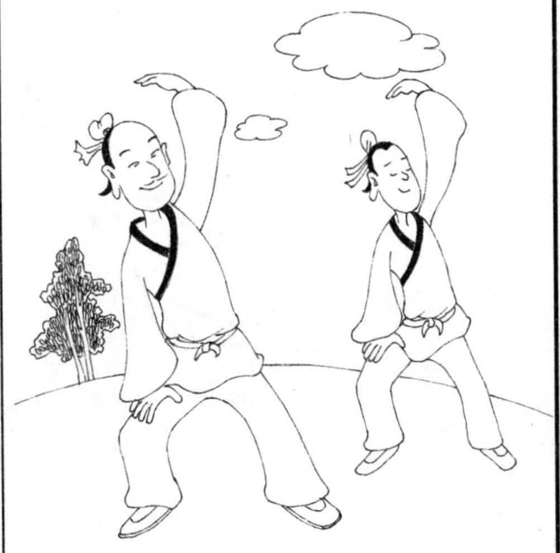

多运动，“动能生阳”

阳虚者应多做户外运动，并长期坚持，同时最好不要大量出汗。

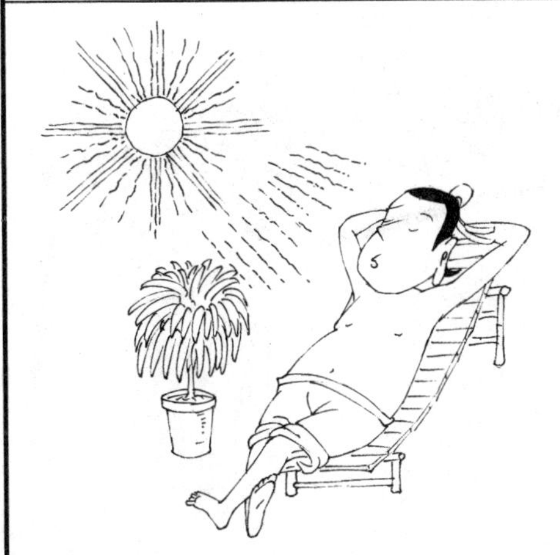

多晒太阳

阳虚者应多见阳光，中老年人晒太阳，可以预防骨质疏松。

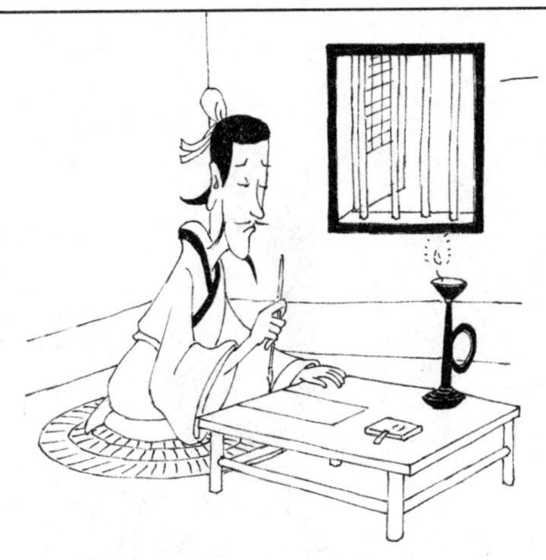

避免熬夜

熬夜实际上是在调动阳气，使其得不到休整，从而加重阳虚。

药物调养：防止燥热，平和补阳

对于阳气虚较明显者，但又没有达到明确疾病的时候，可以吃一些较安全的中药来做保健，如人参、益智仁、桑寄生、锁阳、山药、肉桂、肉苁蓉、熟地黄、黄芪等。

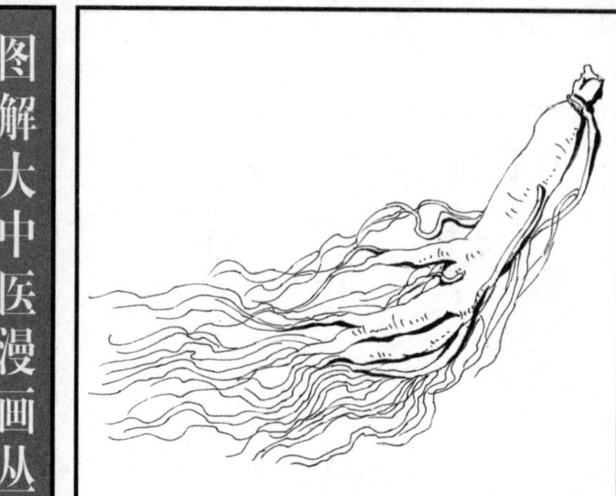

人参
大补元气，固脾生津，健脾养肺，宁心安神

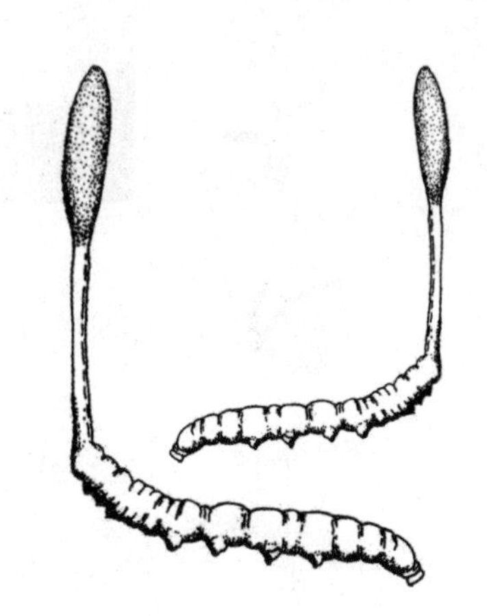

冬虫夏草
补肺益肾，定喘止咳，壮阳气

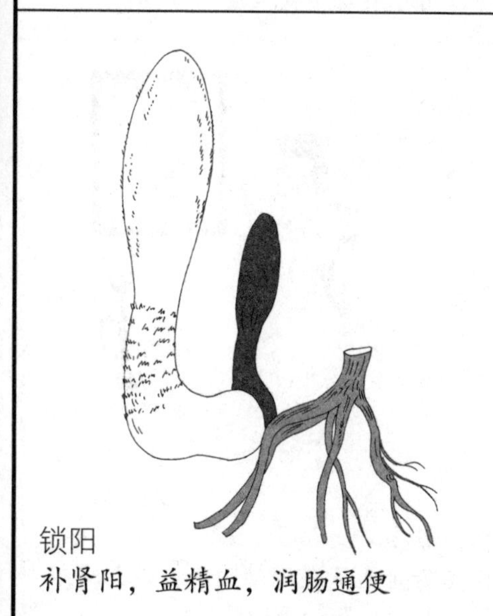

锁阳
补肾阳，益精血，润肠通便

山药
健脾益胃，滋肾益精，润肺止咳，延年益寿

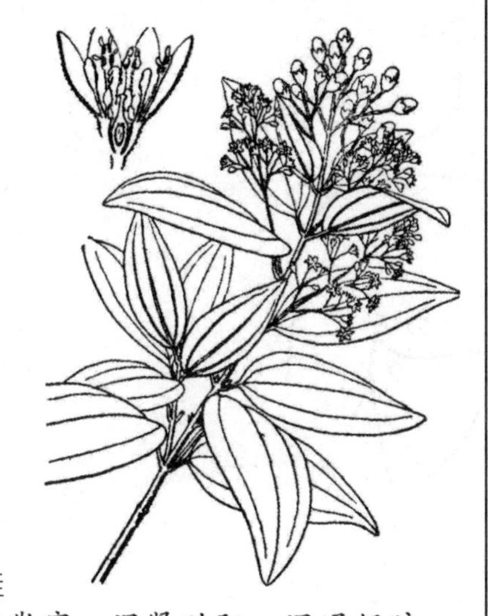

肉桂

温中散寒，温肾助阳，温通经脉，温煦气血

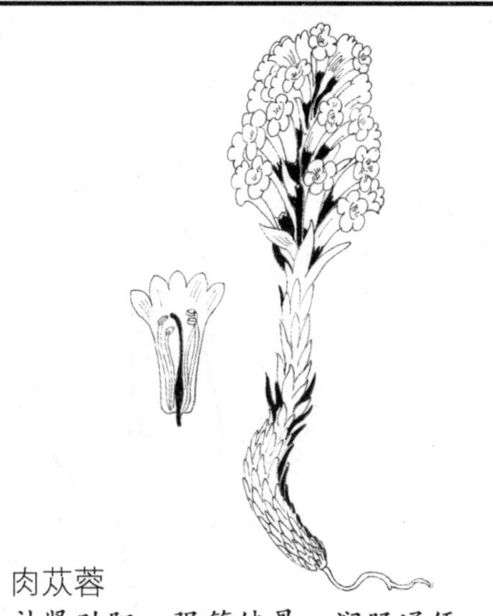

肉苁蓉

补肾助阳，强筋健骨，润肠通便

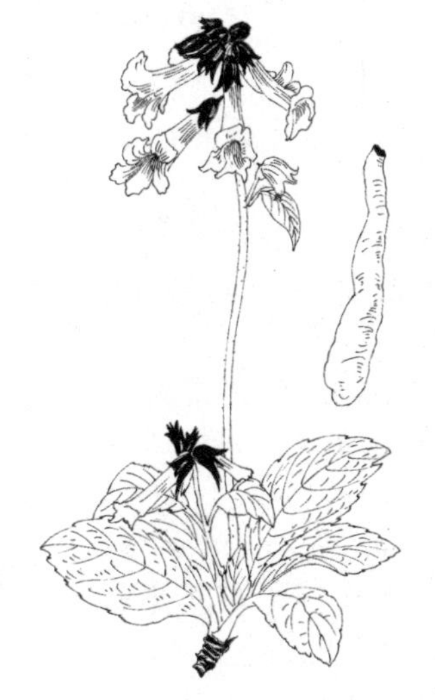

熟地黄

养血滋阴，补肾益精。主治经少闭经，腰膝酸软

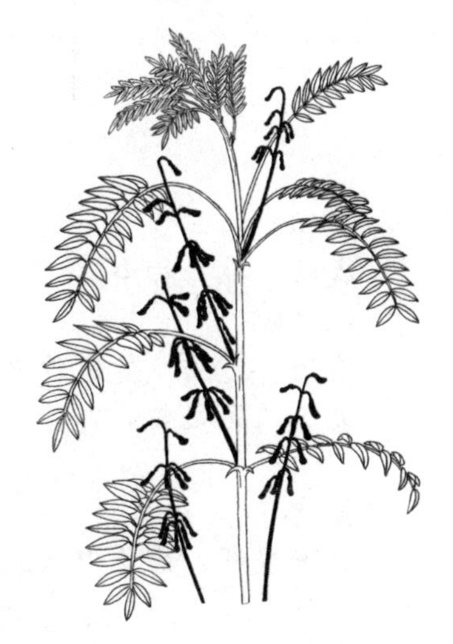

黄芪

补中益气，升阳举陷，利水退肿、固表止汗

经络调养

通过经络调理阳虚效果非常明显，与之相关的穴位有神阙、气海、关元、中极等穴。另外，号称“阳脉之海”的督脉也不可忽视。

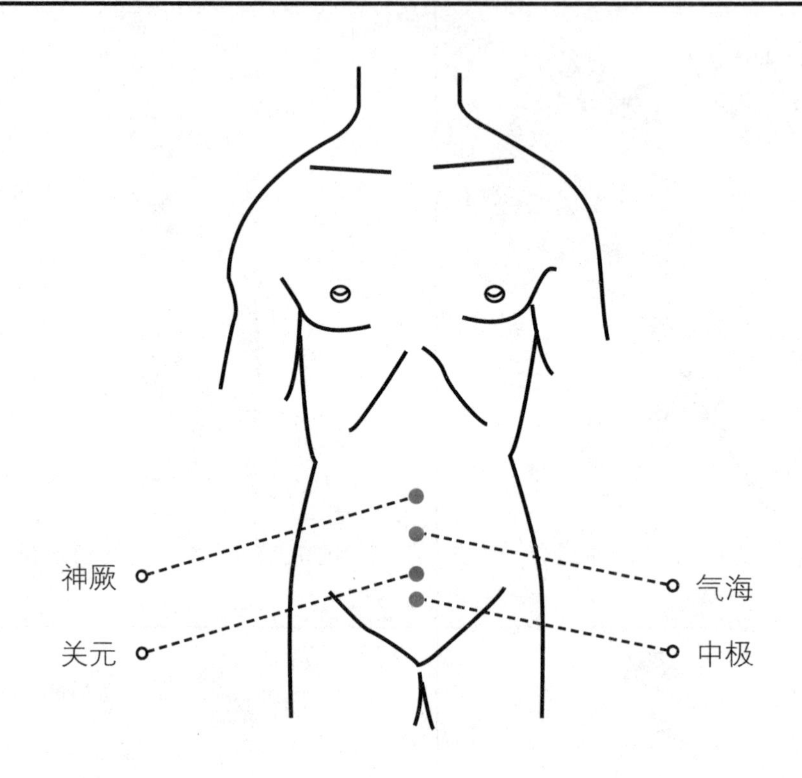

神厥
在腹中部，脐中央。
属任脉。
有温补元阳，健运脾胃，复苏固脱之效。

气海
下腹部正中线脐下1.5寸处。
循任脉上传阴交穴。
益气助阳、调经固经。

关元
在下腹部，前正中线上，当脐下3寸。
属任脉。
培补元气、导赤通淋。

中极
在下腹部，前正中线上，当脐下4寸。
属任脉。
补肾气、利膀胱、清湿热。

精神调养：节制欲望

在中医养生学中，“节制欲望”是养生的一大理念。的确，欲望太多就会损耗阳气。正所谓“小欲、私欲伤身，大欲、大德、大志养心”。

别让欲望成为耗散阳气的无底洞

今年赚了这么多的银子，我想再多找几位年轻漂亮的夫人……

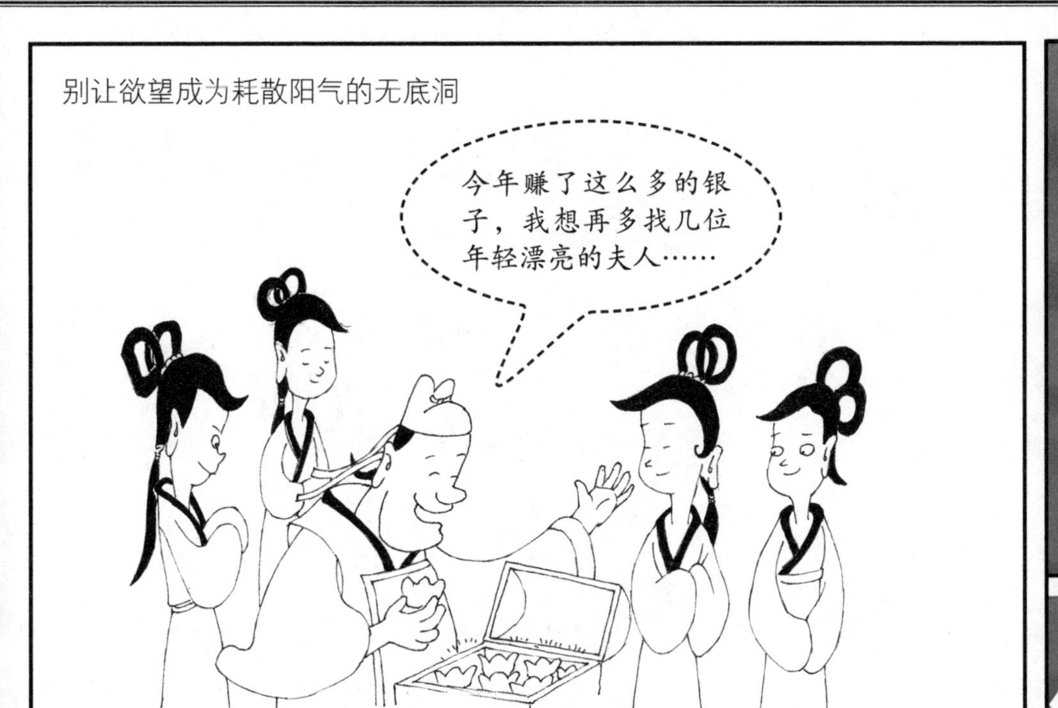

老子曾说，“罪莫大于可欲，祸莫大于不知足，咎莫大于欲得。故知足之足，常足矣。”就是说，罪过莫大于欲望膨胀，祸害莫大于不知道满足，凶险莫大于欲望得以放纵。所以，知道满足的富足平衡心理，是永远的富足。

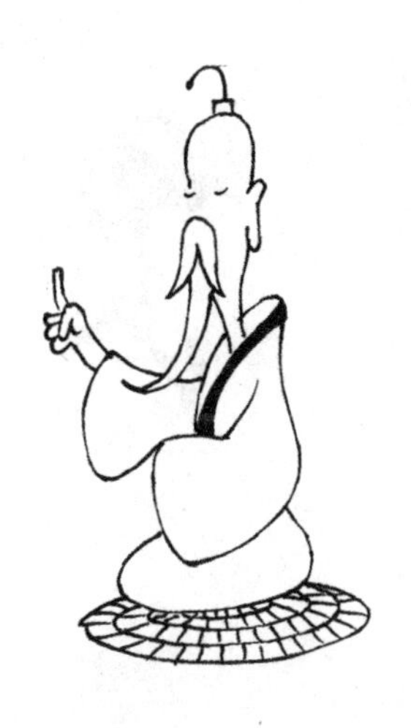

精神调养：戒除不良心理

俗话说："小欲、私欲伤身，大欲、大德、大志养心"。所以，在日常生活中，我们一定要戒除以下几种不良心理。

自私心理
私心太重，斤斤计较，劳心伤神，寝食不安。
醋
嫉妒心理
"人比人，气死人"。容不得别人比自己优越，嫉妒心过重，易使自己整天处于焦虑烦躁之中，易伤心劳神。

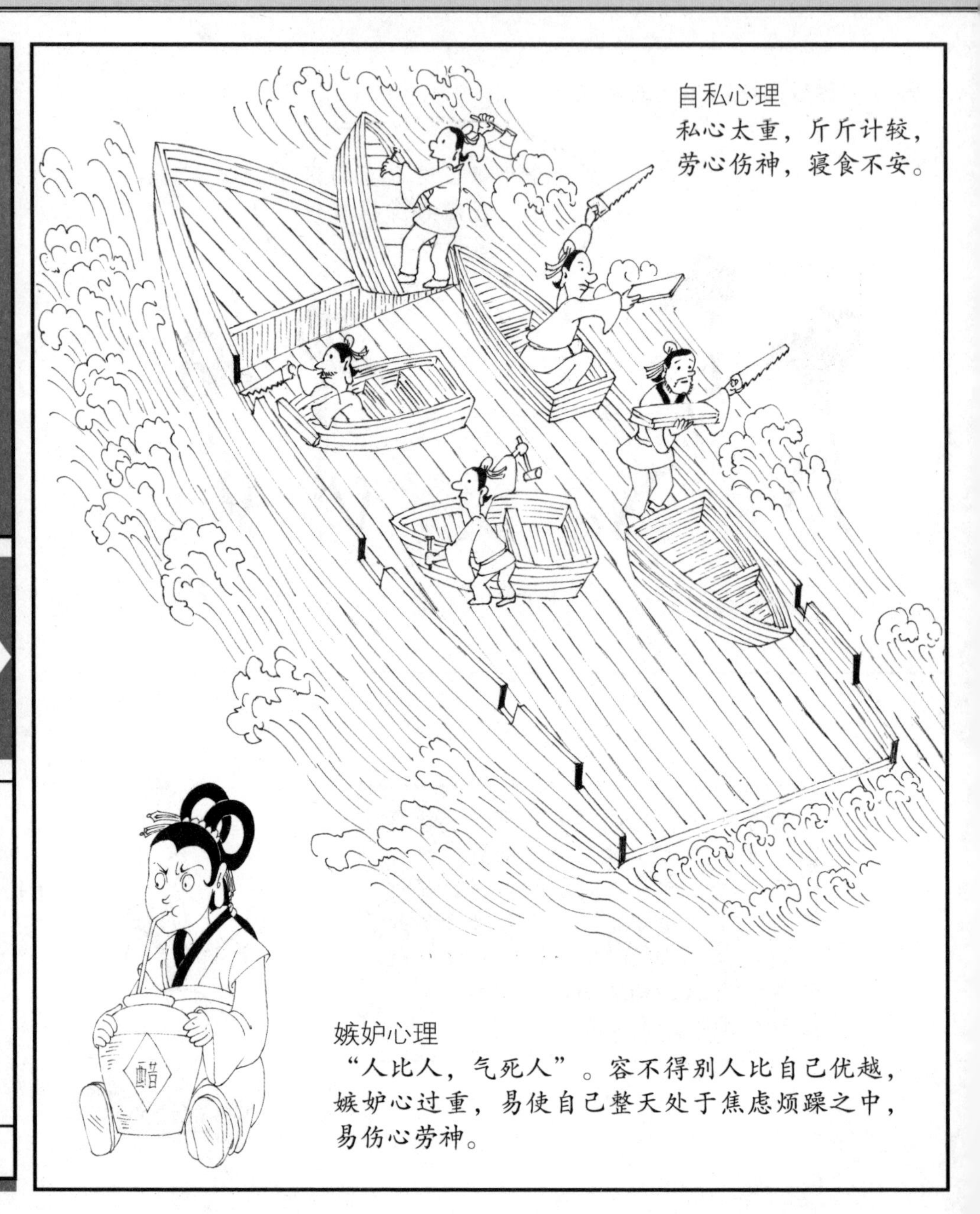

贪婪心理

财利大过一切。贪欲过度，劳心伤脾，则百病丛生。

再给我加五十两银子……
嘿嘿，成天杞人忧天！
天快要塌了，怎么办？

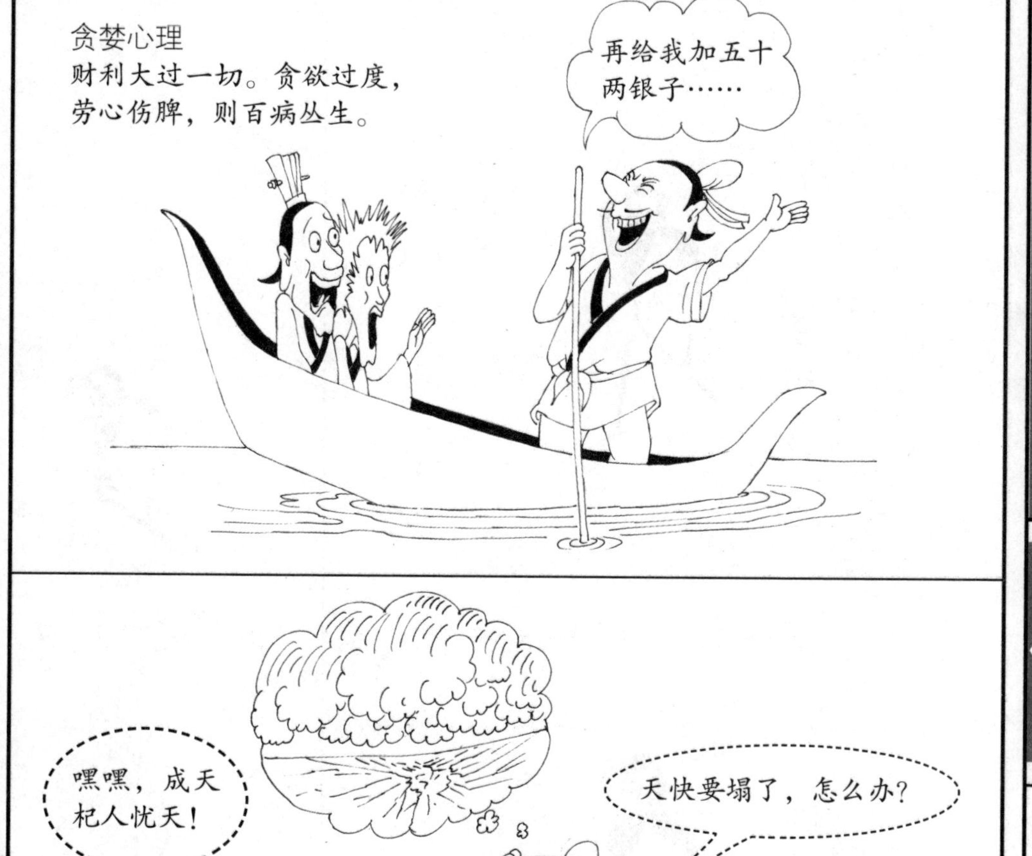

忧郁心理

抑郁寡欢，思绪重重。此心不除，疾病最易缠身。

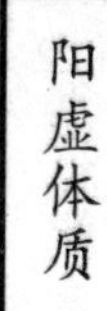

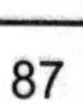

避免孩子阳虚，从注重怀孕开始

先天不足是造成阳虚体质的一大重要因素，如果母亲胎本不好，则生下来的孩子很可能就是阳虚体质，如此一来，要想后天进行调理就不是一件易事了。所以，要想让孩子远离阳虚体质，母亲则要注重怀孕开始。

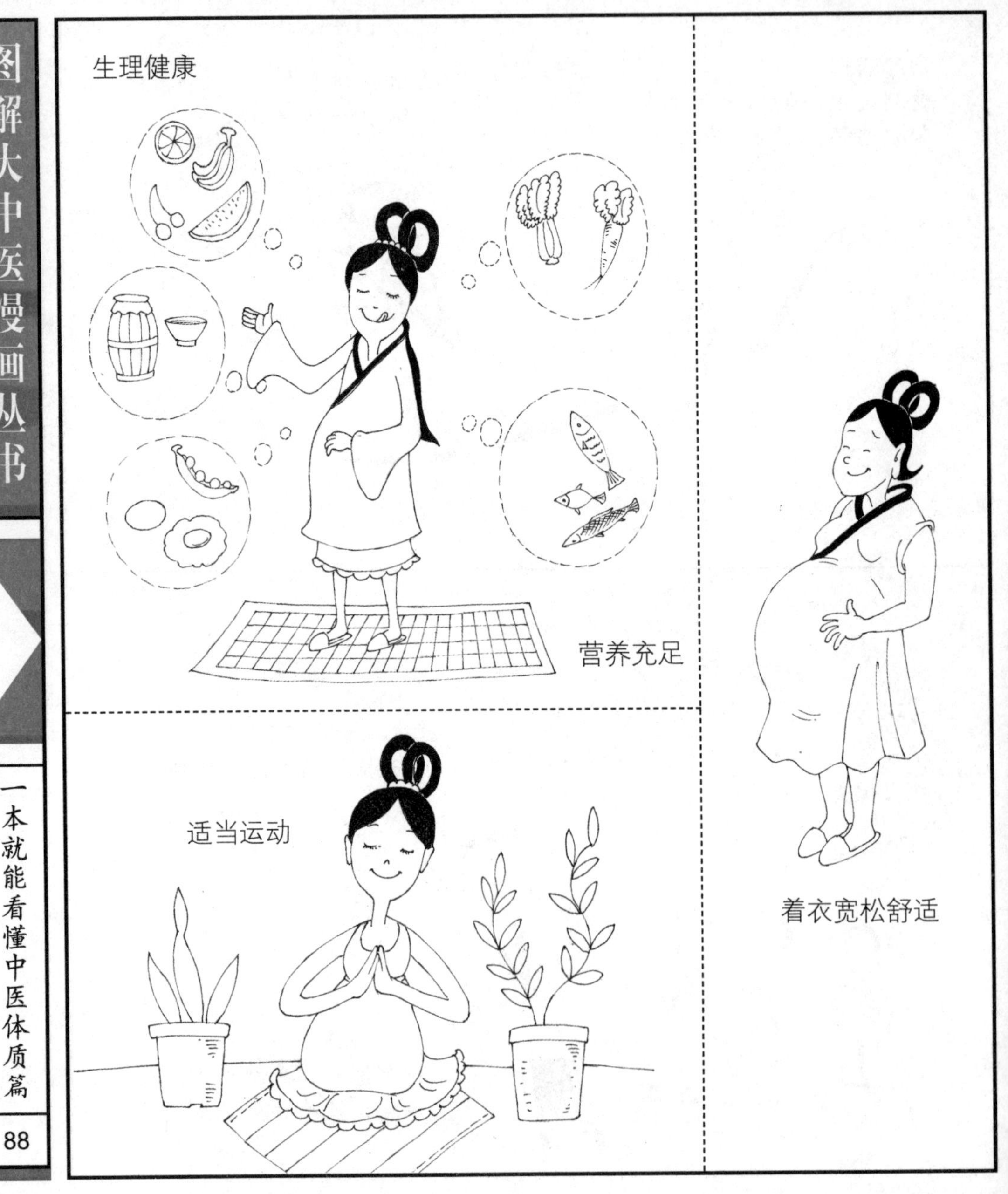

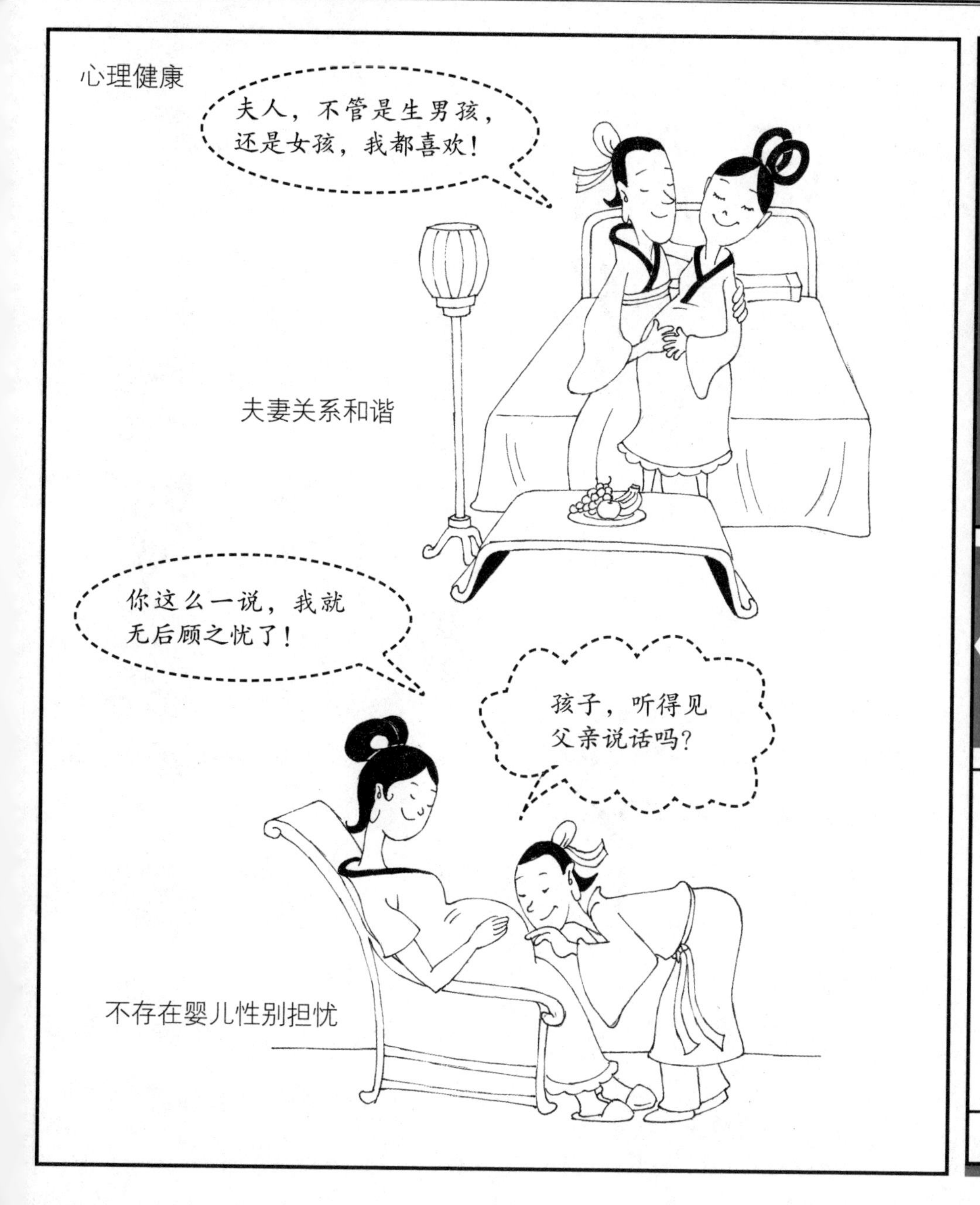
心理健康
夫人，不管是生男孩，
还是女孩，我都喜欢！
夫妻关系和谐
你这么一说，我就
无后顾之忧了！
孩子，听得见
父亲说话吗？
不存在婴儿性别担忧

老年要“虚阳气存”，方能身体健康

“虚阳”是老年最本质的生理特征，而“虚阳气存”则是老年人身体健硕的最佳标志。从中医学来讲，人一旦上了年纪，其体内阳气不断消耗，体虚阳衰则是必然的，然而如果老人能做到“虚阳气存”，则身体健康，安享晚年，不再是一件难事了。

积极向上，生活乐观
运动适度，面色红润
心情愉快，饮食倍进

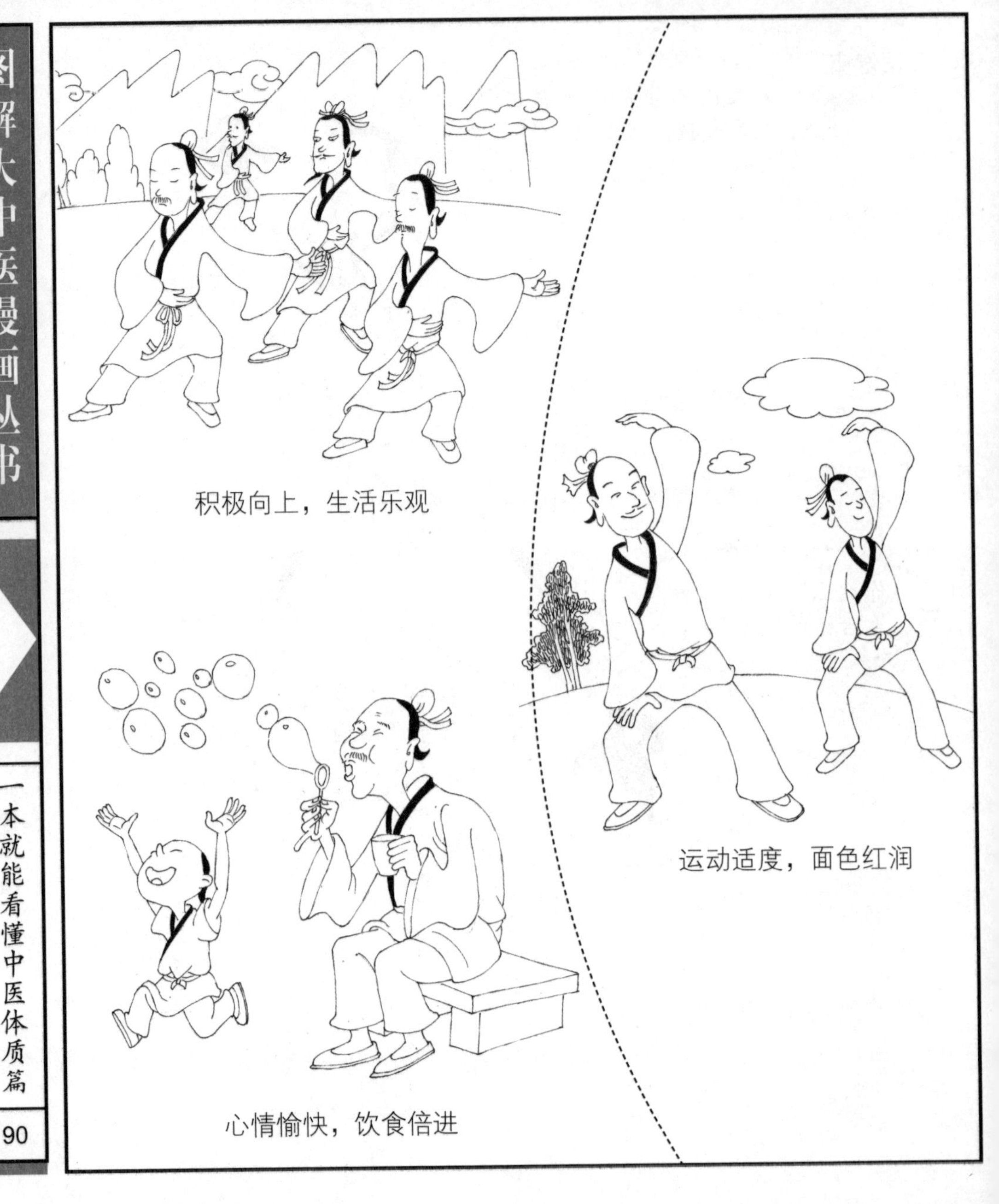

阳虚体质易感病症

阳虚体质的人易患肥胖、痹证、骨质疏松、关节炎、腹泻等证。

风
寒
气血运行受到阻滞，血脉痹阻不通
痰浊实邪阻滞或气机壅塞于体内

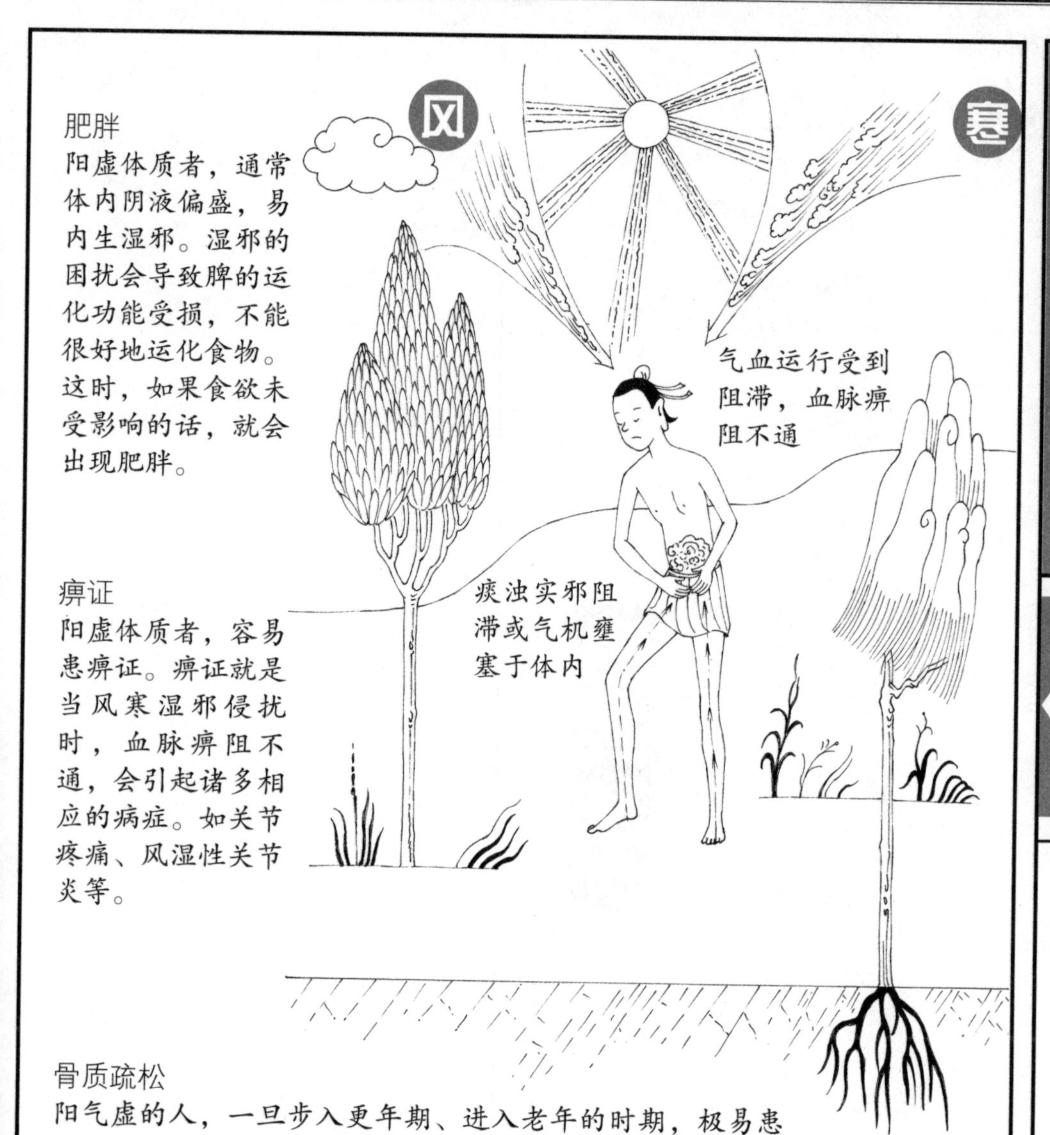

肥胖
阳虚体质者，通常体内阴液偏盛，易内生湿邪。湿邪的困扰会导致脾的运化功能受损，不能很好地运化食物。这时，如果食欲未受影响的话，就会出现肥胖。

痹证
阳虚体质者，容易患痹证。痹证就是当风寒湿邪侵扰时，血脉痹阻不通，会引起诸多相应的病症。如关节疼痛、风湿性关节炎等。

骨质疏松
阳气虚的人，一旦步入更年期、进入老年的时期，极易患骨质疏松症。因为肾藏精，主骨髓的生发。如果肾精充实，可濡养骨骼，则骨骼就坚韧；反之，肾精虚，就极易导致骨质疏松。

阴虚体质

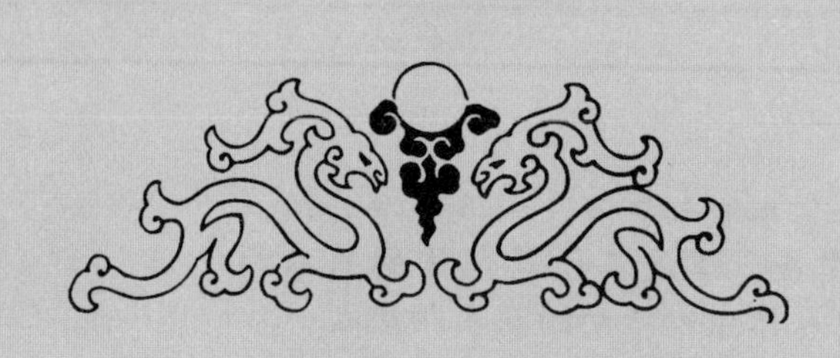

在日常生活中，经常熬夜、食辛辣物、情绪压抑等都可能导致阴虚。中医认为，阴虚就是体内阴气阴液不足，各个器官缺少阴液的滋养，从而表现出手脚发热、身体消瘦、皮肤干燥、心烦失眠等症状。阴虚的人经常上火，如果任其发展，可能会引起口腔溃疡、失眠等症，甚至得肺结核，肿瘤也有可能。因此出现阴虚症状后应尽早调理，多吃清淡食品，少吃温热荤腥，多做运动。症状严重的，还可以吃一些清热药物进行调理。

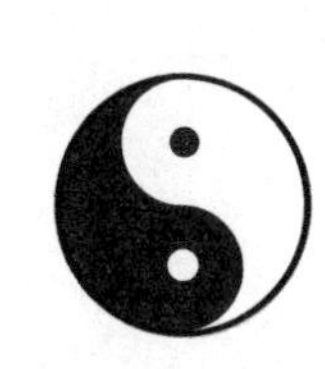

什么是阴虚

阴虚，就是身体“津液”不足了

阴虚体质主要表现为阴少而阳多，通俗地说就是体内水少而火旺。

什么是津液
人体的一切正常水液如胃液、肠液、涕、泪、唾等统称为津液。津液不仅是人体的基本物质，也是维持人体生命活动的基本物质之一。
精血或津液亏损，体内津液不足

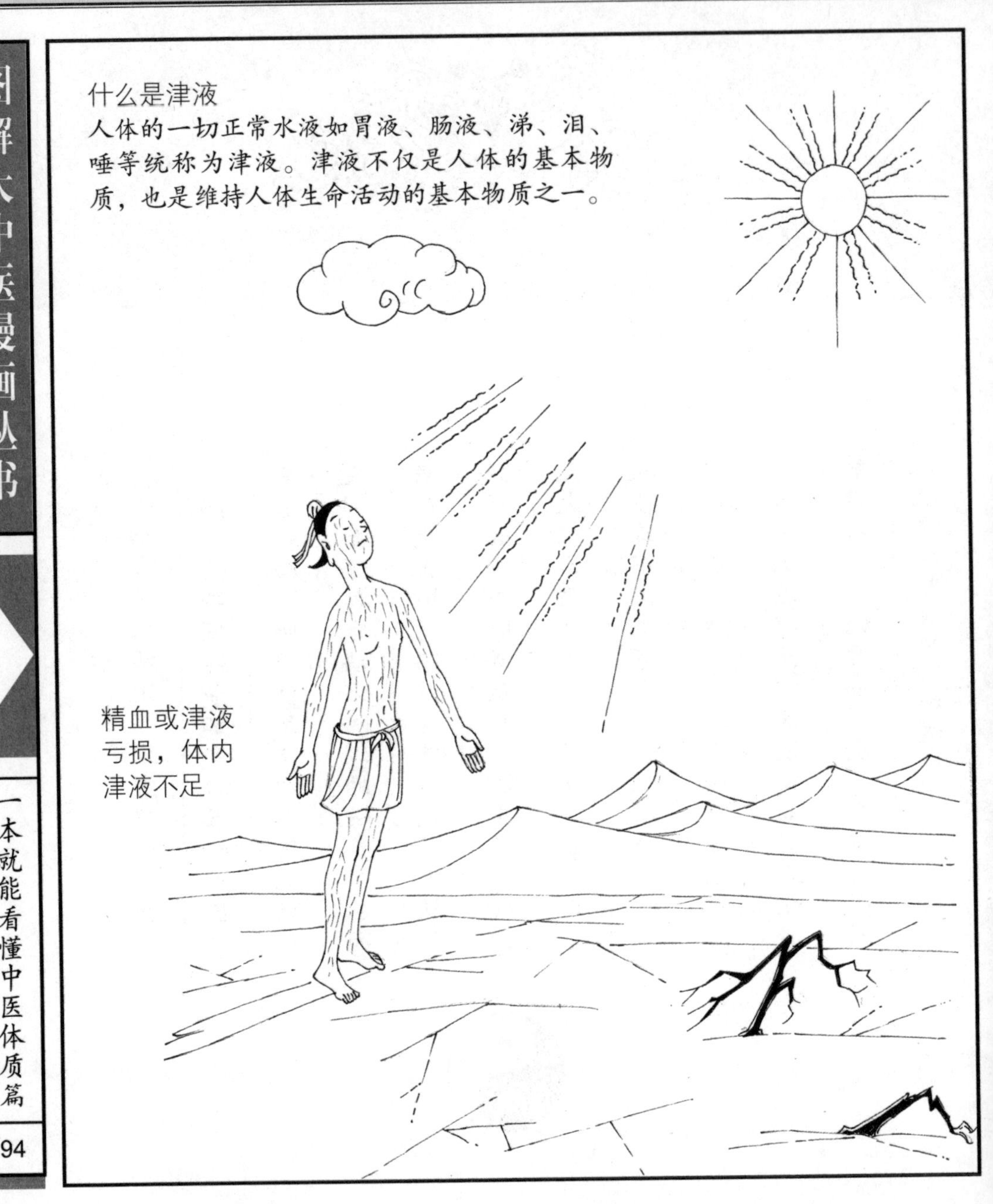

阴虚的主要症状

阴虚，是指精血或津液亏损的病理现象。因精血和津液都属阴，故称阴虚，多见于劳损久病或热病之后而致阴液内耗的患者。阴虚主症为形体消瘦、皮肤无华、心烦失眠、手脚发热、头晕常感疲惫等。

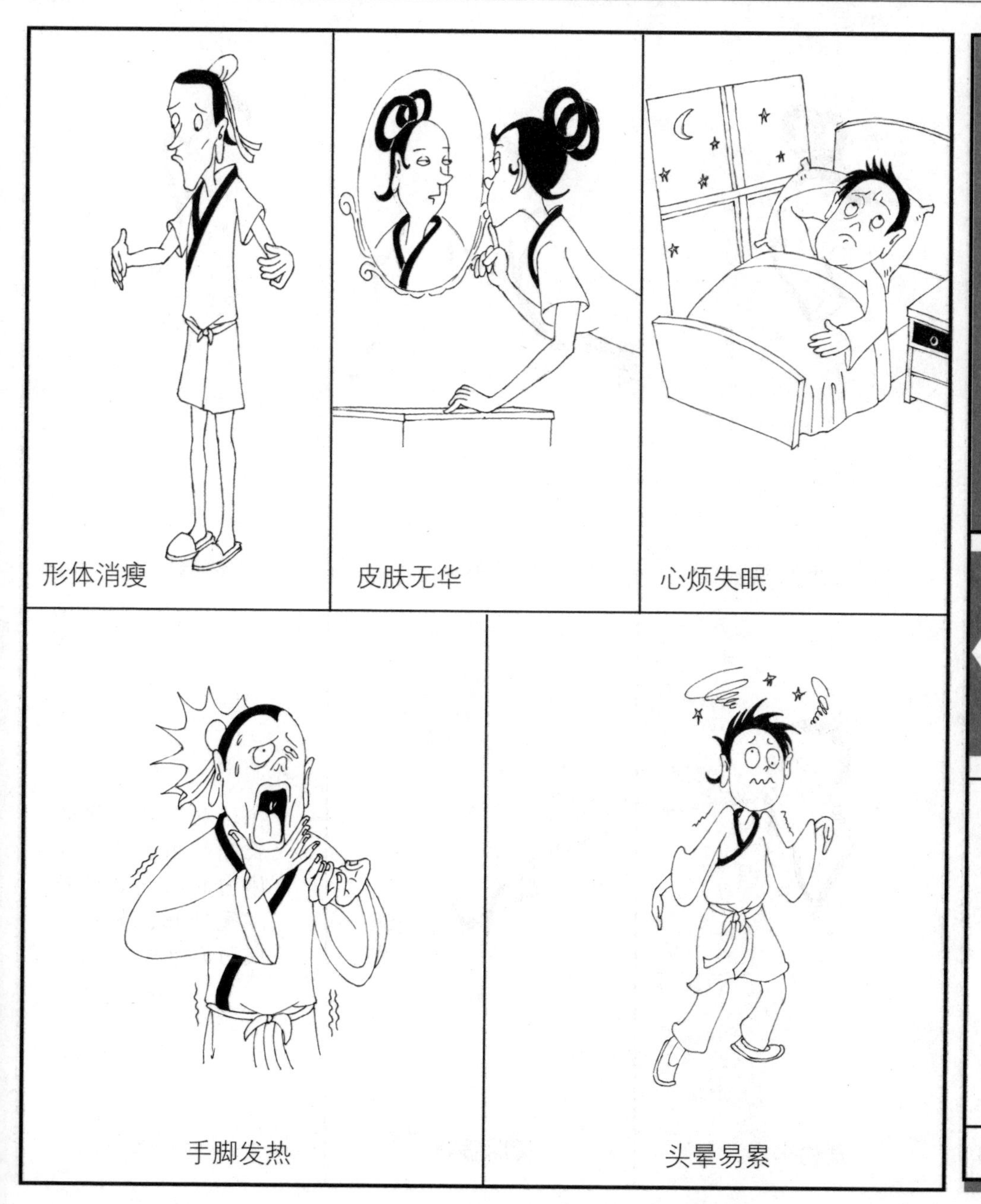

导致阴虚的主要原因

先天遗传是导致阴虚体质的最主要原因。另外，长期熬夜、情绪压抑、常食辛燥性食物或长期服药等都会形成或加重阴虚体质。

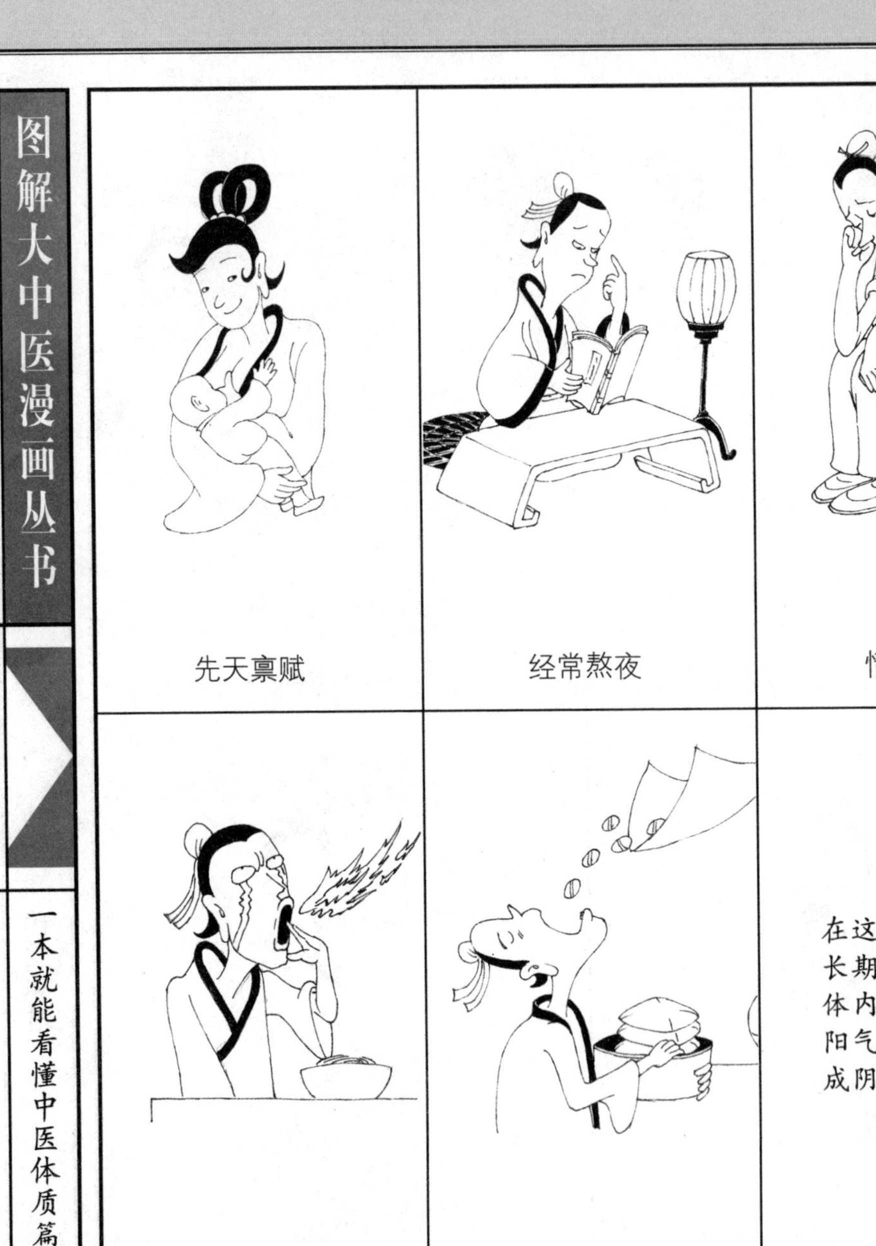

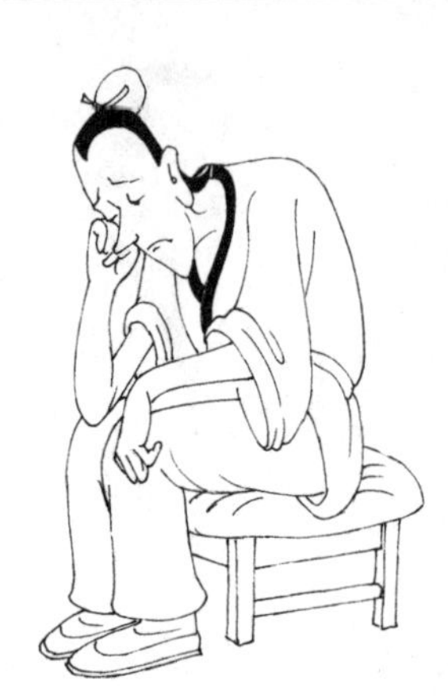

在这些不良习惯的长期作用之下，人体内的阴气衰退而阳气转旺，最终形成阴虚体质。

 阴虚体质为何性格急躁

损伤脾气

当寒邪侵袭人体时，则会导致热证虚火损伤肾水，肾水不足，则会导致肝木缺水，形成肝火，肝火过盛，则会出现干燥症状，如眼睛干涩、口干舌燥、脾气急躁爱发火。

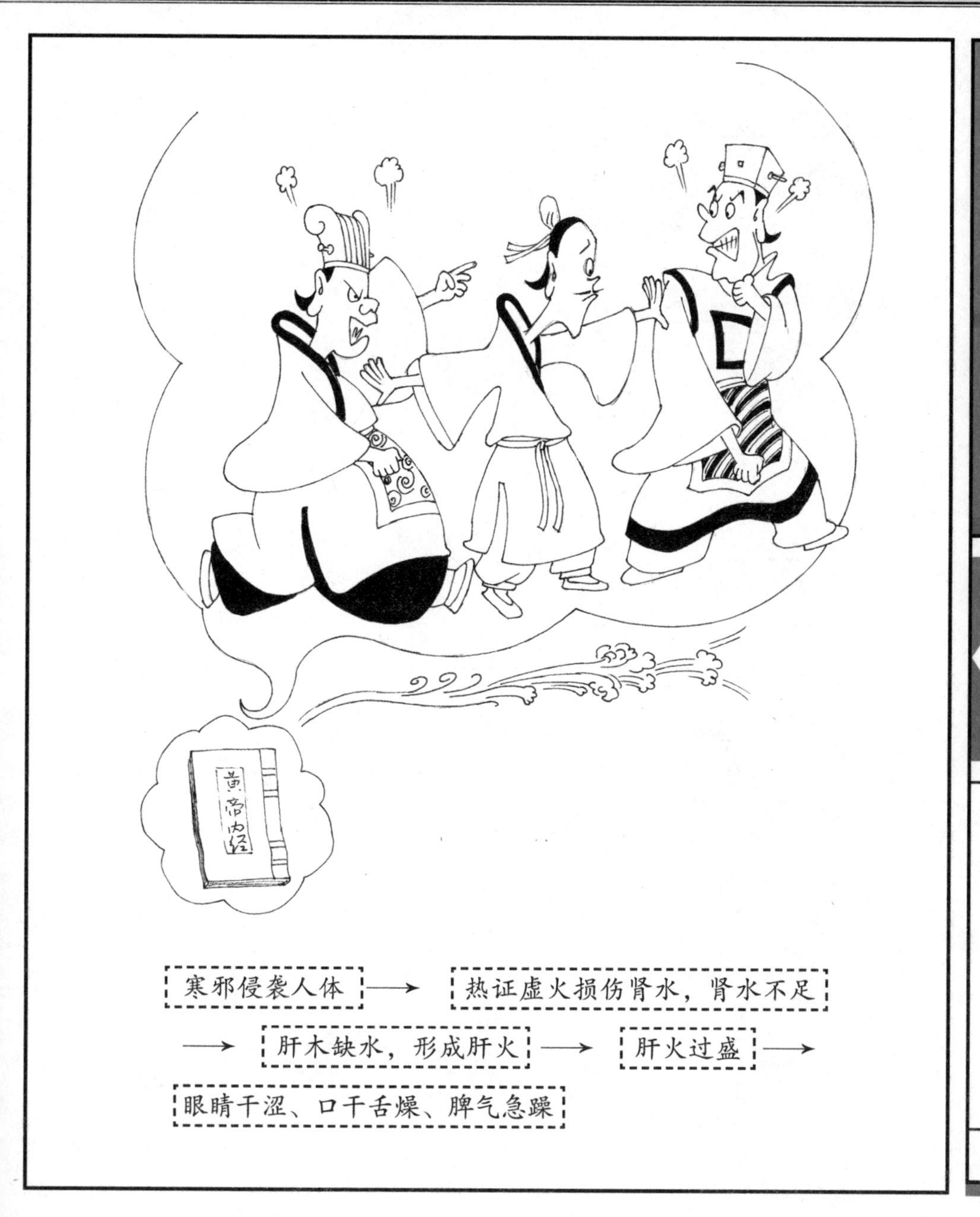

阴虚体质养生法则

精神调养：静养心神

静不仅能养生，还可以澄心。正所谓，心定则心顺，气顺则血道畅，精气内充，正气强盛，从而起到强身祛病的作用。

心定则气顺，气顺则血畅
静功，会使心沉静下来，因静而生水

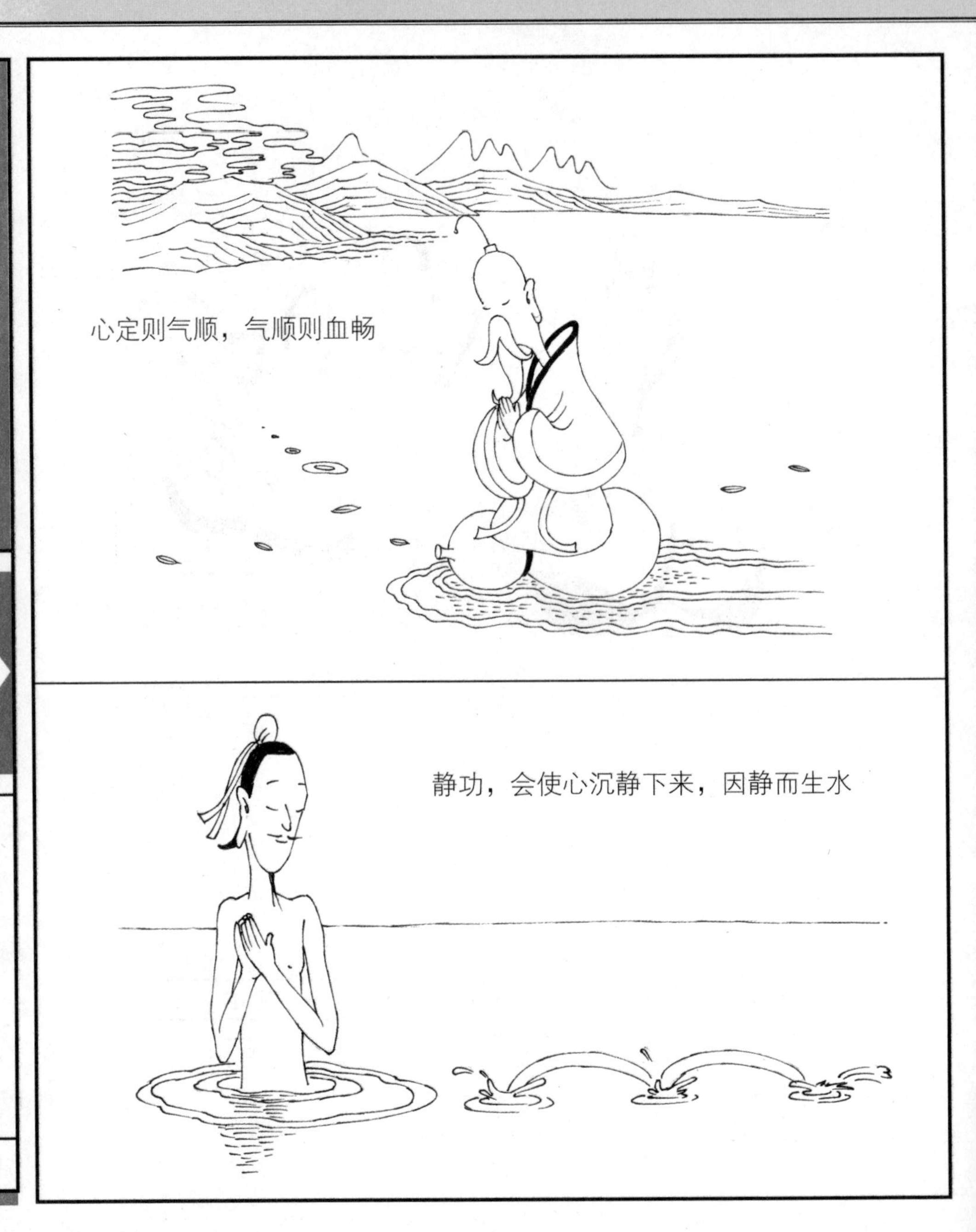

食物养生：滋阴补血的灵丹妙药

《黄帝内经》表明，天以气养人之阳，地以食物养人之阴。对于阴虚体质者来说，不妨多吃一些对身体有益的养阴食物。

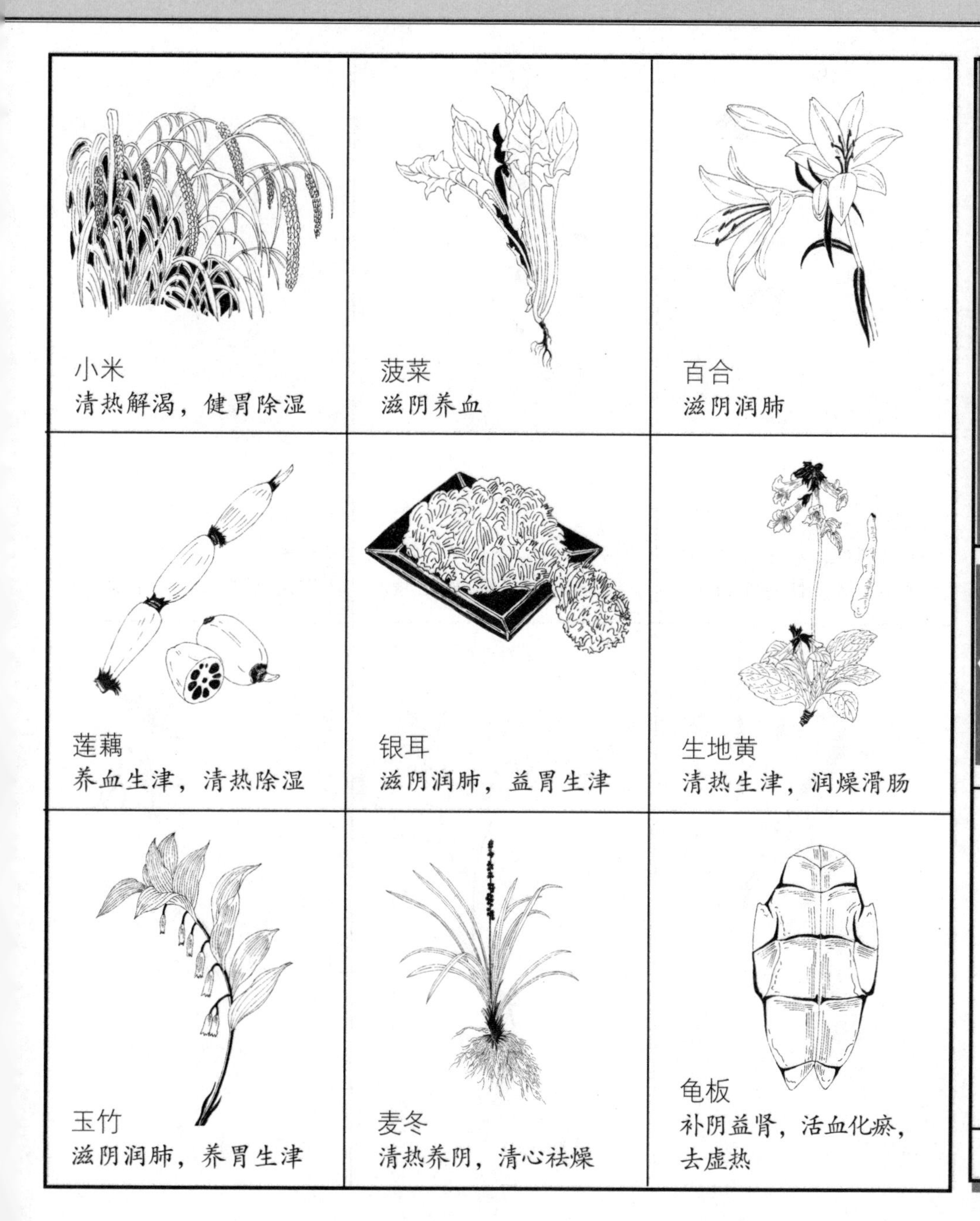

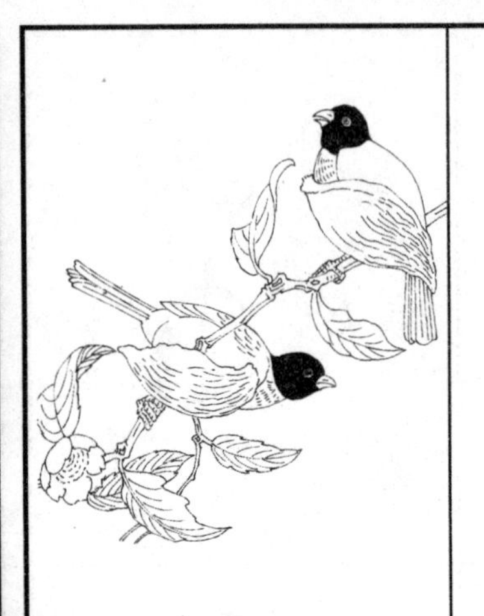

燕窝
养阴润燥，补中益气，
益肾生津，健脾养血

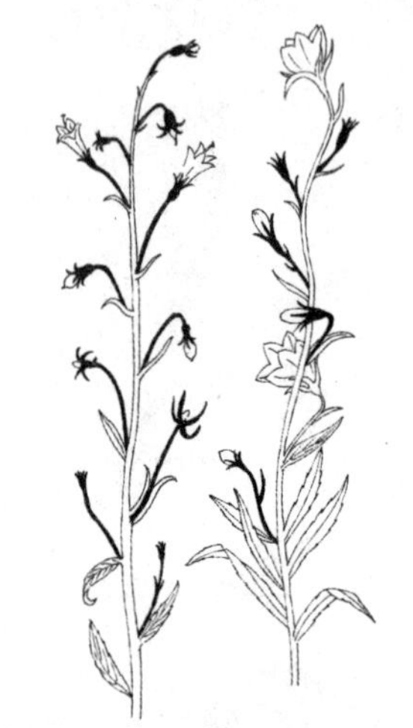

沙参
清热养阴，润肺止咳

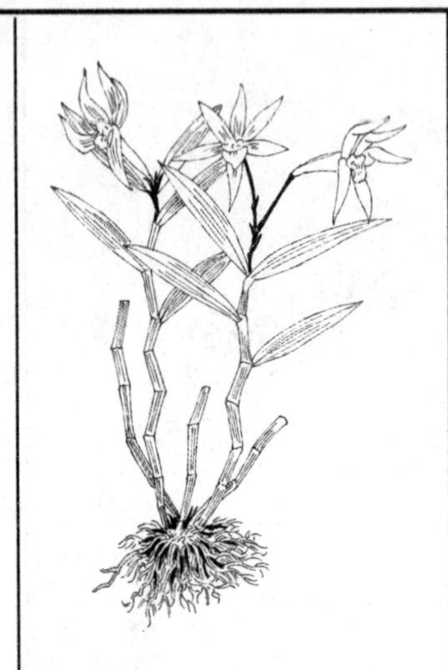

石斛
滋阴清热，养胃生津

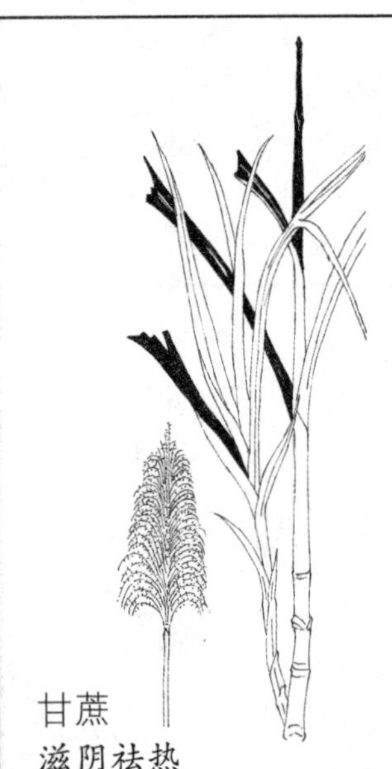

甘蔗
滋阴祛热

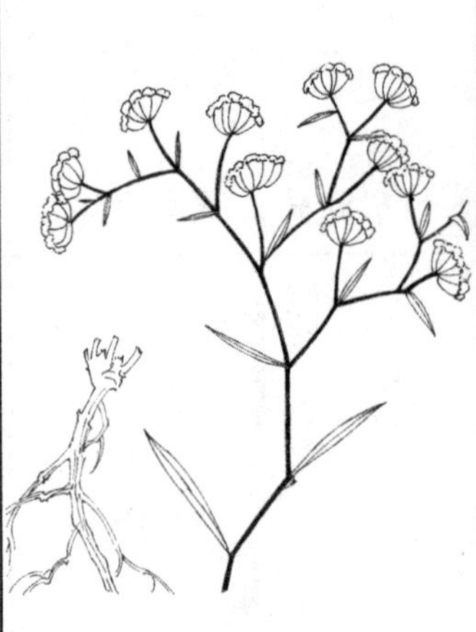

柴胡
疏肝解郁

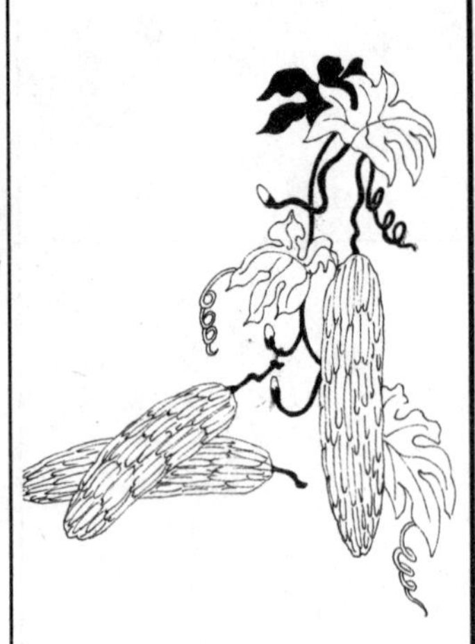

苦瓜
清暑解渴

起居养生

生活中除了要注意不要久病伤阴、房事不节、过食温热香燥之物和因情志不舒等外，阴虚体质还应注意起居方面的相关事宜。

不可进行剧烈锻炼
保持生活环境湿润不干燥
不宜常做磨损关节的运动
烦
有条不紊，切勿急躁

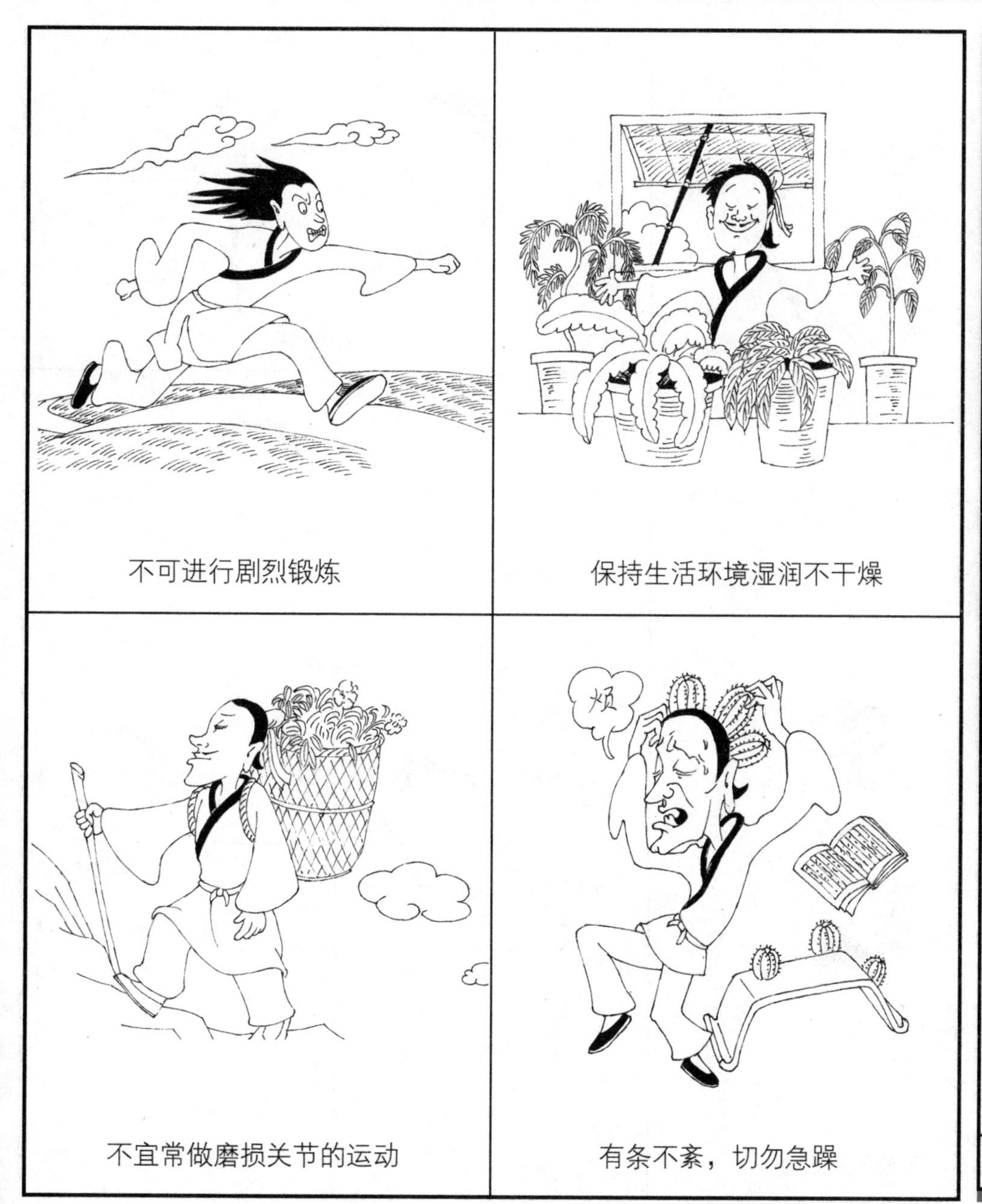

滋阴养血，纠正阴虚

阴虚体质应以“滋阴养血，纠正阴虚”为总的养生法则。具体来讲应从以下几点入手：一要保持心情愉悦；二要多吃水果，少食辛辣；三要养成良好的起居习惯；四要注意失血性疾病；五必要时可以结合药物调养。

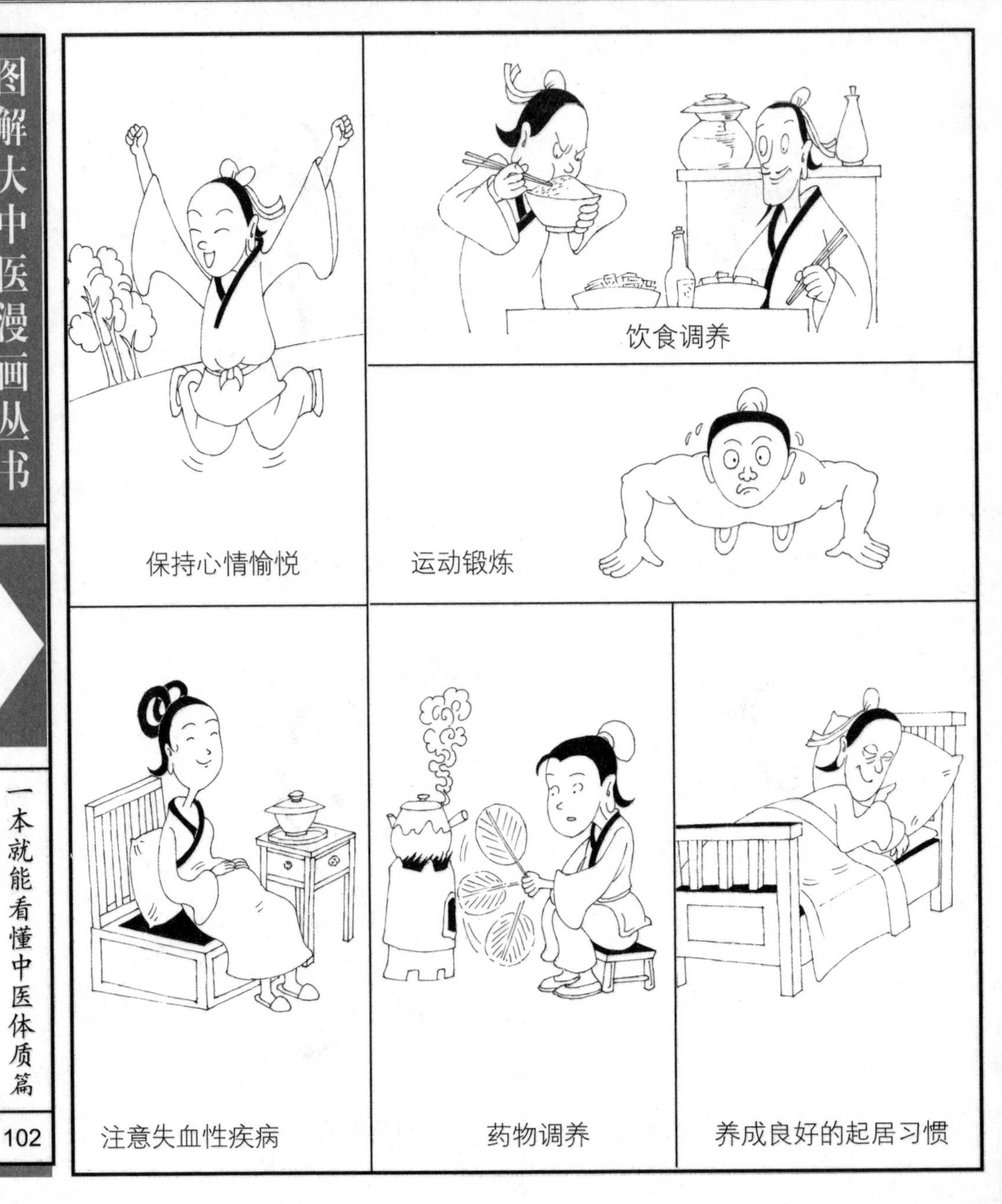

阴虚体质易感病症

人的阴液主要是指血液和体液，这些阴液不足，人体就极易发“干”，情绪就会变“躁”，如果任其发展，就会滋生许多疾病。如结核病（肺结核、肠结核、骨结核、淋巴结核）、便秘、代谢疾病、闭经等证，如果阴虚过甚，血液黏度高，部分阴虚体质者，虽形体偏瘦，但也不排除患高血压、高血脂、糖尿病的可能。

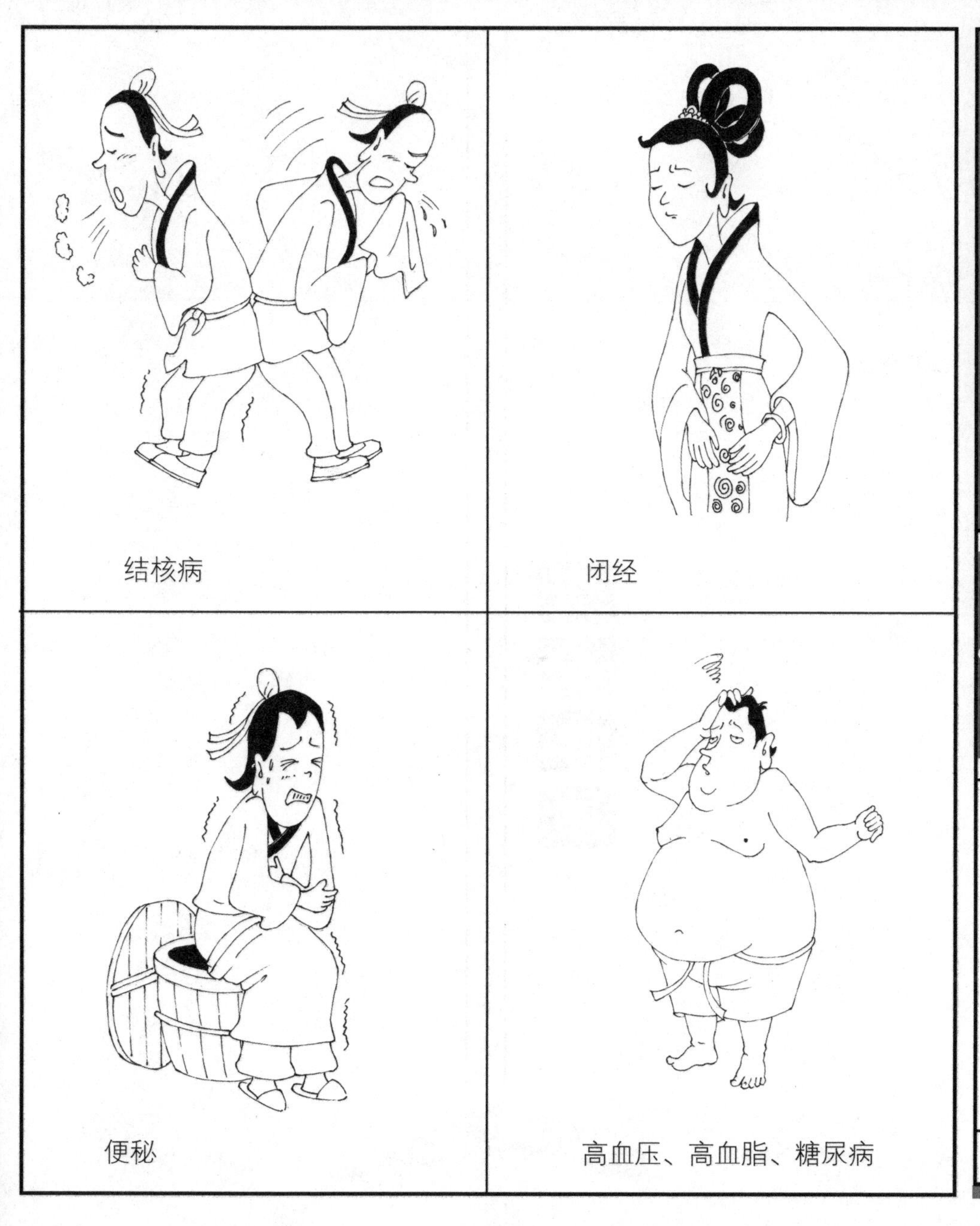

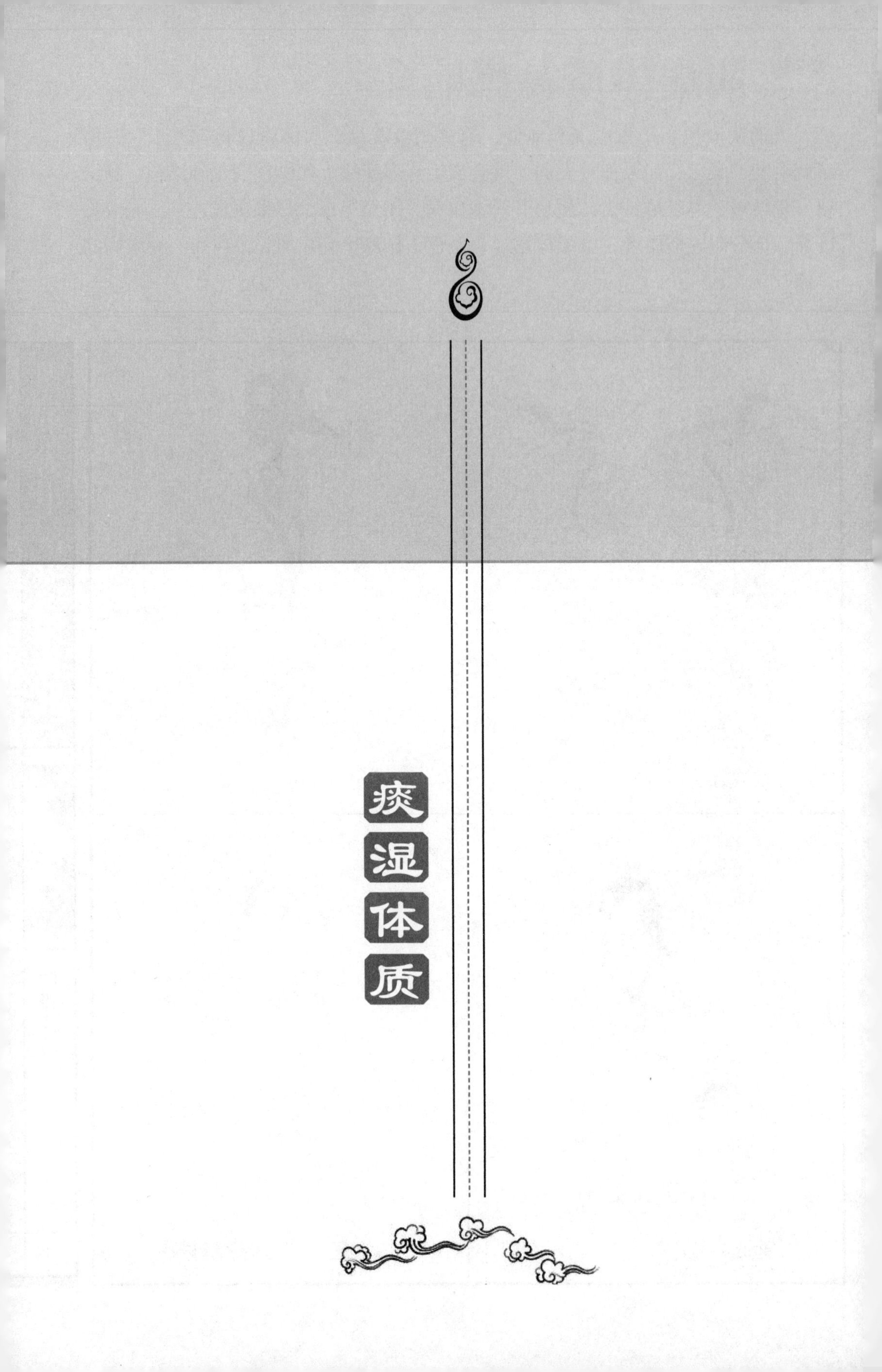

痰湿体质

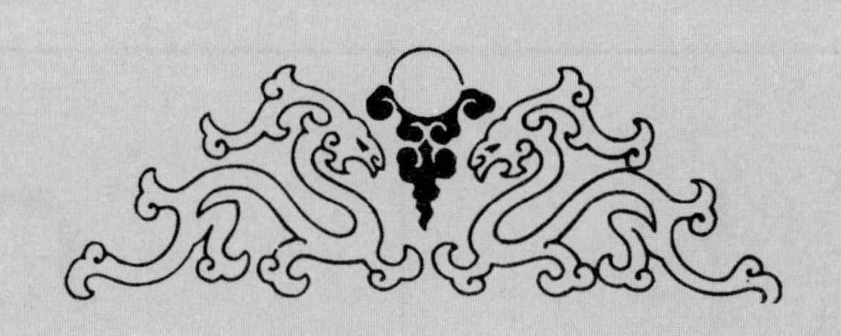

『百病皆由痰作祟』。现代人的一些不良生活习惯，如饮食不节、生活不规律、多吃少动等，都是酝酿痰湿体质的温床。痰湿容易使人发胖，患上『三高』和代谢综合证，如果不及时调整，年纪一大，各种各样的疾病就会随之而来。调理痰湿，最主要的还是借助药物，另外，要严格控制饮食，多做运动。

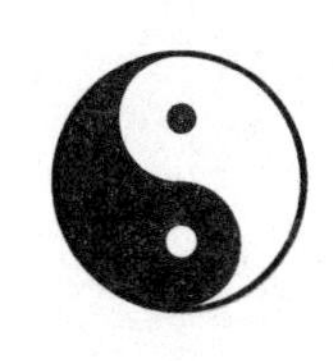

中医讲“痰”

何为“痰”

“痰”，从中医学角度来讲，一指从呼吸道排出的“痰”；二指体内因水液代谢不畅所产生的废物。这里重点指后者之痰。痰随着气血运行流窜到全身，并淤积在身体的不同部位，从而引发不同的病症。

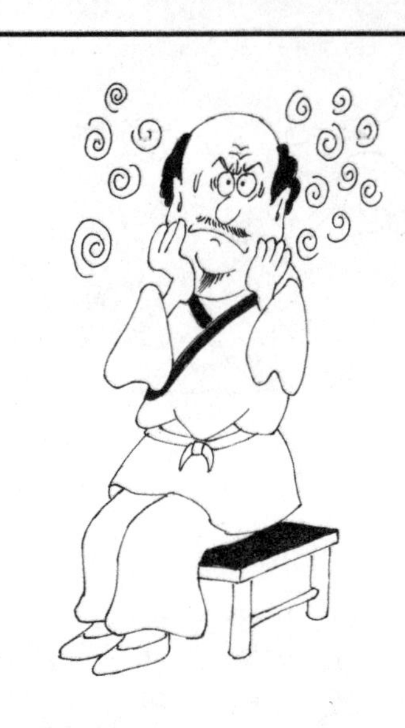

痰迷心窍→则会导致昏迷、痴呆

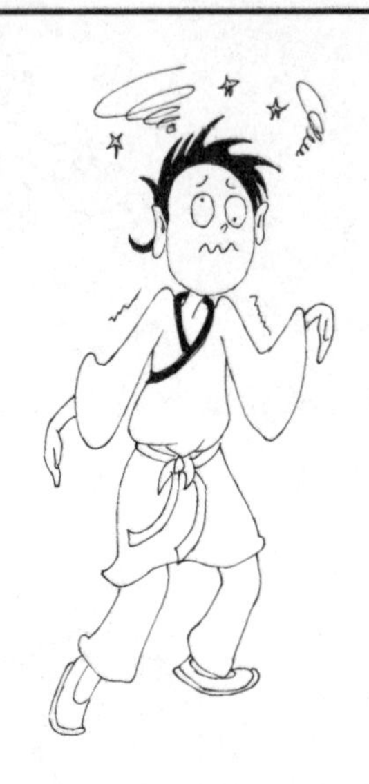

痰浊上犯头部→则会引起眩晕

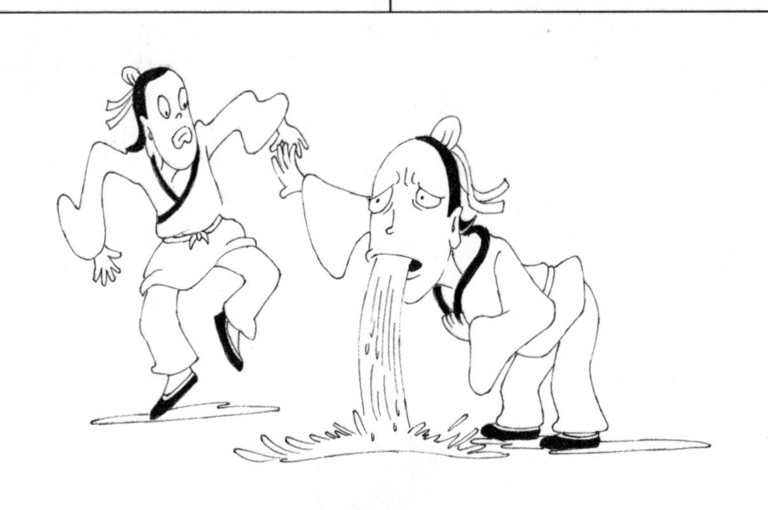

痰停于胃→则会导致恶心呕吐

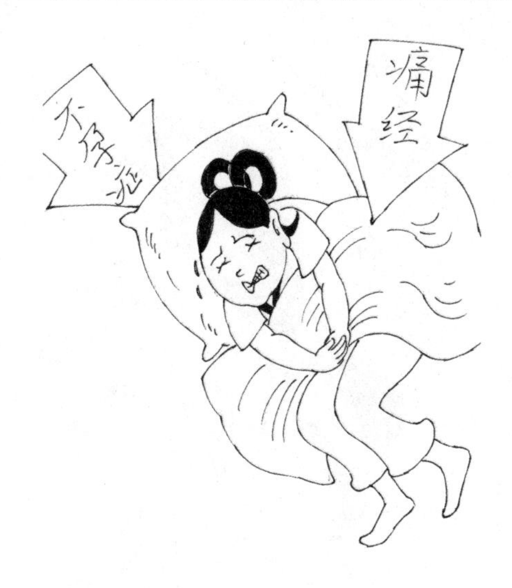

痰阻于胞宫→则会导致月经不调或不孕

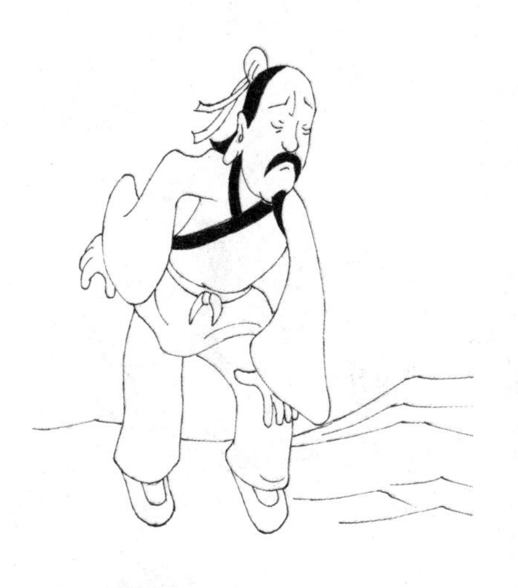

痰阻经络筋骨→则会出现肿块、肢体麻木等

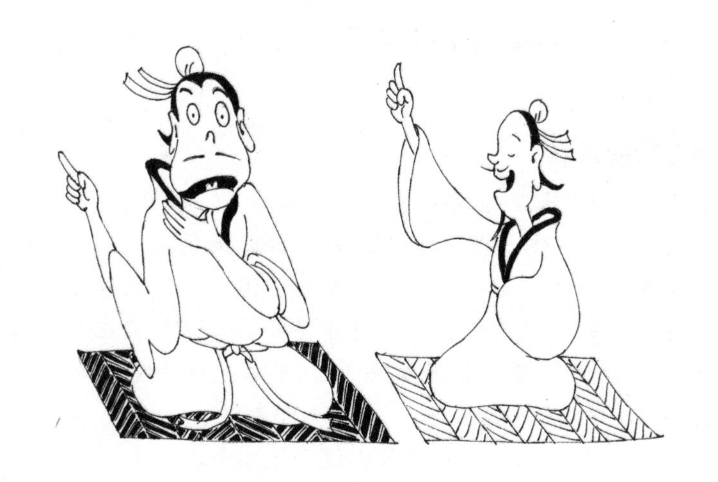

痰在咽喉→则会导致咽部有梗塞感或有异物感

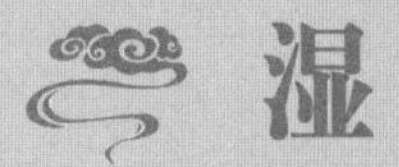

湿

湿为长夏主气。空气中含水湿过多，即湿邪，也包括生物性病原体，有外湿、内湿之分。

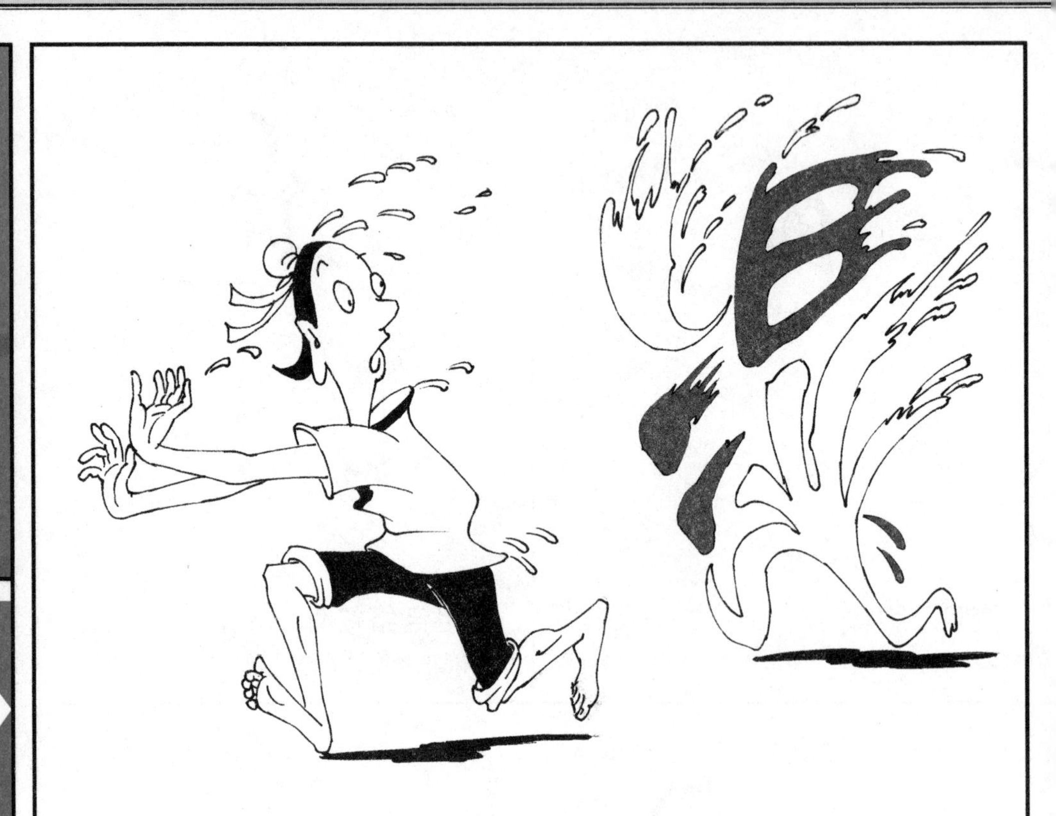

湿邪的性质及致病特点

湿性黏滞 病程较长，缠绵难愈。

湿为阴邪 脾是运化水湿的主要脏器，性喜燥恶湿，如果湿邪留滞，常伤及脾阳，使水湿内停，而出现腹水、尿少、浮肿、腹泻等症。

湿性重浊 “重”指头重如裹，周身沉重困倦，若湿犯肌表有恶寒、发热、四肢酸楚、口腻不渴；若湿滞关节、肢体，则四肢酸痛、漫肿、固定不移或肢体麻木、伸屈不能自如。“浊”即秽浊，如面色污秽、眼屎多、大便稀薄、小便浑浊、妇女白带过多、湿疹流水等。

湿热下注 常有尿频、尿急、小便涩痛、疮疡流水、流脓等。

内湿

内湿为脾失健运，属于症候归类范畴，中医有“诸湿肿满，皆属于脾”。

湿滞上焦→胸膈满闷、头重、汗出而热不退
湿滞中焦→脘腹胀满、食欲不振、恶心、呕吐等
湿滞下焦→足肿、小便淋浊

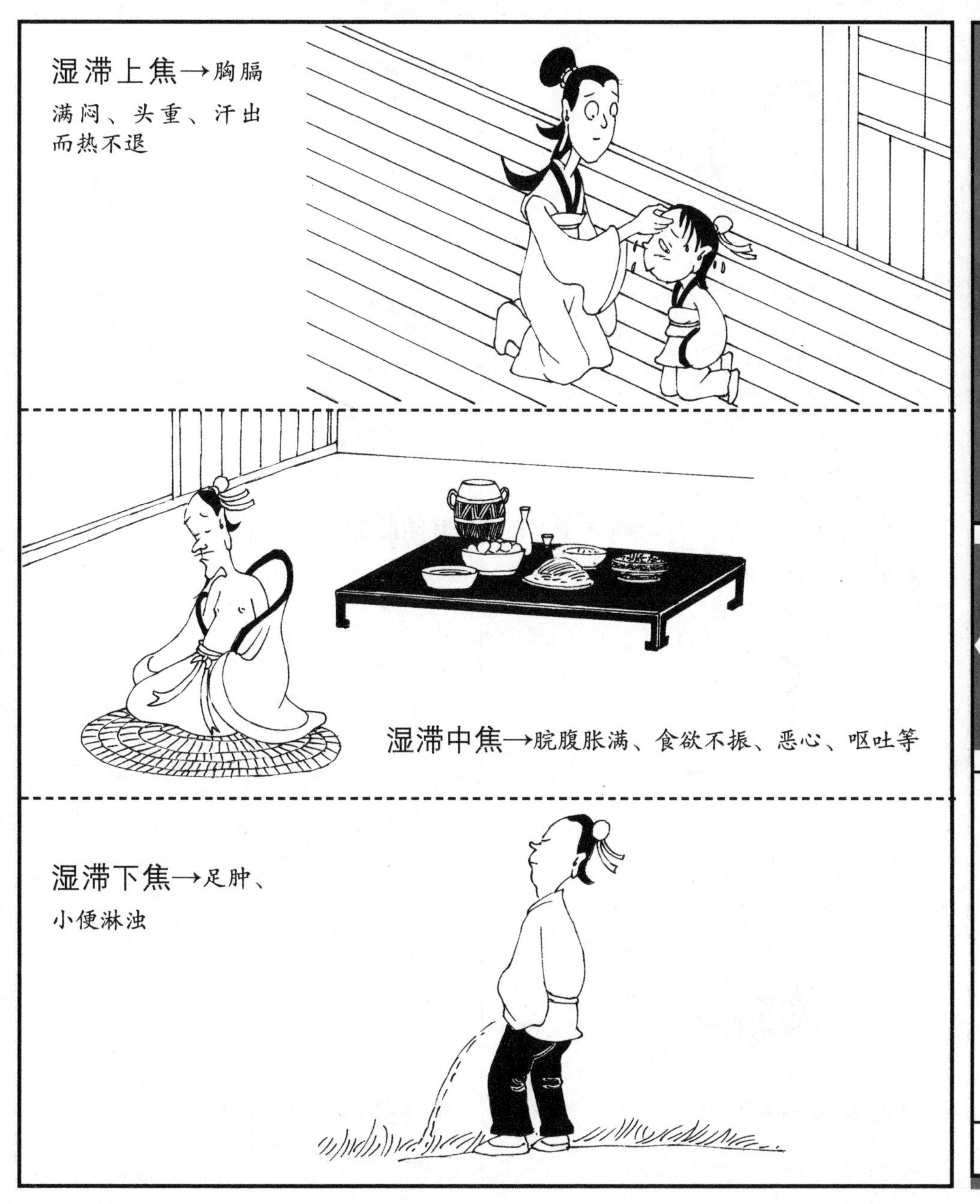

外湿

由生物性病原体和理化性刺激引起。外湿为病与季节、环境有关：黄梅季节多雨，土地潮湿，物体易霉，早晨雾气弥漫，居处潮湿，长期水中作业，涉水淋雨，人在此时则易患病。

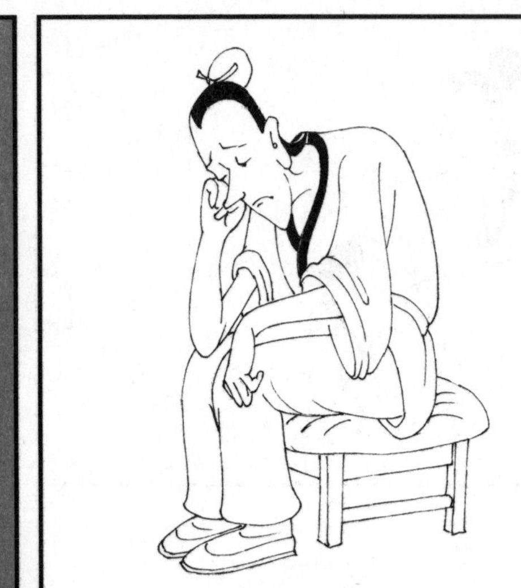

湿犯肌表→恶寒发热、头身困重、四肢酸楚、口腻不渴

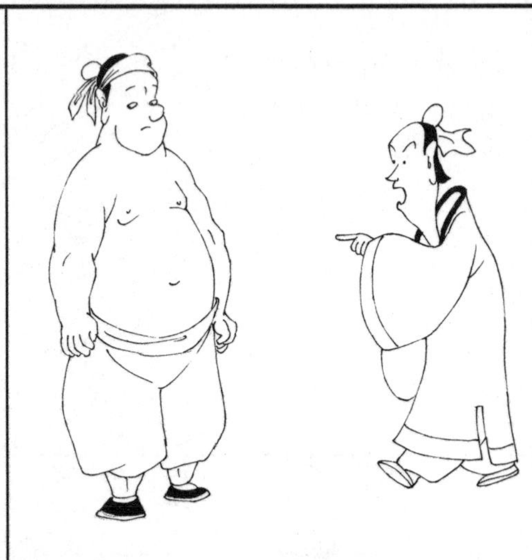

湿伤脾阳→健运失调→腹水、浮肿、水尿

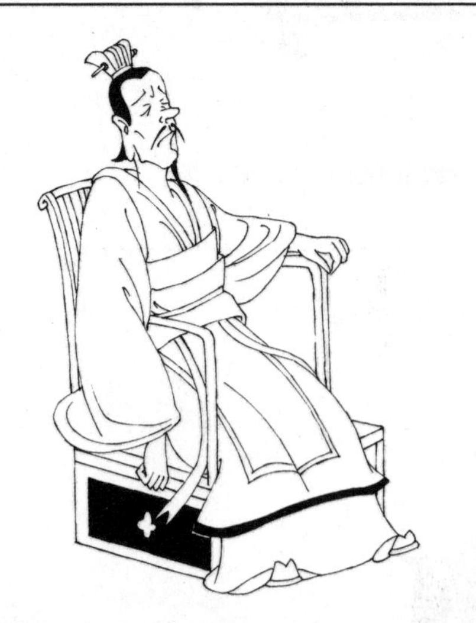

湿性重浊→头重如裹，周身沉重困倦

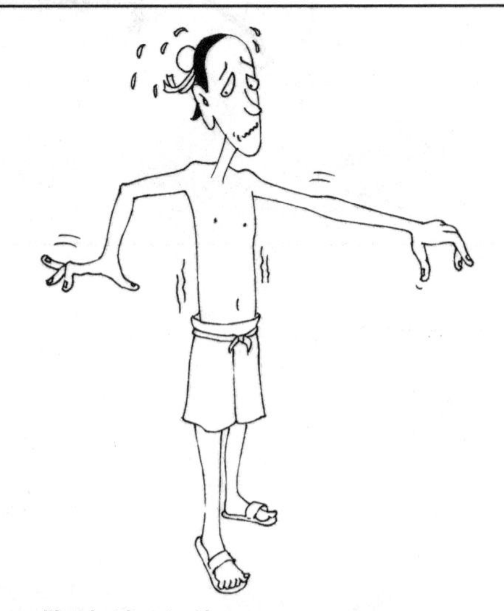

湿滞肢体关节→小便浑浊、大便溏泄、四肢麻木、屈伸不利

痰湿的病因病机

中医认为，痰的产生主要与肺、脾、肾有关。这三个脏器任何一脏出现障碍，都会影响津液的通畅运行，导致发生痰湿。

肺主呼吸，调节宗气的出入和升降。如肺失肃降，可出现咳喘、卧不平等症。当外邪侵肺时，使肺内的津液凝聚成痰。
通过肾脏精气的蒸腾气化作用，将有用的津液布散到全身，将代谢废物排出体外。
宣降
蒸腾气化
三焦
肺
肾
脾
脾主运化，即消化和运送营养物质至各脏器。如果湿邪侵袭人体，或思虑过度，劳倦及饮食不节，都能伤脾而使其失去运化功能，造成水湿内停凝结成痰。

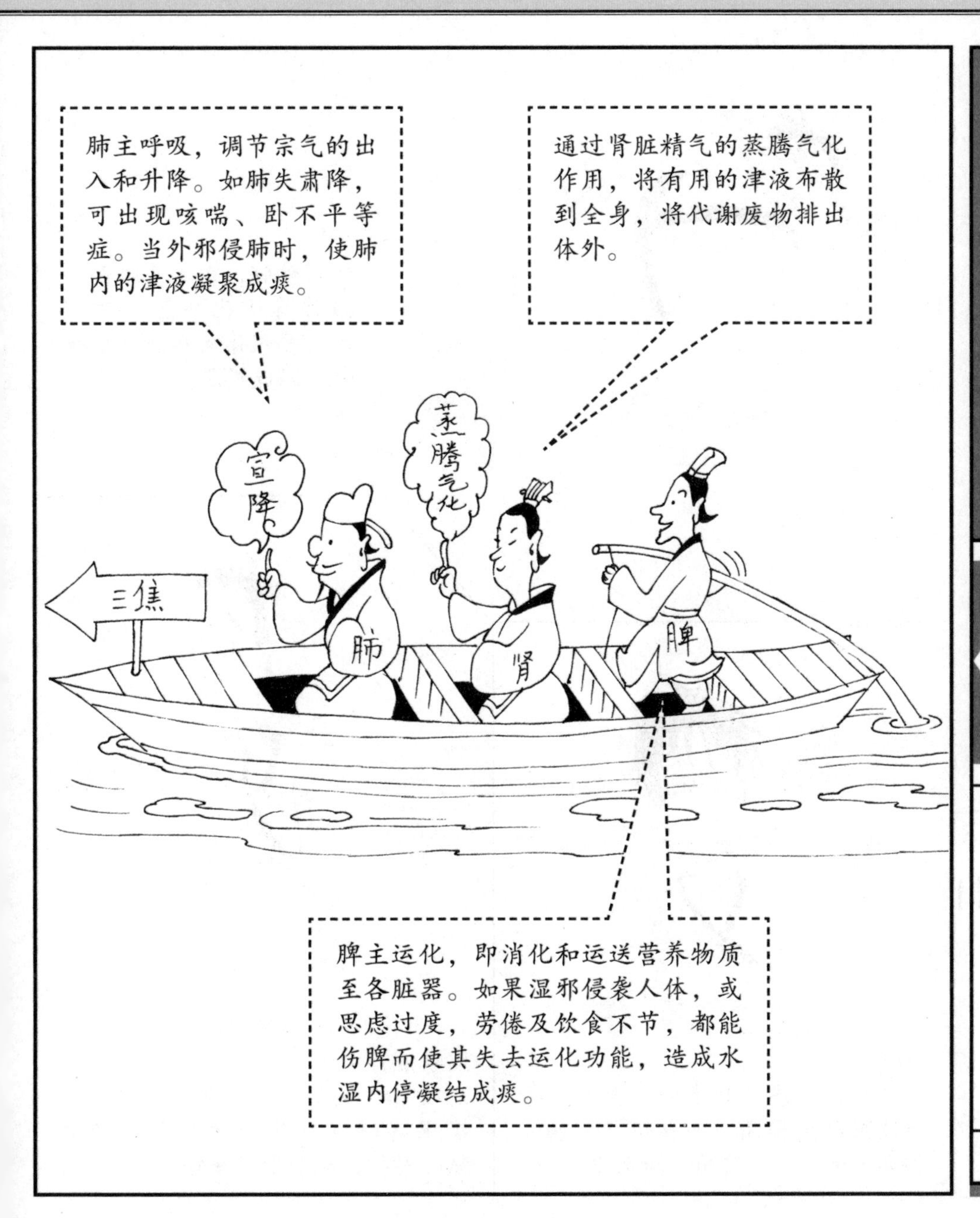

痰湿体质的主要症状

痰湿者最为明显的症状就是肥胖、贪睡、皮肤油腻。除此，还有一些较为常见的症状。

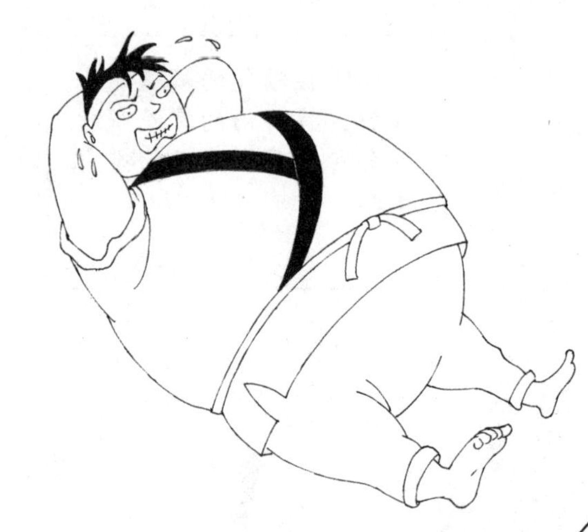

肥胖

体形偏胖，尤其是腹部。因脾胃运化功能相对不足，导致体内水液失于布散而酿成痰湿。

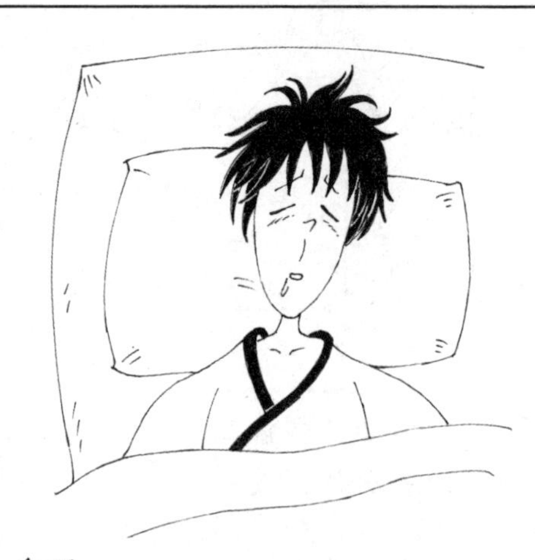

贪睡

脾主思，脾虚易致贪睡。且痰湿者血液黏稠度较高，血气运行不畅，脑部供血不足，因而贪睡无力。

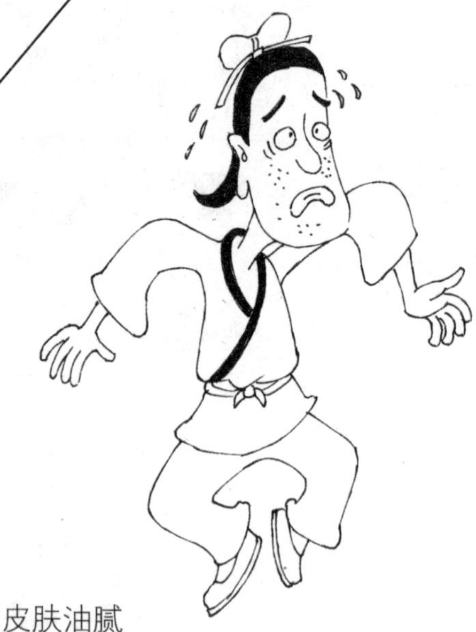

皮肤油腻

皮肤毛孔也是人体代谢通道之一，痰湿者的皮肤代谢物往往比较油腻、黏稠，极易形成痤疮。

痰湿体质的其他症状

痰湿者还有一些较为常见的症状，如出汗或无汗，小便浑浊，舌头胖大，舌苔厚，动作缓慢，反应迟钝，不喜喝水，喝水易腹胀。女性者会出现经少、经迟甚至闭经等症状。

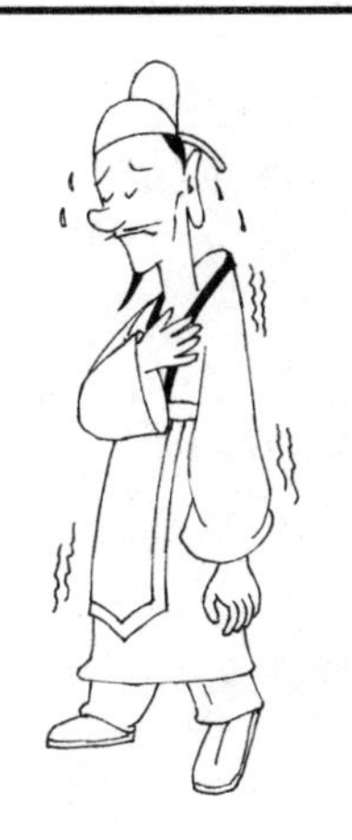

出汗多或无汗
痰湿者要么出汗太多，导致体味，要么就是少汗无汗。

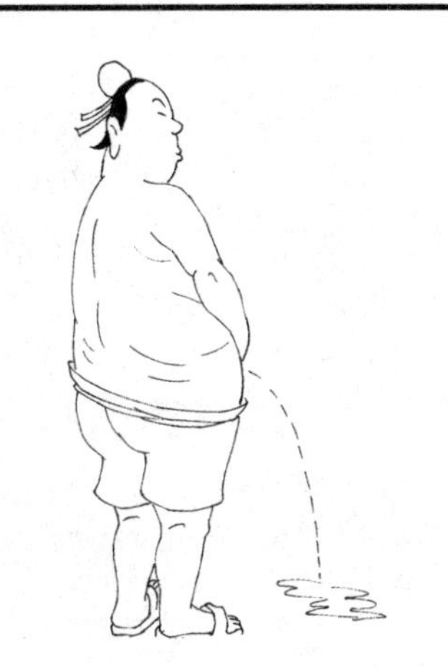

小便浑浊，起泡沫
痰湿者体液黏稠，因此常见小便浑浊之状。

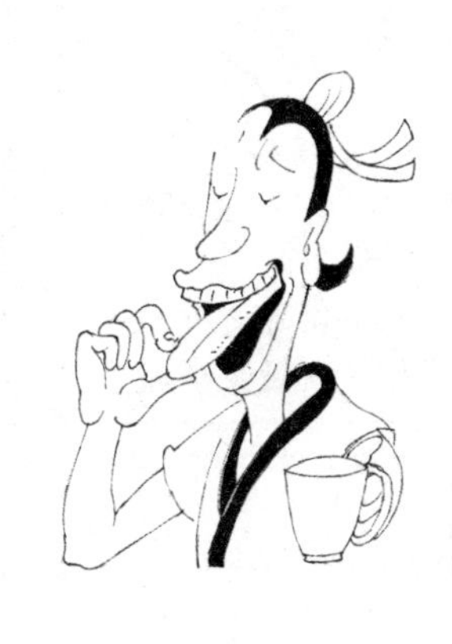

舌头胖大，舌苔厚
此时不宜再进行秋冬进补，否则痰湿更重。

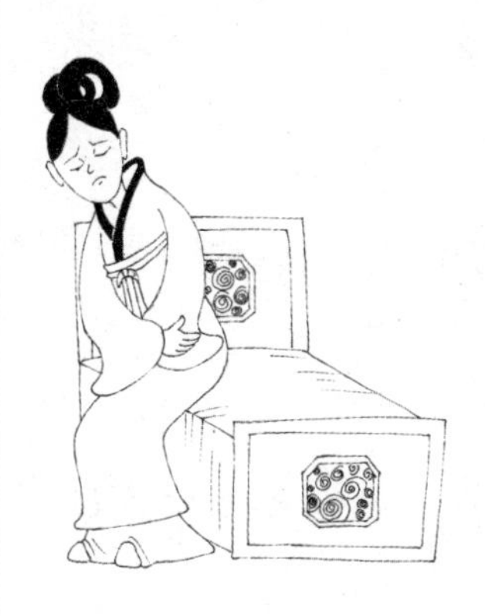

经少、经迟甚至闭经
如果痰湿肥胖和月经不调混在一起，将很难治疗。

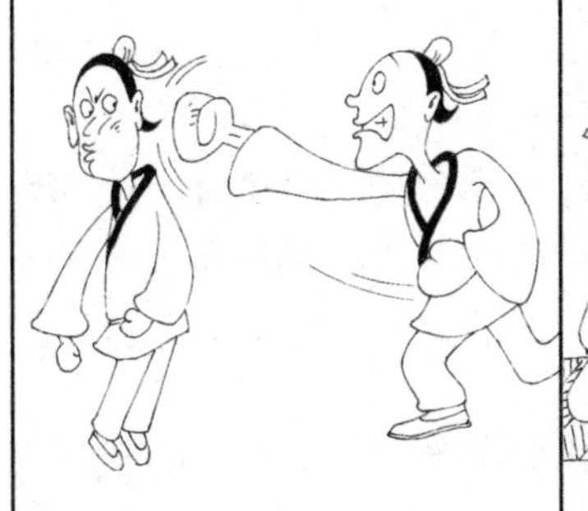

动作缓慢，反应迟钝
痰湿者脑部供血不足，往往反应比较迟钝。

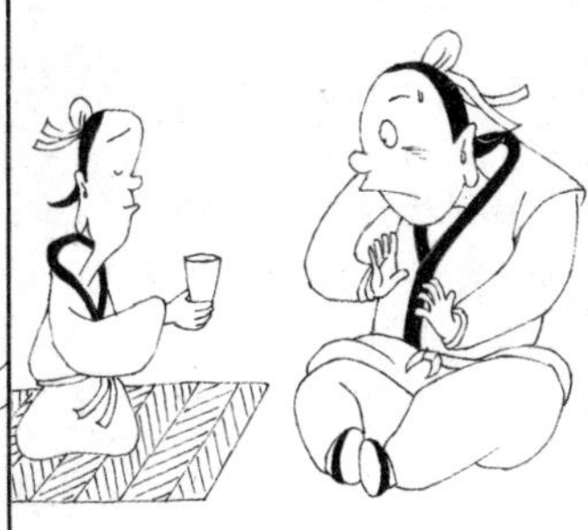

不喜喝水，喝水易腹胀
痰湿者口中黏腻，很少口渴，喝水不易吸收，易致腹胀。

痰湿体质调养法则

不同痰症的治疗方法

“痰”的治疗难度较大。有人曾这样形容它：“痰核”好比油漆，粘在那里，需要反复地“磨、抠”，一点儿一点儿地将它减掉。中医将治“痰”的方法叫作化痰、涤痰、消痰。下面着重介绍一下不同痰症的治疗方法。

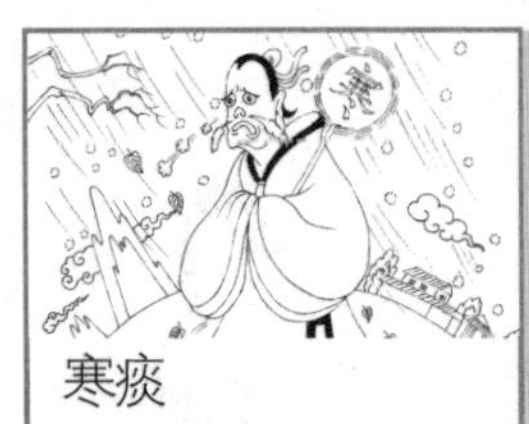

寒痰
寒邪袭肺，导致肺内津液凝聚成痰。

痰呈白色，患者怕冷，喜热饮，舌苔薄白或腻

小青龙汤加减
桂枝6克，制半夏10克，干姜6克，细辛3克，杏仁10克，白芥子6克。气喘者可加炙麻黄6–9克

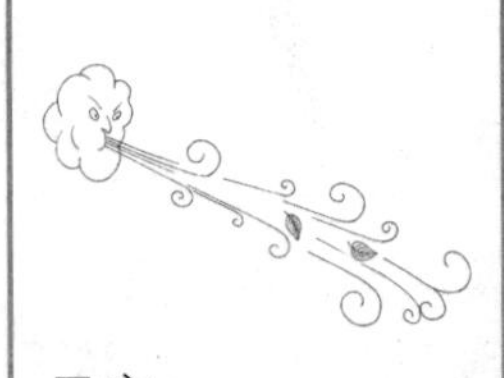

风痰
由风邪侵肺导致。

起初痰白稀，后转黄黏痰，患者怕风，舌苔初起白，后转薄黄

杏苏饮加减
杏仁10克，苏叶6克，荆芥6克，前胡10克，桔梗10克，白前10克。痰色转黄，加胆星6克，连翘10克，银花12克

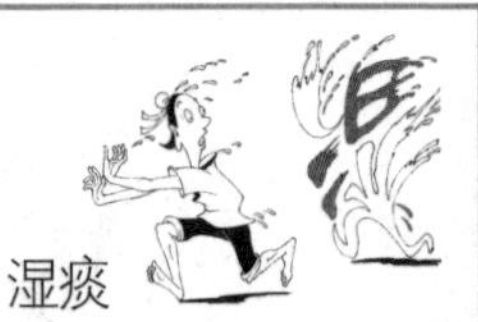

湿痰
湿邪入侵使肺、脾功能失调或饮食不节而运化失调引起。

痰为白色稀水样，患者出现身重、倦乏或便溏等症，舌苔薄白或白腻

二陈汤加味
制半夏10克，橘红10克，茯苓10克，炙甘草5克，杏仁10克，苡仁15克，苍白术各10克

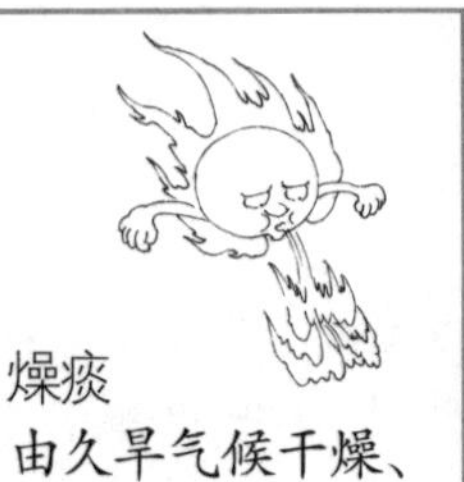

燥痰
由久旱气候干燥、燥邪侵肺。

痰黏稠不易咳出或有咯血，患者感觉口鼻咽燥等症，舌苔薄黄

清燥救肺汤
北沙参15克，天麦冬各10克，生石膏30克，炙杷叶10克，杏仁10克，生地15克，浙贝10克，玉竹15克

痰湿体质调理菜肴

痰湿体质调理起来也不是一件很容易的事情，虽说药物调理很关键，但是有部分痰湿不严重者，或是长期生活在湿热地区的人，就可以通过食疗来防病健体。

茼蒿炒萝卜

配方：白萝卜200克，茼蒿200克

制法：白萝卜去皮洗净切丝，茼蒿择洗干净，沥干备用。油锅放火上烧热，放入萝卜丝翻炒数下，加入盐、清汤炒至七成熟，放入茼蒿，炒熟后加入少许鸡精、香油即可

功效：润肺清痰，益气降压，开胃通便，尤其适用于痰湿导致的肥胖、嗜睡、便溏

韭菜炒虾仁

配方：韭菜200克，虾仁100克

做法：韭菜择洗干净，切段，虾仁洗净。油锅放火上烧热，放入韭菜炒至七分熟，然后放入虾仁，菜熟后加入调味料炒匀后即可

功效：健胃提神，消肿止痛

芡实薏米粥

配方：芡实30克，薏米100克，陈皮5克，莲子20克

做法：先将芡实、莲子、薏米放在清水中浸泡半小时。锅中添水烧热，放入芡实、莲子、薏米仁大火煮开，然后转小火炖半个小时，粥熟后加入少许盐和鸡精调味即可

功效：健脾利湿，有助于缓解痰湿体质的各种不适

山药冬瓜汤

配方：山药150克，冬瓜300克

做法：山药、冬瓜分别清理干净、切好。锅中放水烧开，加入山药块、冬瓜片，小火熬至冬瓜熟烂，加入调味料。喝汤吃山药、冬瓜

功效：利水消痰又益肺，健脾益胃助消化

荤食生痰湿，五谷方为养

《论语·乡党》中载："食不厌精，脍不厌细"。也就是说，适当多食些粗粮对身体很有益处，尤其对痰湿体质者尤为重要。

稻米
补脾、益胃、清肺
小米
滋阴养血
小麦
安心养神、除烦
玉米
延缓衰老
高粱
和胃、健脾、止泻
芝麻
滋补肝肾

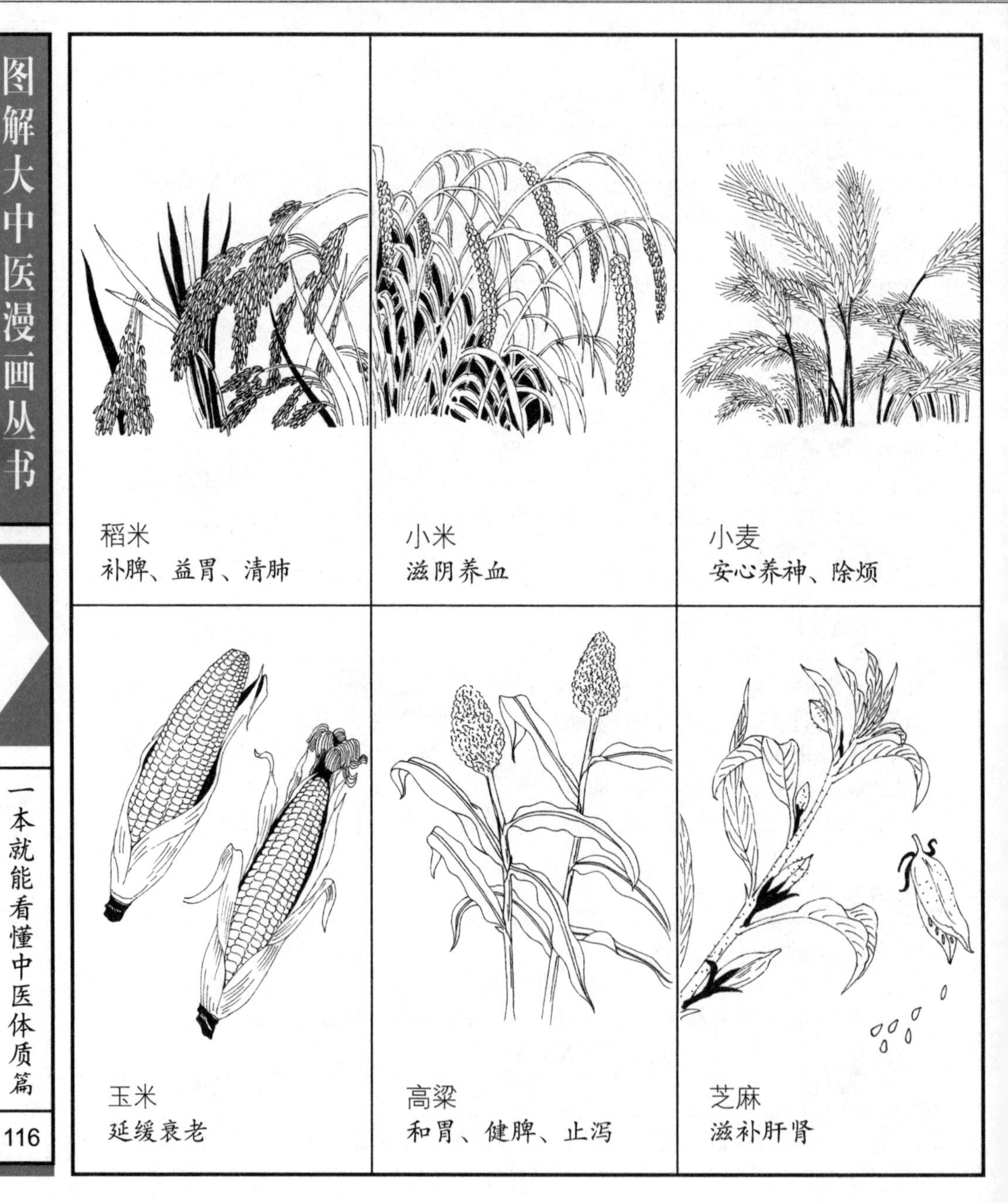

调理痰湿的药物

治疗痰湿，应从健运脾胃入手，下面列出部分对调理痰湿体质有很好疗效的中药，可以及时缓解痰湿导致的疼痛。

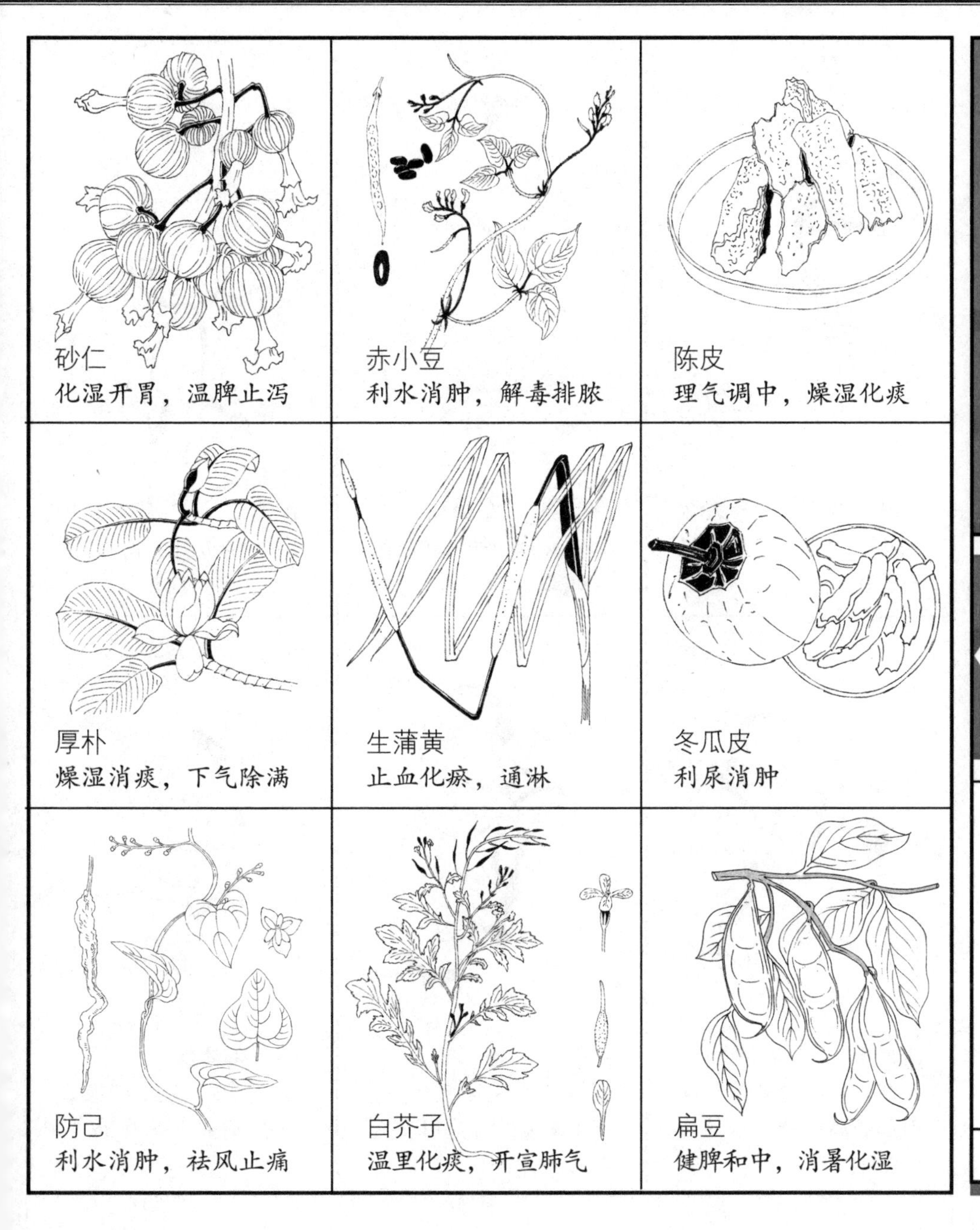

痰湿体质易患疾病

百病皆由痰作祟

中医常说，“百病皆由痰作祟”“顽痰生怪病”，痰湿体质是酝酿疾病的温床，很容易引发肥胖、“三高”和代谢综合征，具体来说，易患糖尿病、中风、冠心病、消渴、胸痹等。

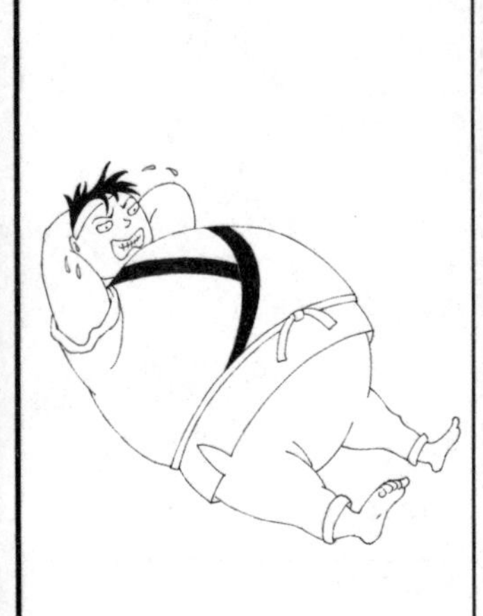

肥胖
“胖人多痰湿，瘦人多内热”。痰湿体质者极易发胖

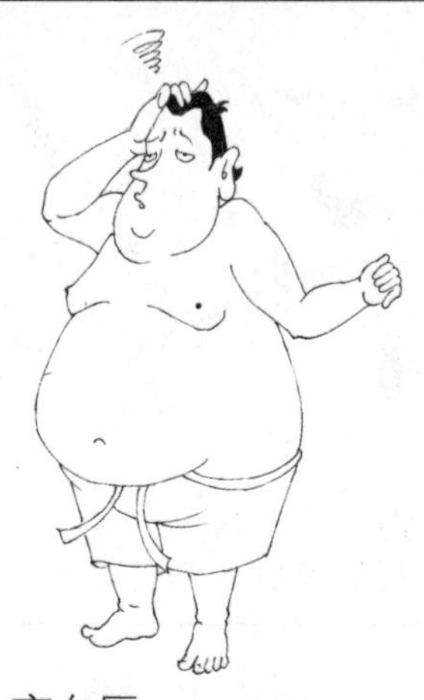

高血压
一般是伴有胸闷、恶心、眩晕、肿胀症状的高血压

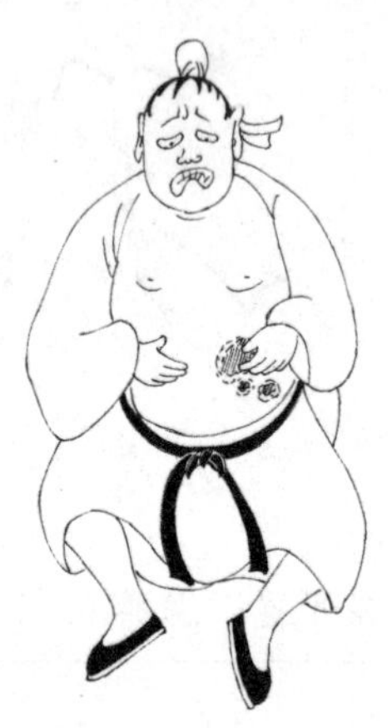

高血脂
痰湿提高了血液黏稠度，容易引发高血脂

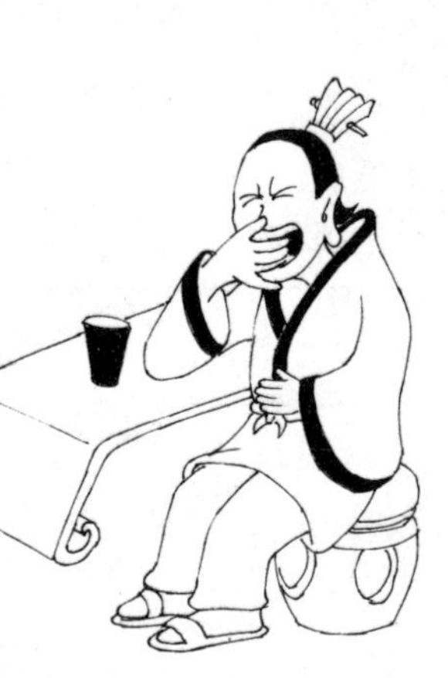

脂肪肝
饮酒、饮食肥腻、熬夜引起的脂肪肝，多数与痰湿体质有关

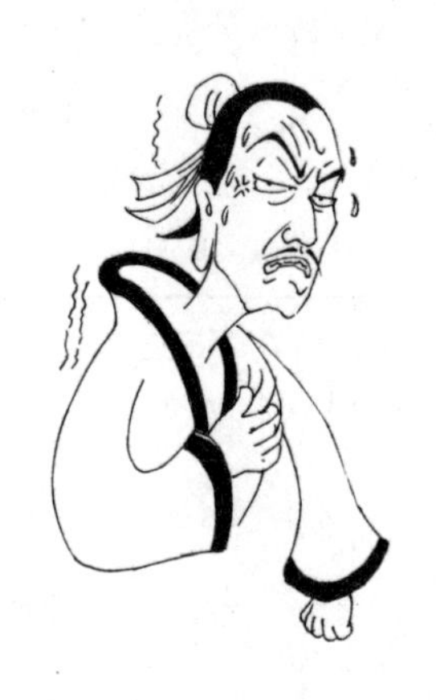

冠心病
痰湿引发高血脂，再进一步发展就可能引发冠心病

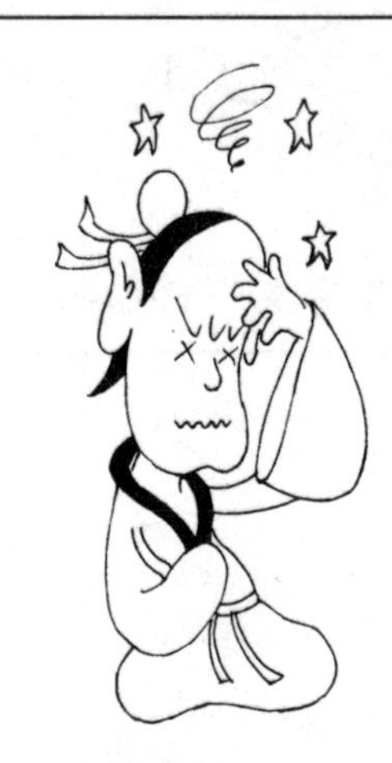

脑血管疾病
高血脂、高血压很容易引发脑血管疾病

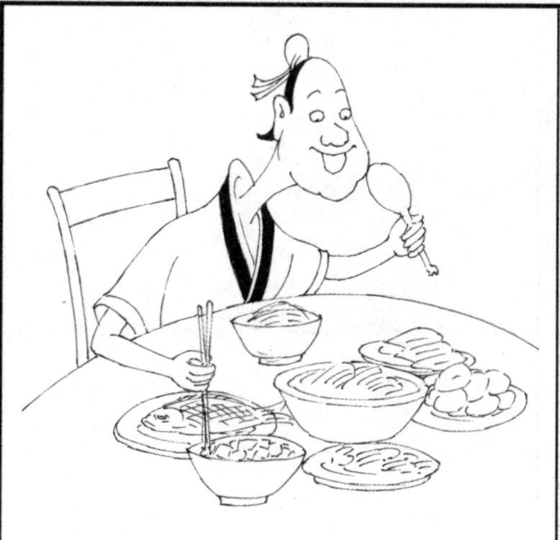

糖尿病

益气健脾化痰燥湿的方药对糖尿病的治疗有一定的疗效

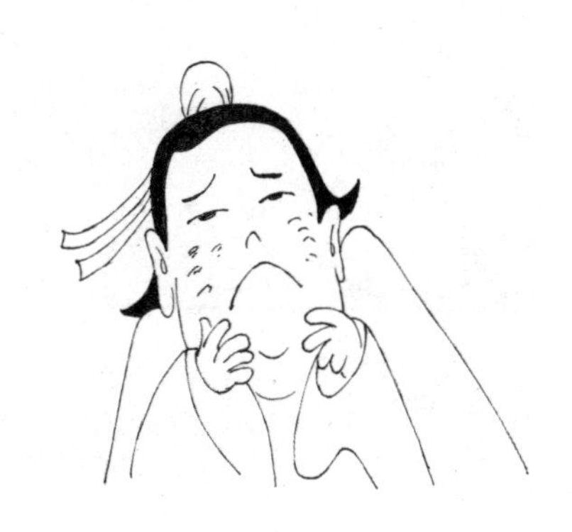

痤疮

痰湿体质油性皮肤居多，很容易生痤疮

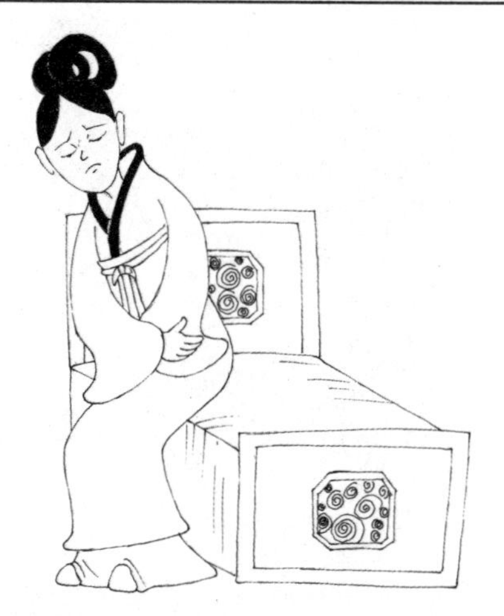

月经不调

痰湿阻滞血脉，容易形成月经延后、量少甚至闭经

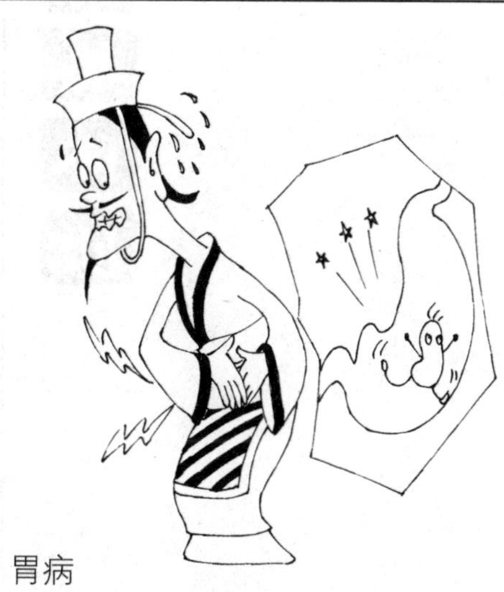

胃病

痰湿者往往由饮食不节引起，长此以往就容易患肠胃疾病

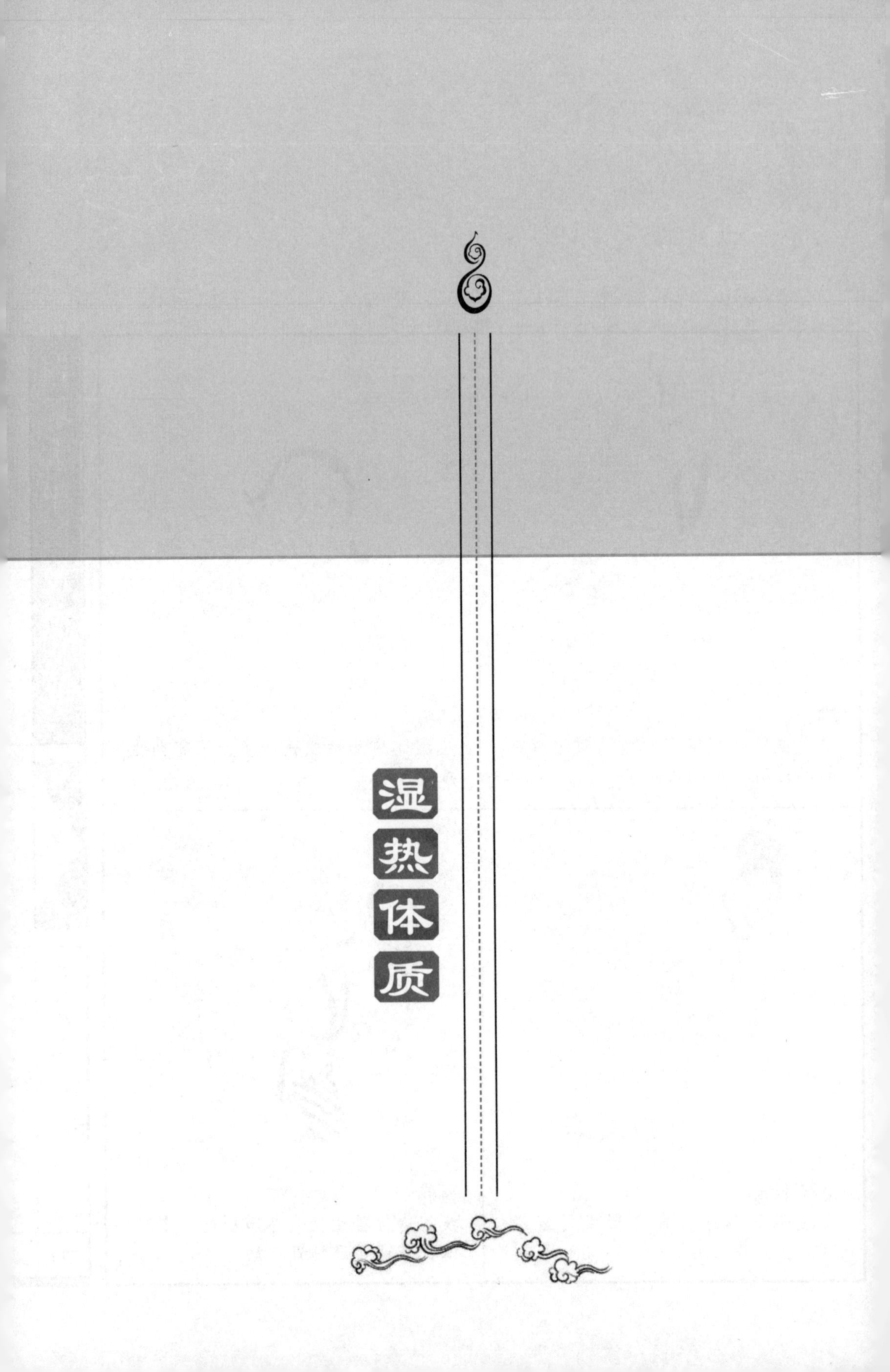

湿热体质

湿热，顾名思义就是体内又湿又热，排泄不畅。湿热体质往往与抽烟、喝酒、熬夜等不良习惯为伴，容易生痤疮、体臭，是一种很难对付的体质偏颇，尤其对女性容貌困扰很大。

湿热体质养生应该注意对生活习惯的调整，应戒烟忌酒，保持生活外环境的干爽清洁，饮食和药疗方面应着重疏肝利胆、清热祛湿。

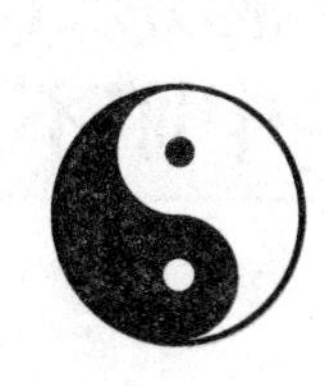

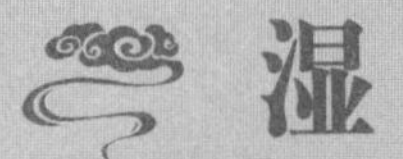

湿

湿证的证候及病因病机

湿为长夏之主气，为阴邪。四季均可发病，但多发于夏季或多雨季节。湿性重浊黏滞，其性趋下，湿邪为病，可发于人体各部。湿邪为病还常与其他病邪相混合，如寒湿、风湿等。且可随人体阴阳强弱而变化，阴盛者，湿从寒化，多为寒湿，阳盛者，湿从热化，多为湿热。

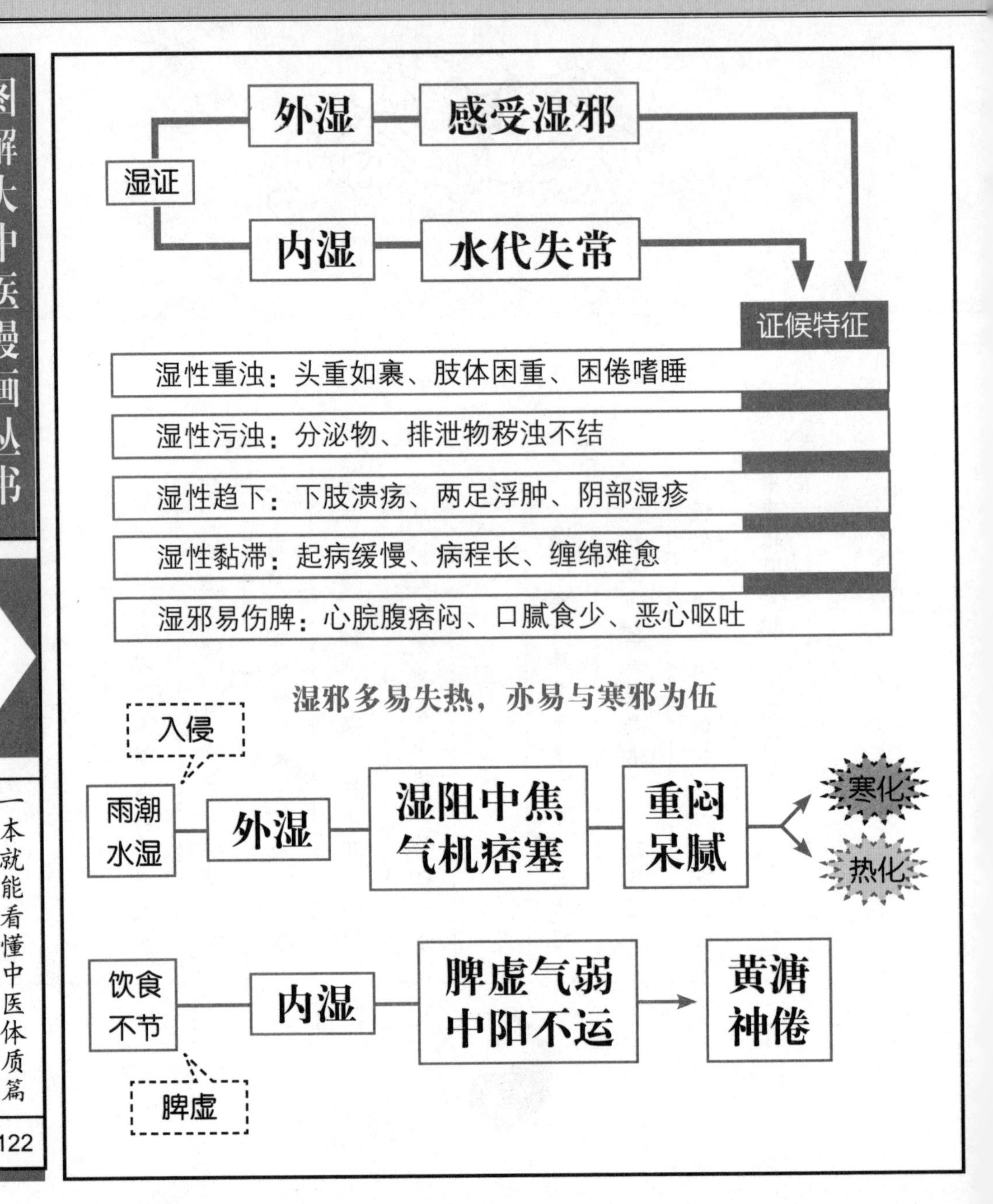

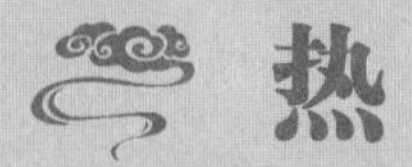

热

热常与湿并存

湿热中的热，常与湿并存，为一种热象。湿热并存从以下三点可以体现：夏秋时节天气炎热、空气湿度大，湿热相合同时侵袭人体；“阳热体质”很容易使湿“以阳化热”；外湿久留不去，也会转化为热。

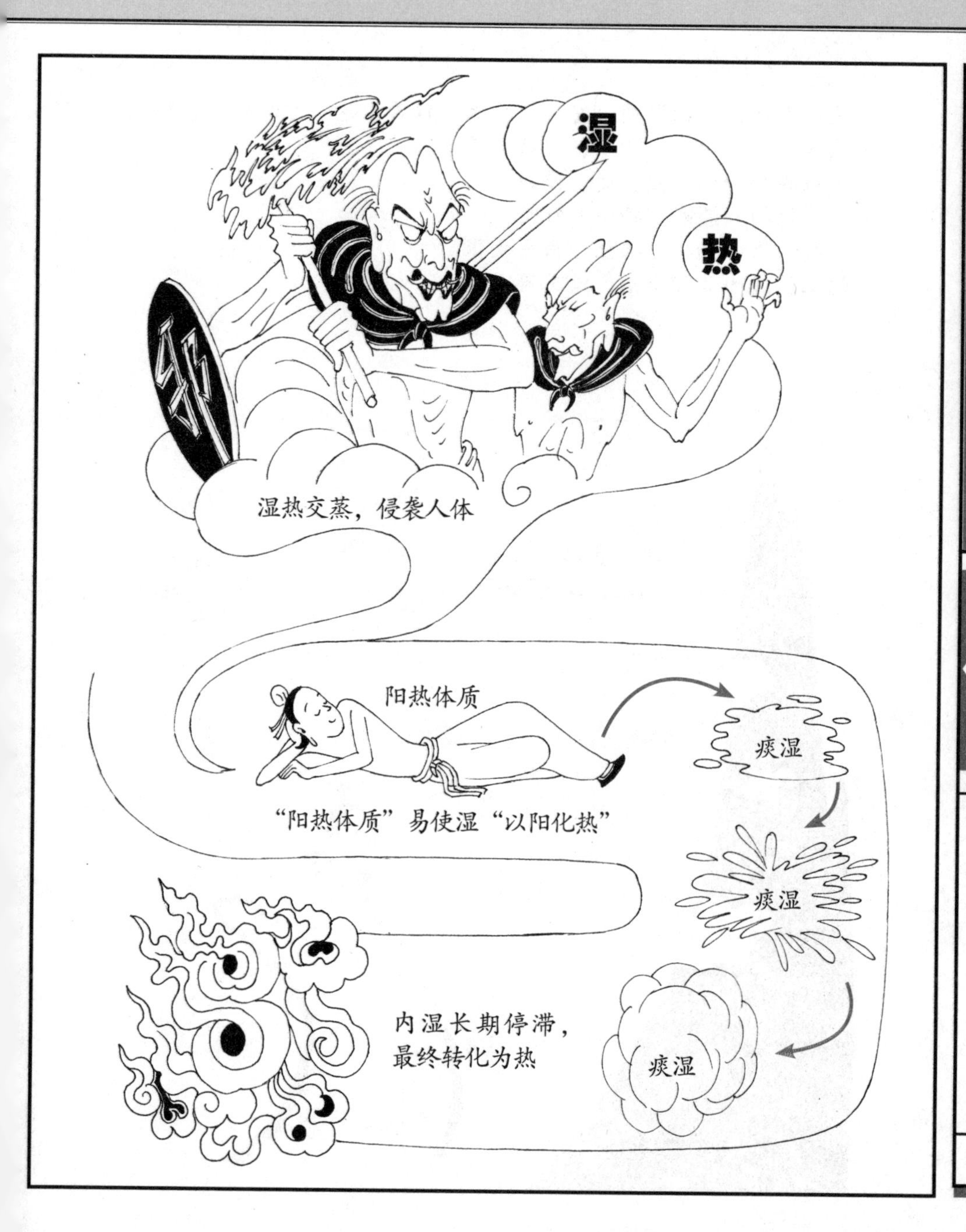

热邪的主要证候

热为阳邪，热次于火，热之极便是火，二者仅有程度上的差异，故火热常可混称。热的致病特点为往上走。临床热邪致病，均以阳盛为特点。

热邪上扰，气血沸涌→发热、面赤、口舌生疮、牙龈肿痛、脉数
热迫津伤→口渴、汗多、便结、尿少
迫血妄行→吐、衄、崩、便血
火热扰神→烦躁、神昏、狂乱
热极动风→抽搐、项强、角弓反张
灼血腐肉→痈肿疮疡、流脓流水

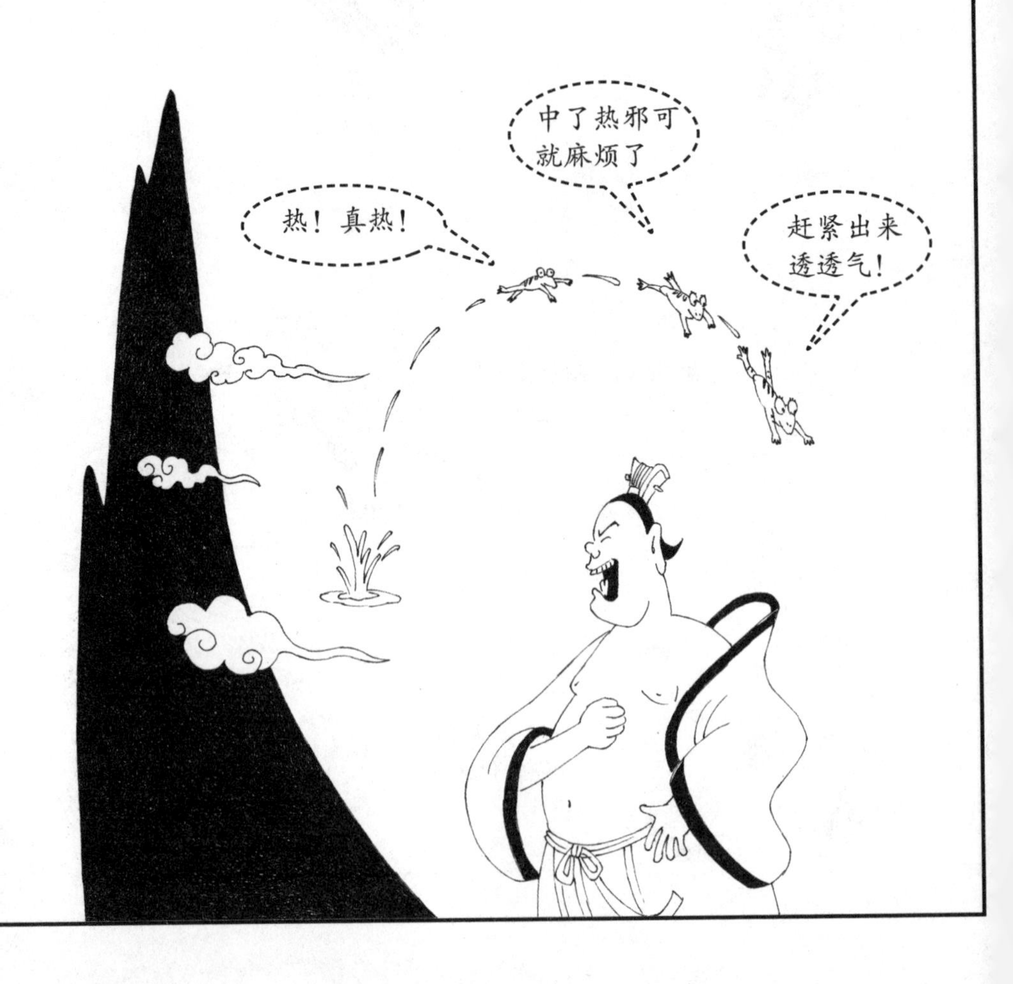

热邪上扰，气血沸涌：面红目赤、发热、口舌生疮、牙龈肿痛、脉数

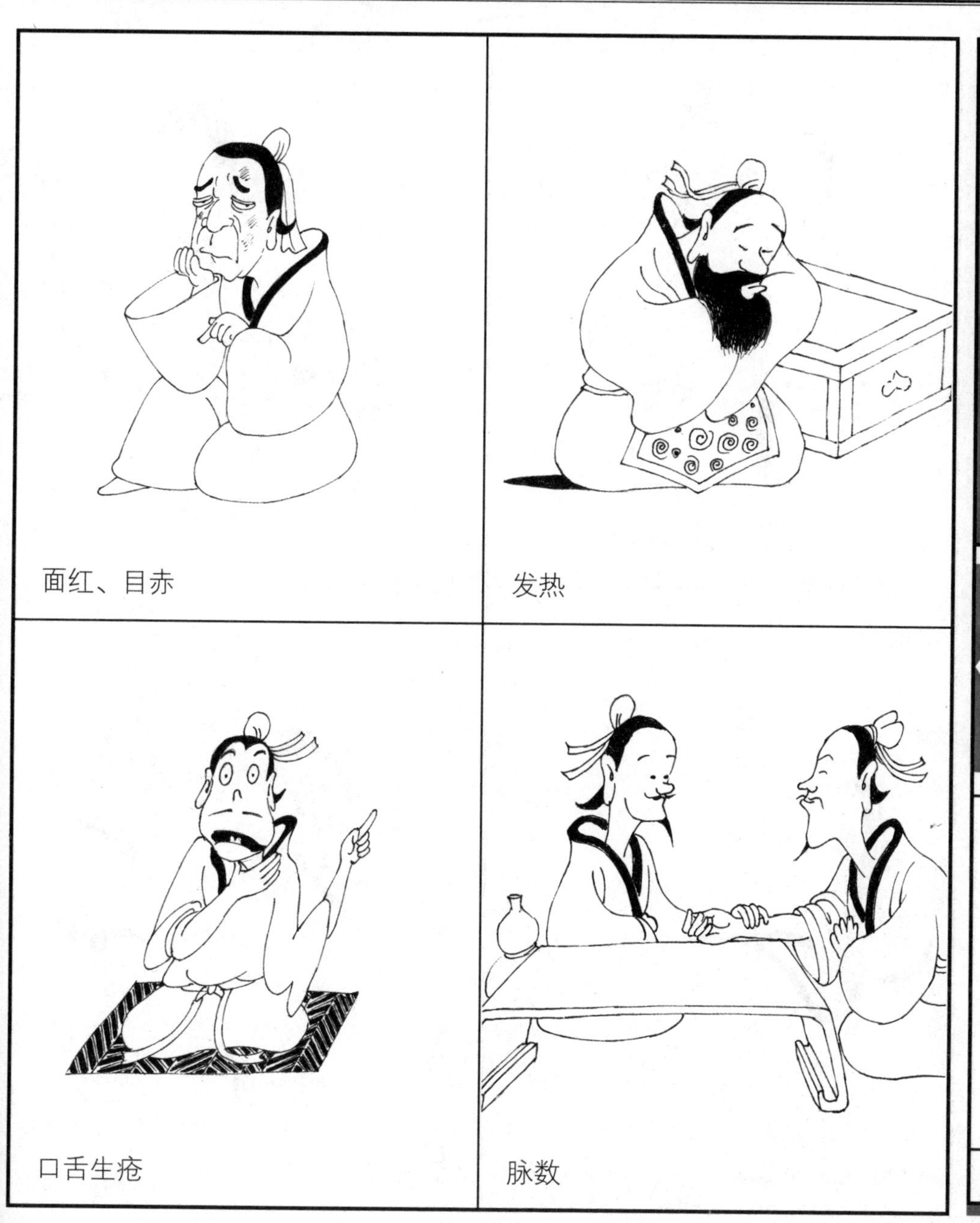

面红、目赤

发热

口舌生疮

脉数

热迫津伤：口渴、汗多、便结、尿少
迫血妄行：吐、衄、崩、便血

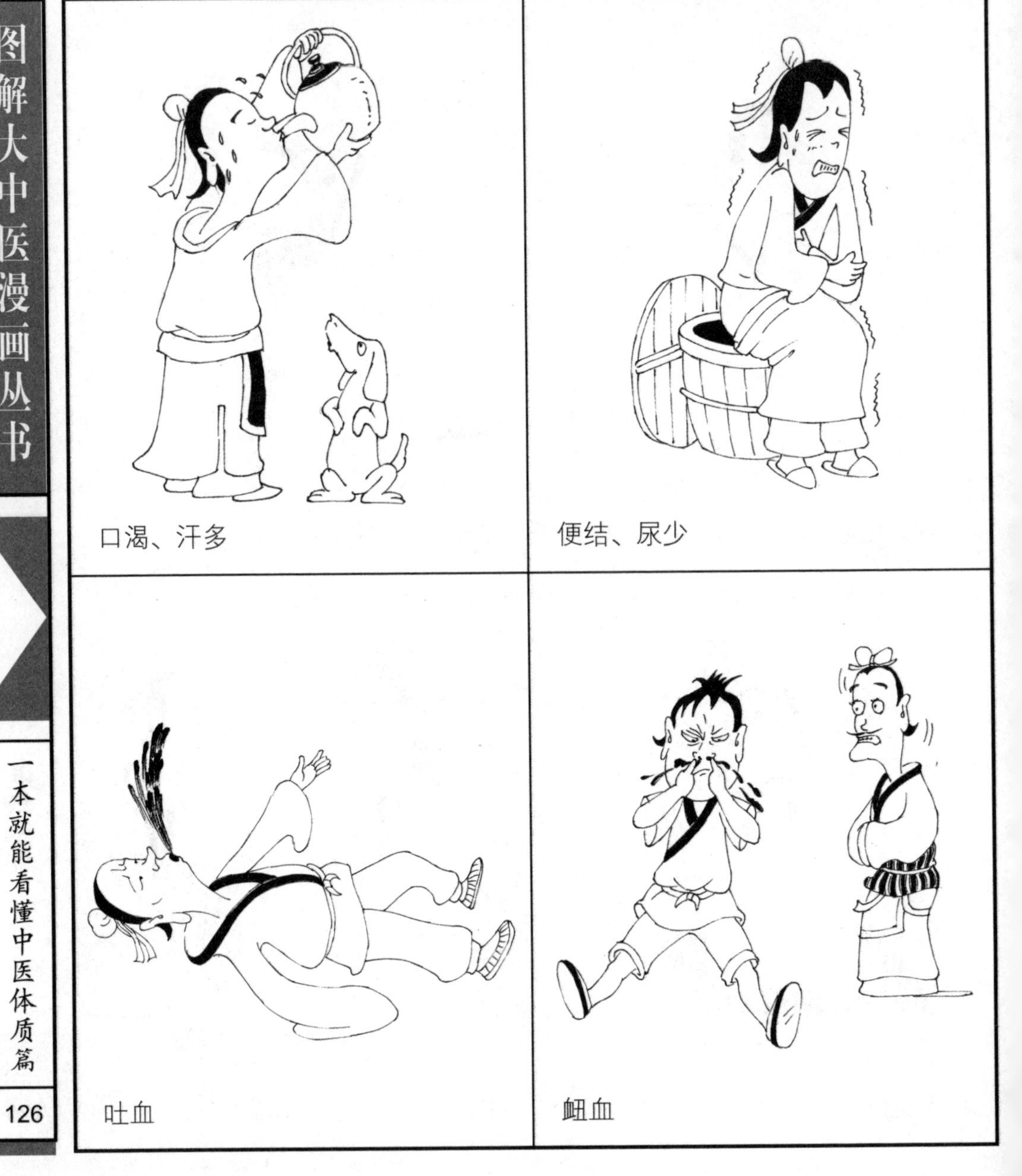

火热扰神：烦躁、神昏、狂乱
热极动风：抽搐、项强、角弓反张
灼血腐肉：痈肿疮疡、流脓流水

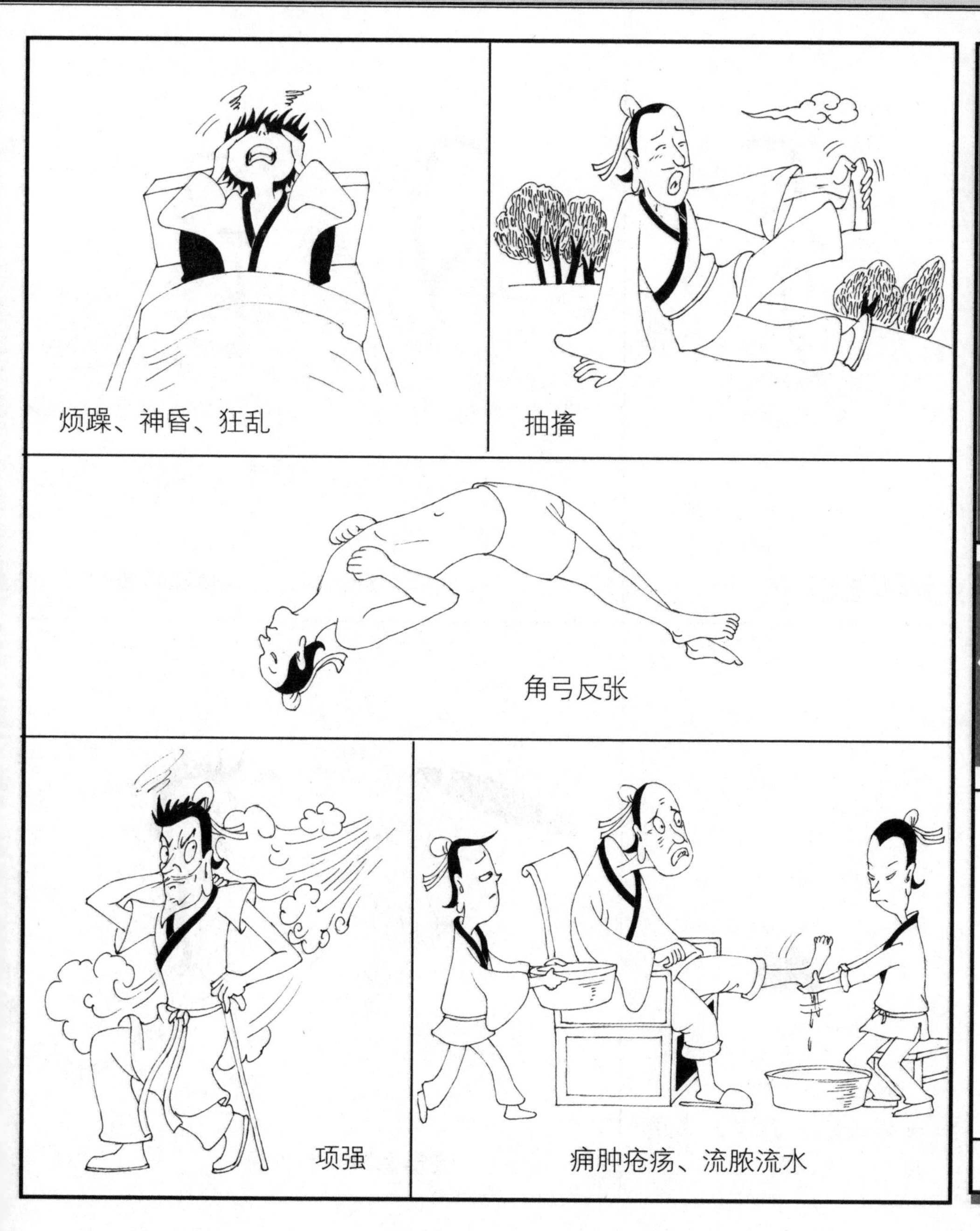

湿热体质的总体特征

湿热体质的总体特征为：面垢油光不洁；齿黄龈红；有口臭，体味较重；大便燥结、黏滞，异味重；小便深黄；性情急躁，易发怒。除此，男性多有阴囊潮湿；女性带下色黄，外阴异味重。

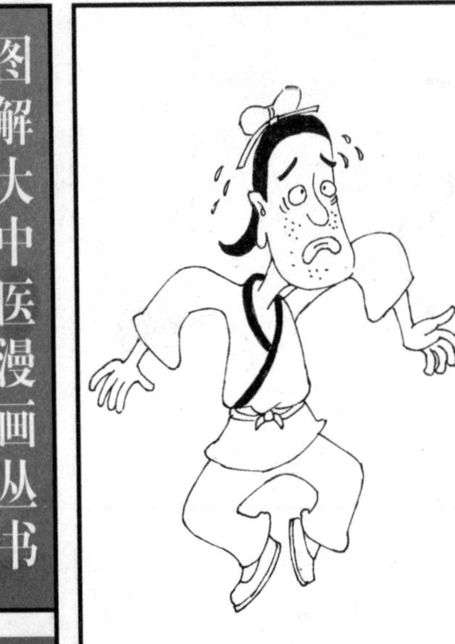

面垢油光不洁

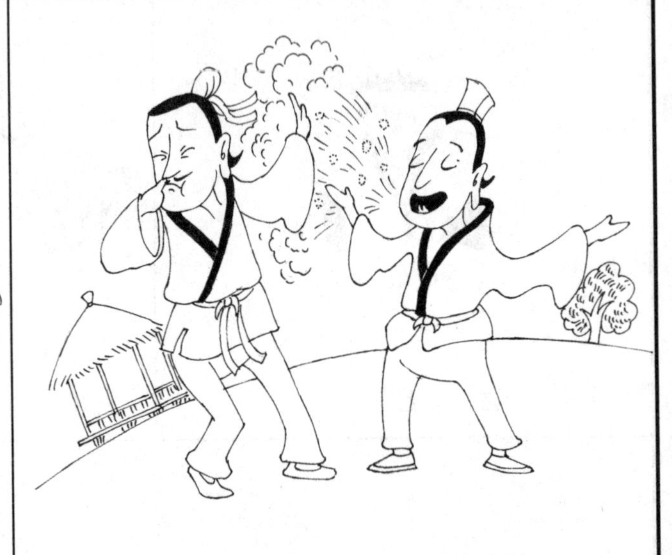

齿黄龈红；有口臭，体味较重

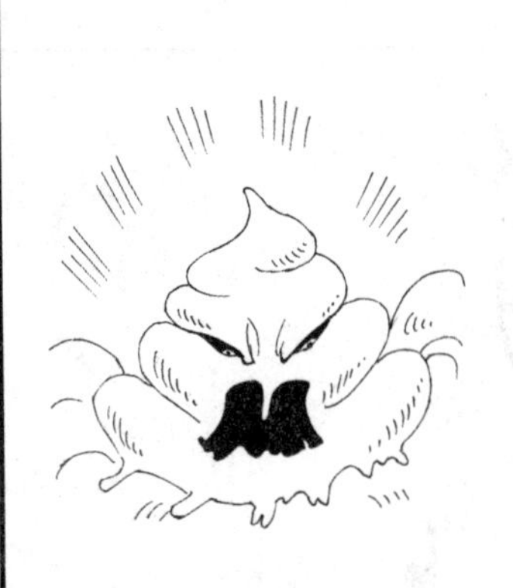

大便燥结、黏滞，异味重；小便深黄

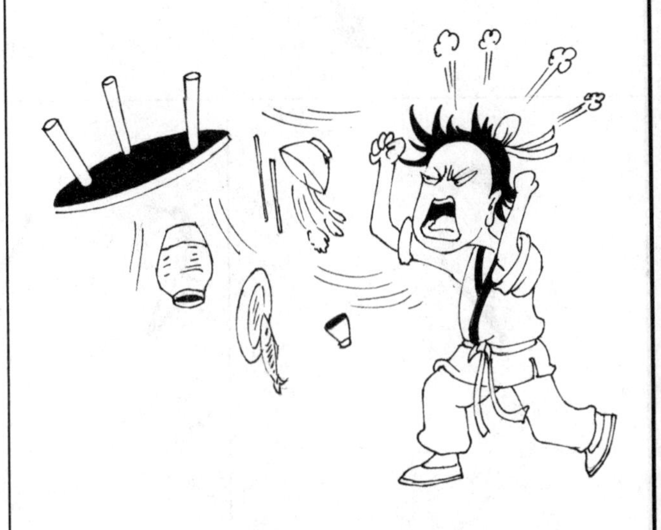

性情急躁，易发怒

导致湿热体质的原因

先天遗传，肝、胆、脾、胃功能失调，嗜好烟酒，滋补不当，长期心情抑郁（影响肝胆疏泄功能失常），都是导致湿热体质的基本因素。

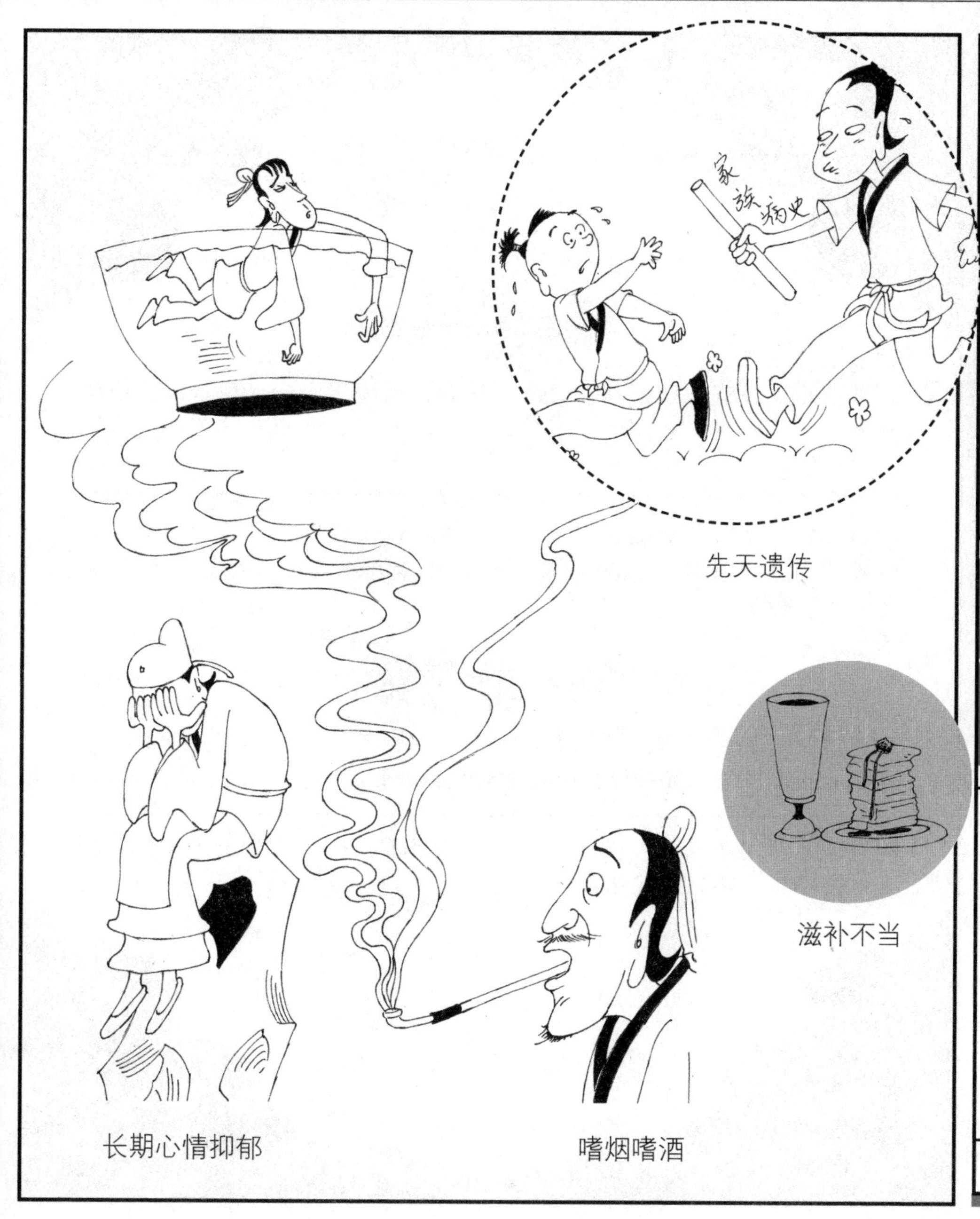

先天遗传

滋补不当

长期心情抑郁

嗜烟嗜酒

湿热体质的分类

从中医学角度来讲，湿热分为脾胃湿热和肝胆湿热。脾胃湿热和肝胆湿热虽然是同因致病，但二者之间还是存有明显的区别。

表现症状不同

脾胃湿热会伴有脘腹痞闷，呕恶，厌食，肢体困重，大便溏泻，小便短赤不清；面目肌肤发黄，发痒，或身热起伏，汗出而热不解。舌红苔黄腻脉濡数。

肝胆湿热伴有胁肋胀痛，口苦纳呆，腹胀，大便不调，小便短赤，舌红苔黄腻，脉弦滑数，或阴囊湿疹，或睾丸肿胀，热痛；或带下黄臭，外阴瘙痒等。

偏湿偏热各有不同

肝胆湿热，热重于湿。热的表现如身热、口干、口苦、大便干结。小便短赤的表现很明显，湿的表现相对较轻。

脾胃湿热，湿重于热。湿的表现如肢体困重、纳呆、腹胀、大便溏泻表现较明显，热的表现相对轻。

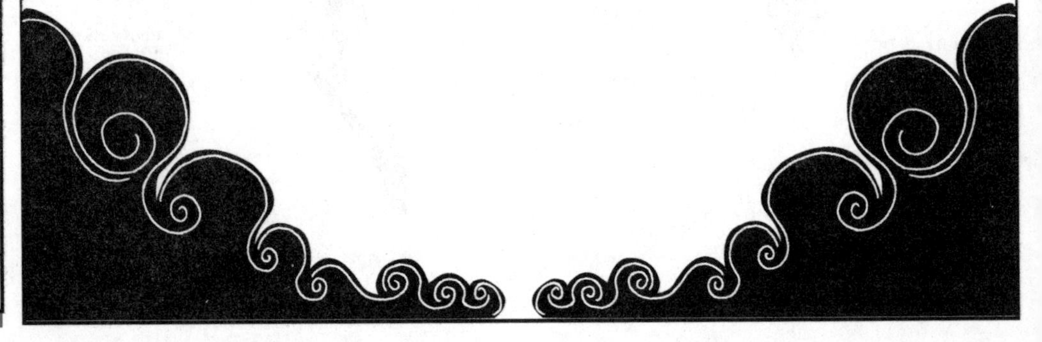

脾胃湿热

脾胃湿热会伴有脘腹痞闷、呕寒、厌食、肢体困重、大便溏泻、小便短赤不清；面目发黄，发痒，或身热起伏，汗出而热不解，舌红苔黄腻、脉濡数。

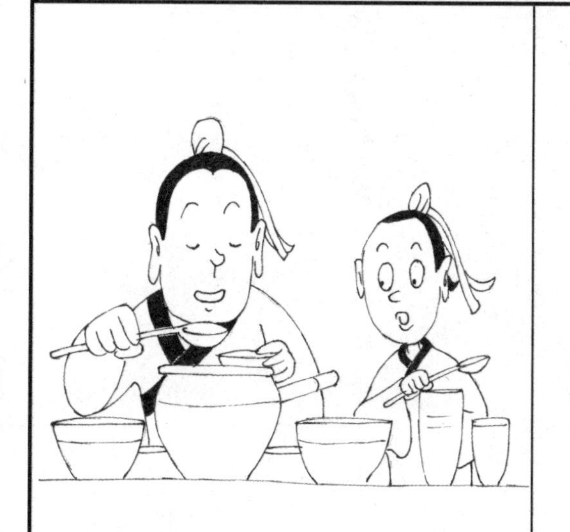

脘腹痞闷、呕寒、厌食

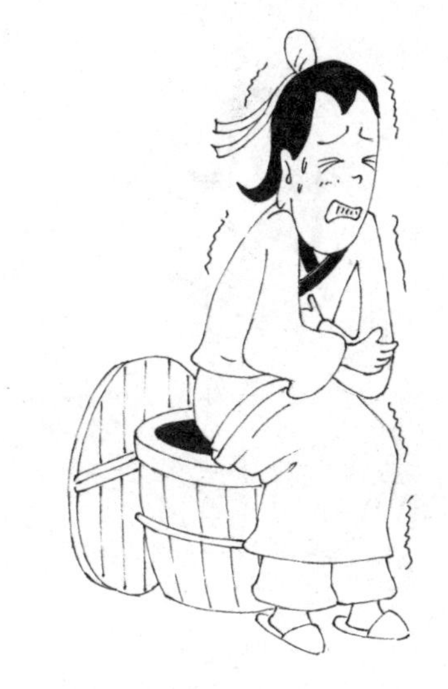

大便溏泻、小便短赤不清

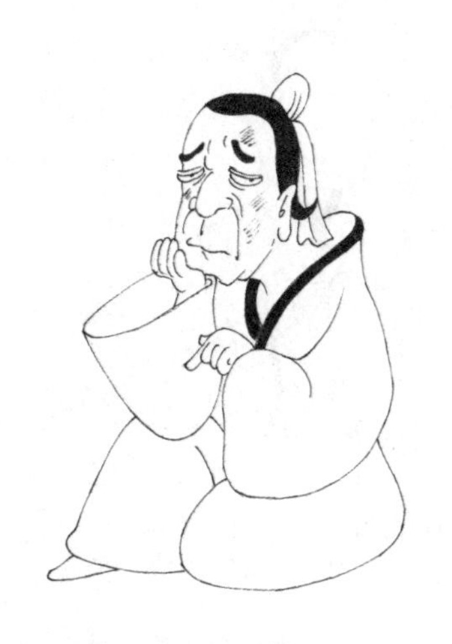

面目发黄，发痒，或身热起伏，汗出而热不解

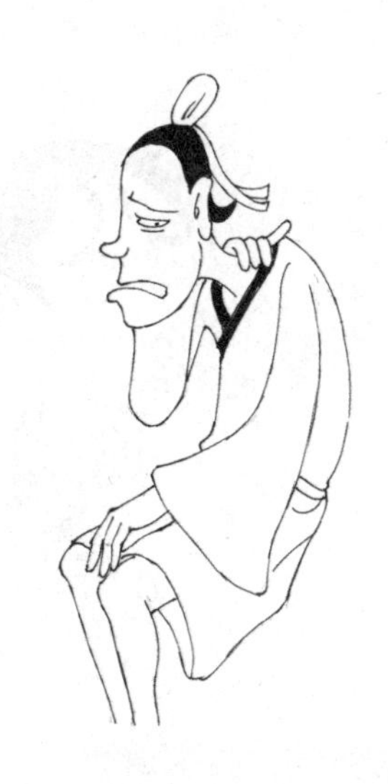

舌红苔黄腻、脉濡数

肝胆湿热

肝胆湿热会伴有胁肋胀痛，口苦纳呆，腹胀，大便不调、小便短赤；舌红苔黄腻；脉弦滑数，或阴囊湿疹，或睾丸肿胀、热痛；或带下黄臭、外阴瘙痒等。

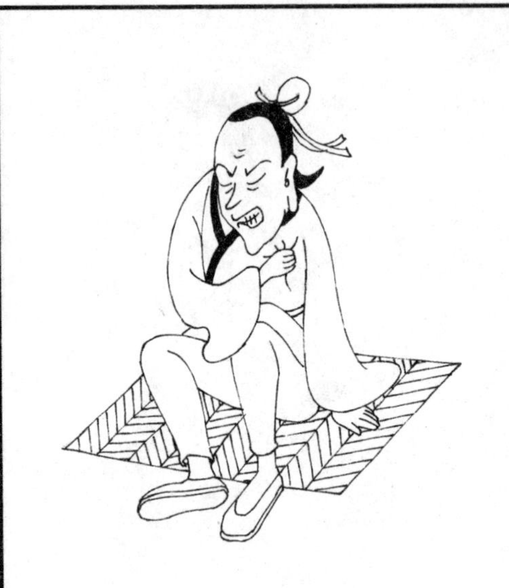

胁肋胀痛，口苦纳呆，腹胀

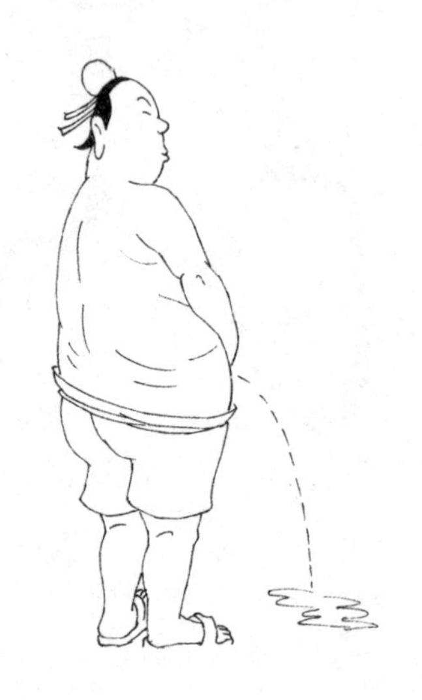

大便不调、小便短赤

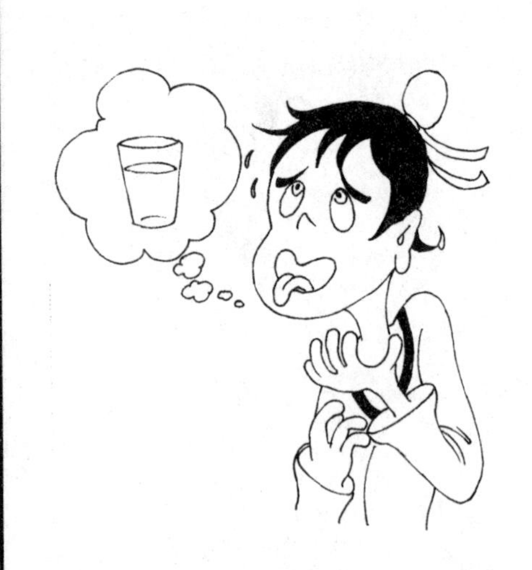

舌红苔黄腻；脉弦滑数

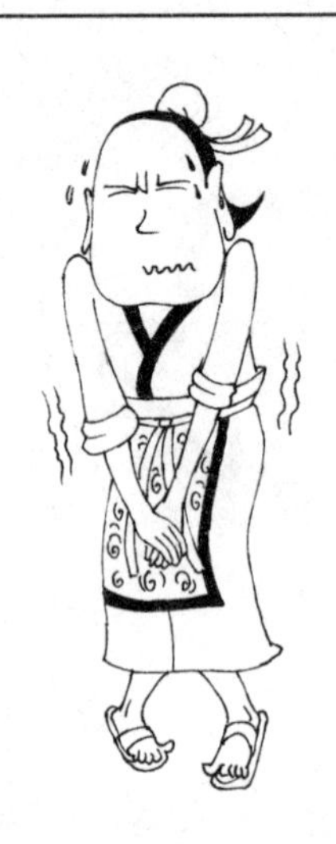

阴囊湿疹，或睾丸肿胀、热痛；或带下黄臭、外阴瘙痒等

湿热体质养生法则

疏肝利胆

保持肝胆疏泄畅达，使气机运行畅通无阻，杜绝体内产生湿热。同时，要积极锻炼身体，饮食合理，作息有规律。当然，保持一种平和的心态也很重要。

适度锻炼身体
饮食合理，远离肥甘厚腻
作息有规律
修身养性，性情平和

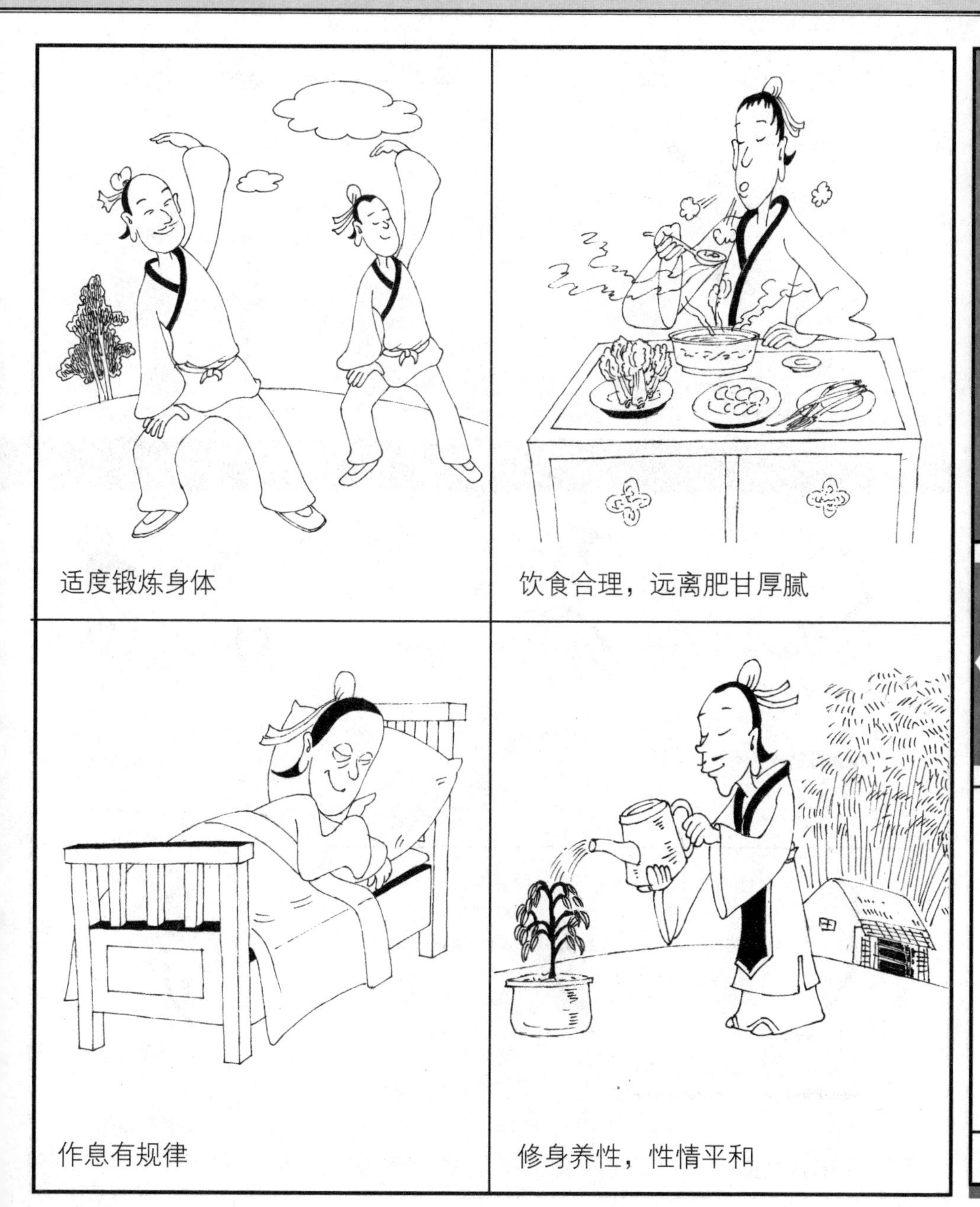

清热祛湿

从中医养生来讲，湿热体质重在清热祛湿。具体调养可从养神、养气、居养、养形等方面入手。

养神→养生先养心，万病皆可心药医
居养→居住环境安静、空气清新
养气
一少言语养神气
二戒色欲养精气
三薄滋味养气血
四咽津液养肺气

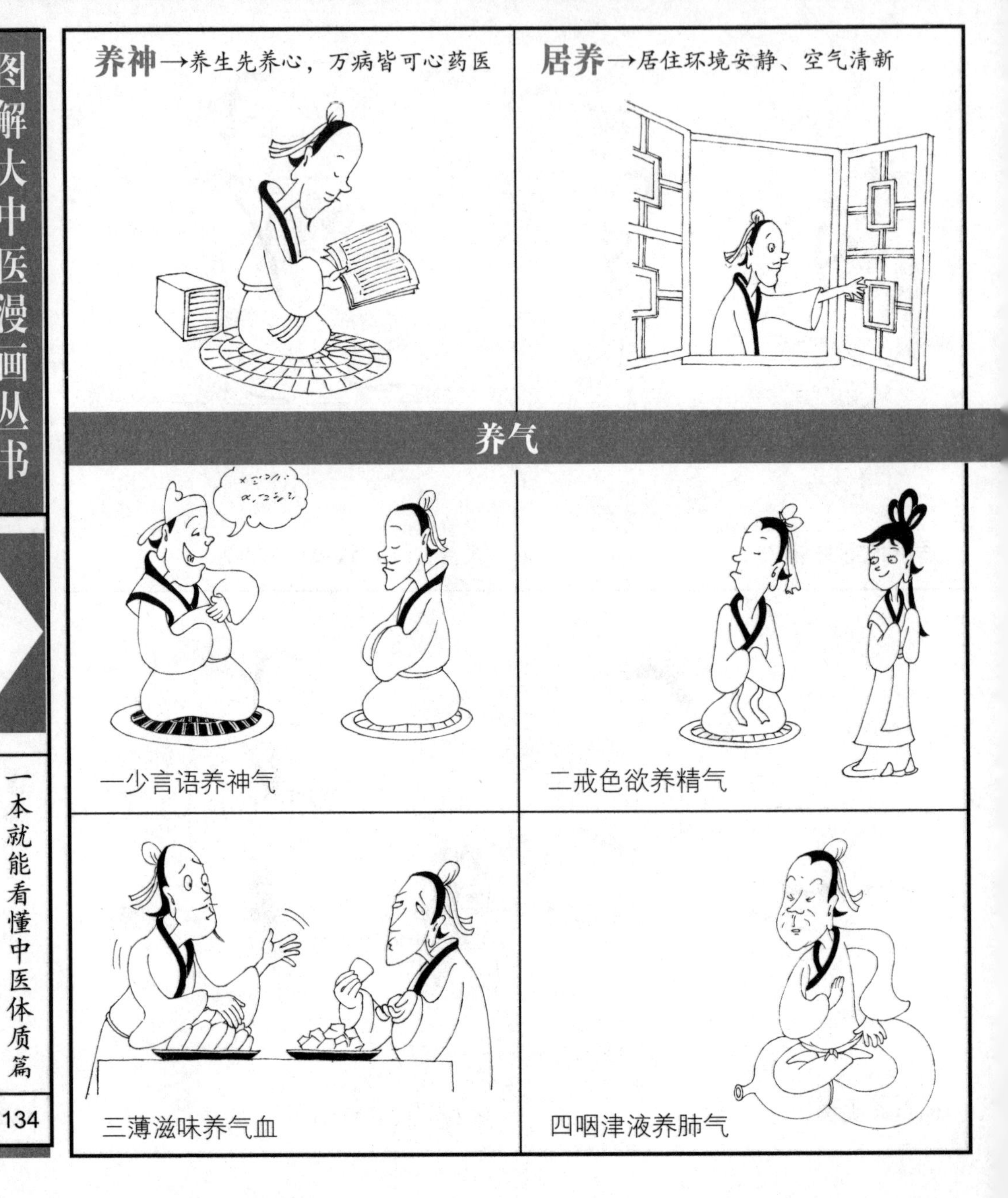

形养→适度进行体育锻炼，正所谓“正气存内，邪不可干”

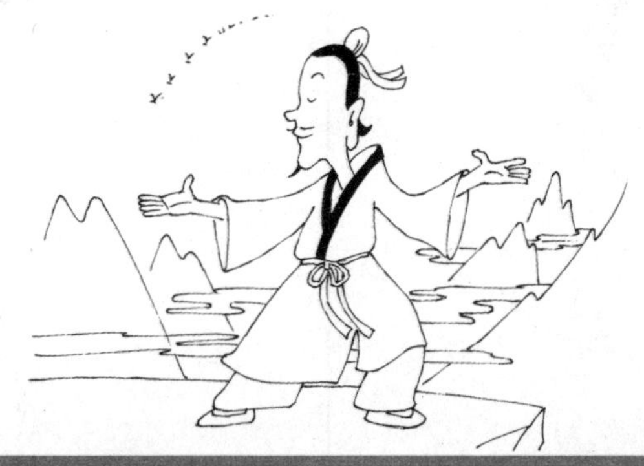

养气

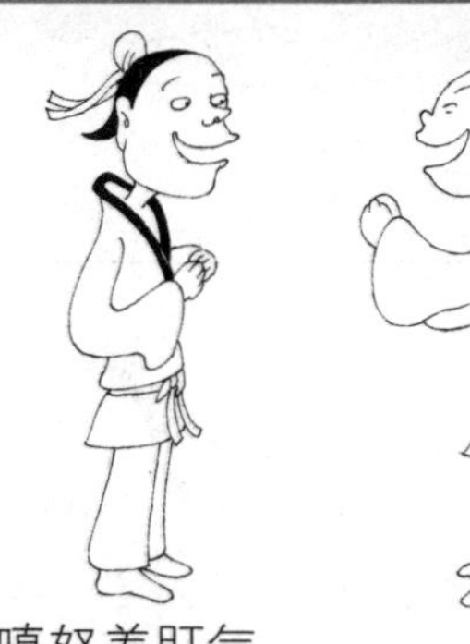

五莫嗔怒养肝气

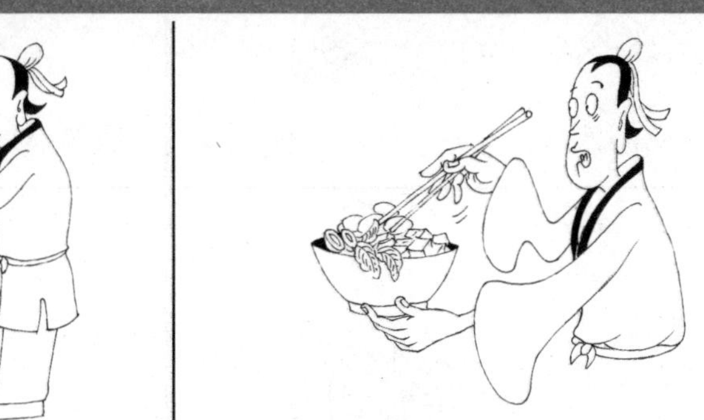

六洁饮食养胃气

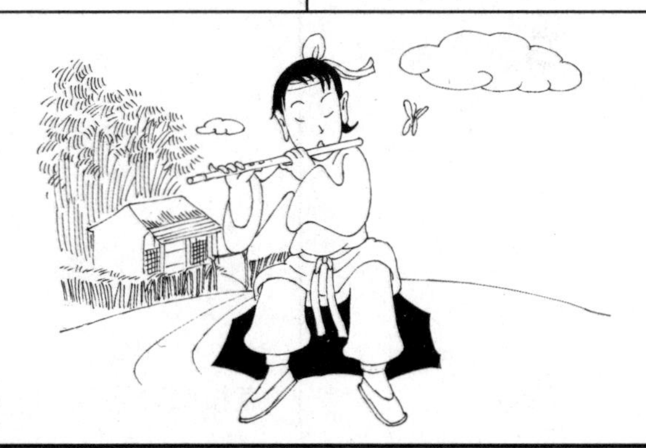

七减思虑养心气

经络按摩，通调气机

湿热之邪经常侵犯到肝胆，而湿热体质者最关键的调理在于如何疏肝利胆。疏肝利胆也就是调理身体的气机。按摩肝胆区及肝胆经相应的穴位，可疏通肝胆局部气血，促进肝胆生理功能的正常发挥，起到疏肝利胆、通调气机的作用。

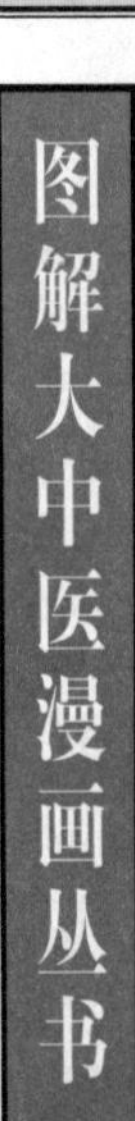

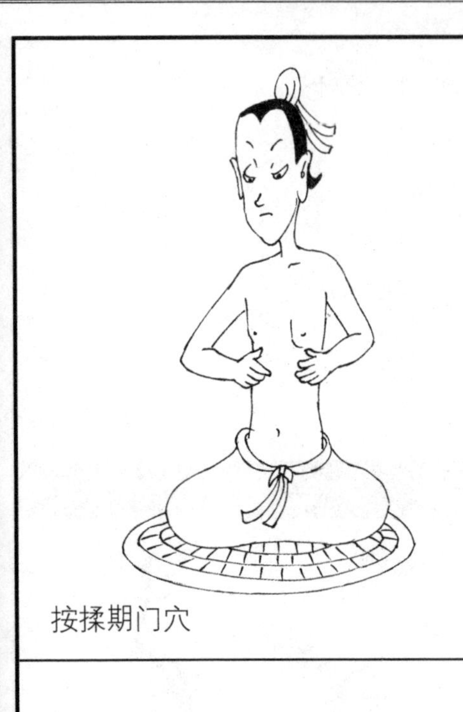

按揉期门穴

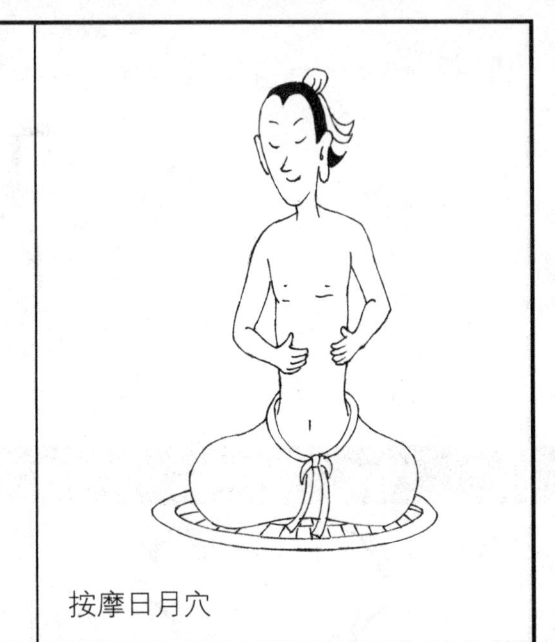

按摩日月穴

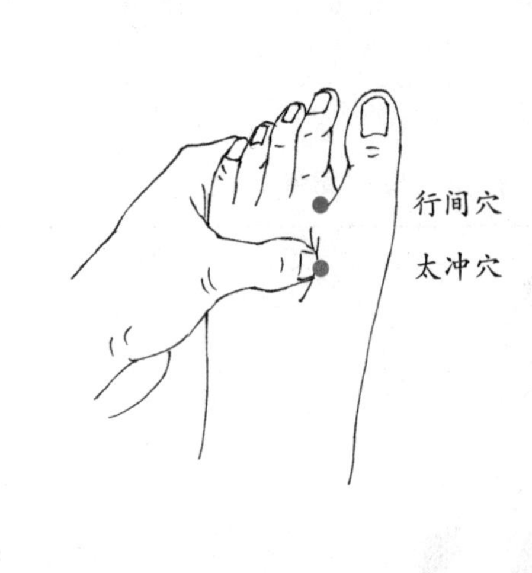

点按太冲穴，点按行间穴

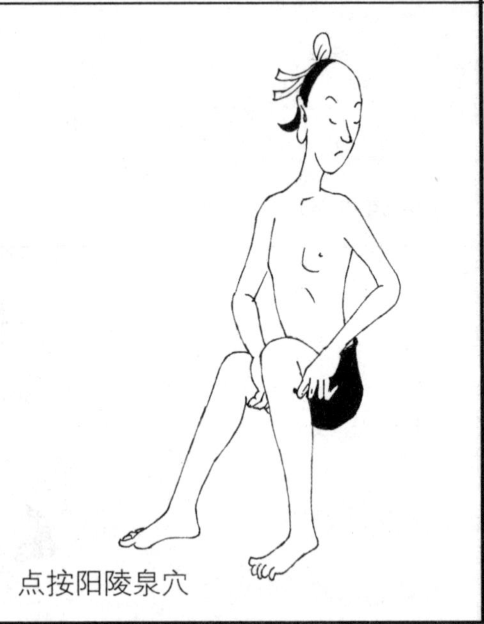

点按阳陵泉穴

饮食结构要合理

不论是脾胃湿热，还是肝胆湿热，都会出现消化道方面的病症。因湿热之邪最易侵犯脾胃和肝胆，脾胃和肝胆都与消化饮食有着重要的关系。所以湿热体质要注意调整饮食结构。

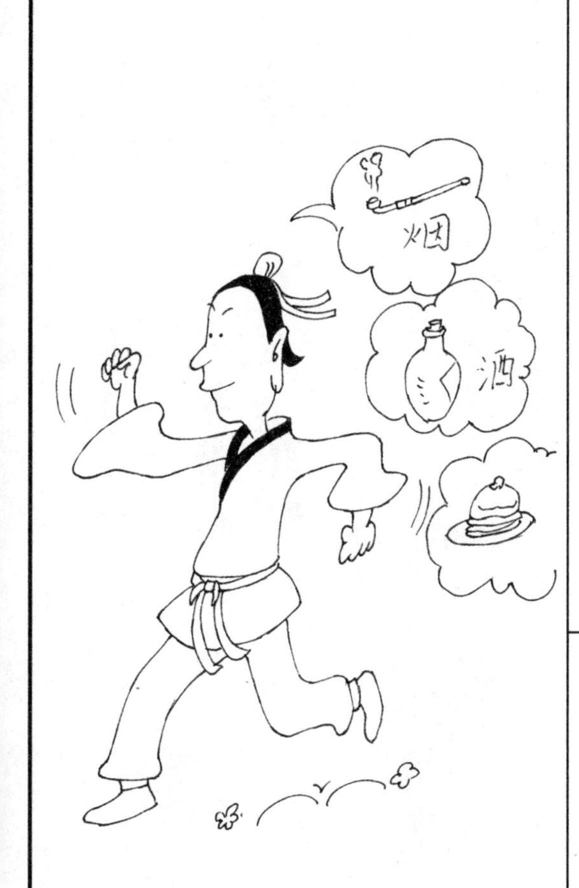

湿热体质者最忌讳烟酒和甜食，燥湿散热助排毒。

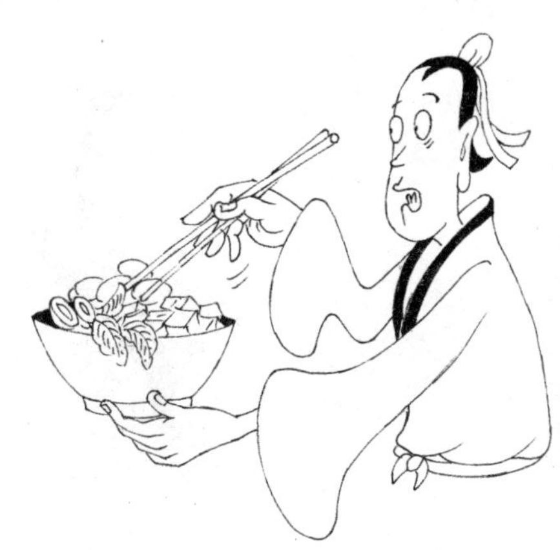

严格控制油炸类食品及动物内脏等食物，多食蔬菜水果。

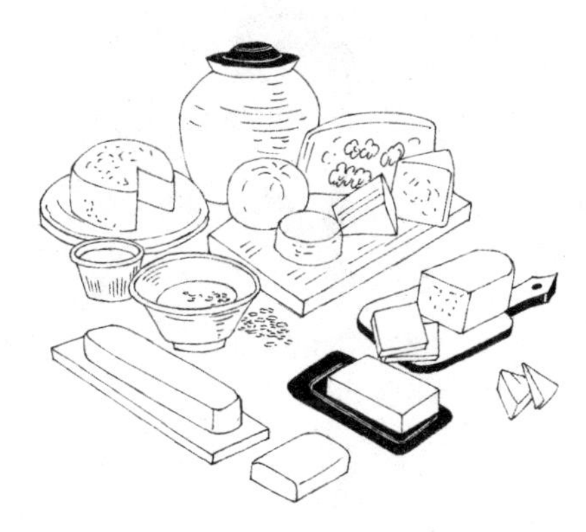

应保持低脂肪，低胆固醇，高碳水化合物。

湿热体质易患疾病

皮肤病

湿热体质最易患皮肤炎症反应性疾病，如毛囊炎、脓疱痤疮、体癣、足癣及股癣等。

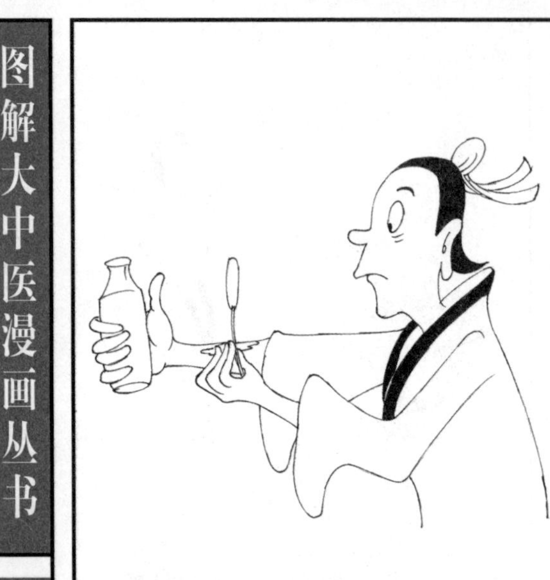

毛囊炎、脓疱痤疮

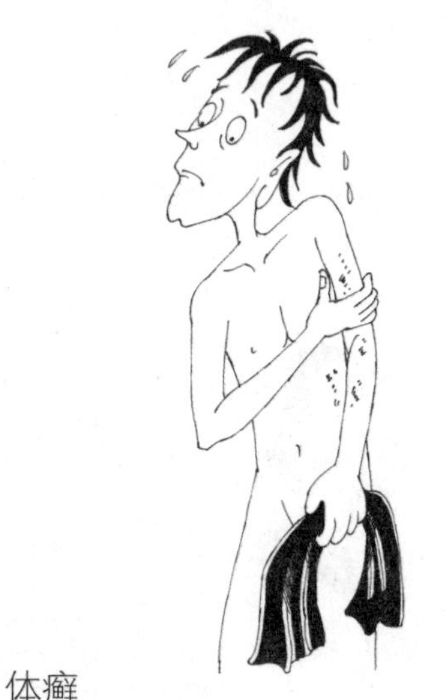

体癣

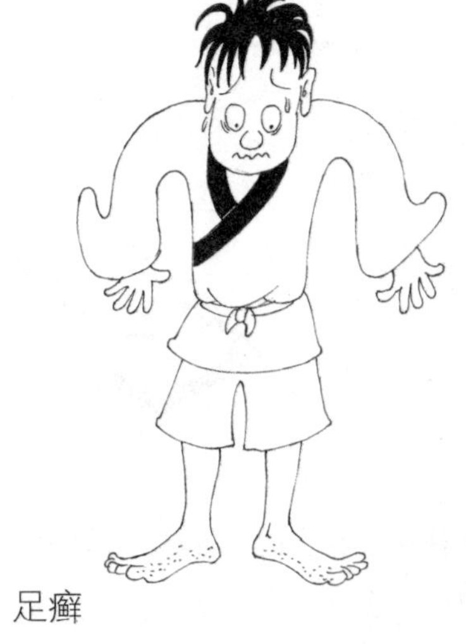

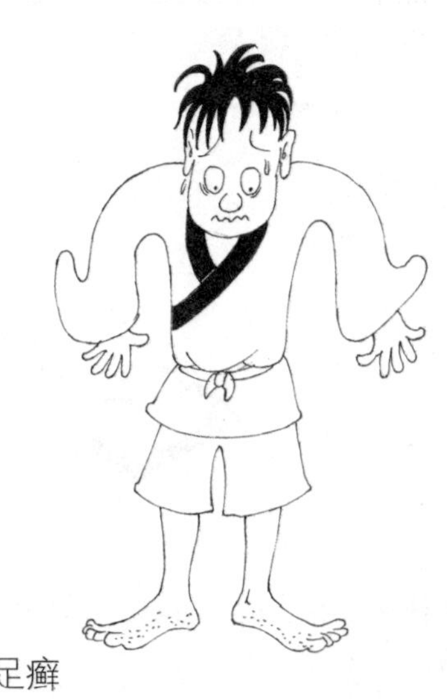

足癣

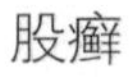

股癣

肝胆疾病

湿热体质者易患肝胆方面的疾病，如携带肝炎病毒、急性黄疸型肝炎、胆石症等。

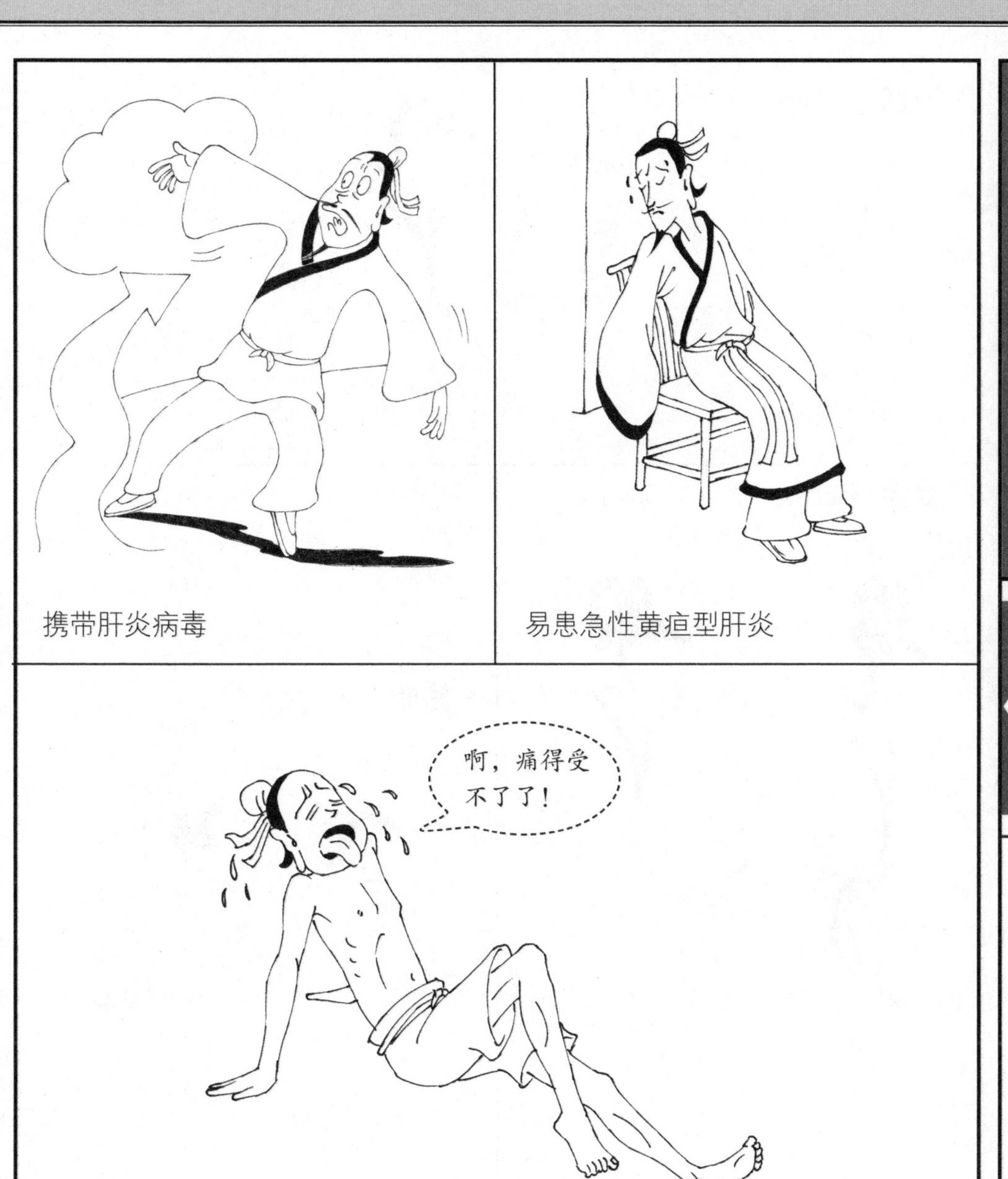

携带肝炎病毒

易患急性黄疸型肝炎

易患胆石症

泌尿生殖系统疾病

湿热体质者易患泌尿生殖系统的疾病：如膀胱炎、尿道炎、肾盂肾炎、盆腔炎、宫颈炎及阴道炎等。除此，还易出现腰背酸痛等。

男性→膀胱炎、尿道炎、肾盂肾炎
茅厕

女性→盆腔炎、宫颈炎、阴道炎

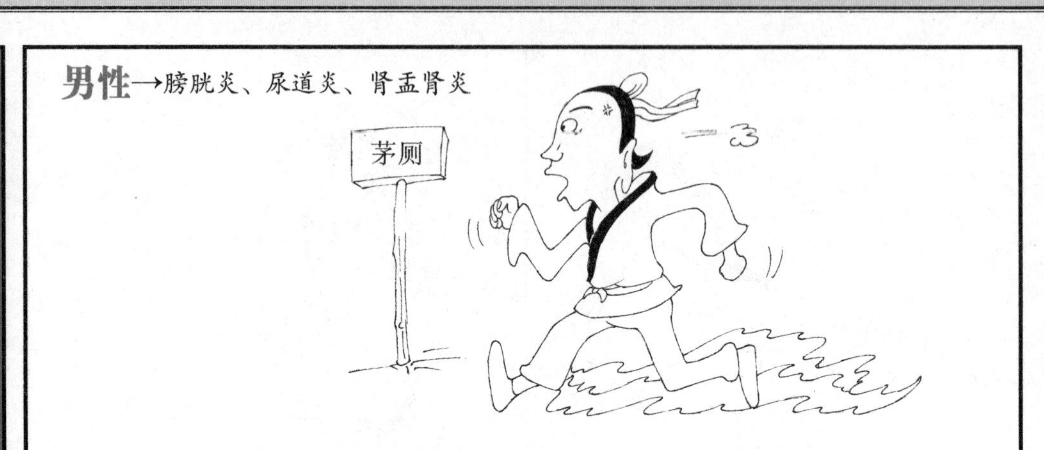

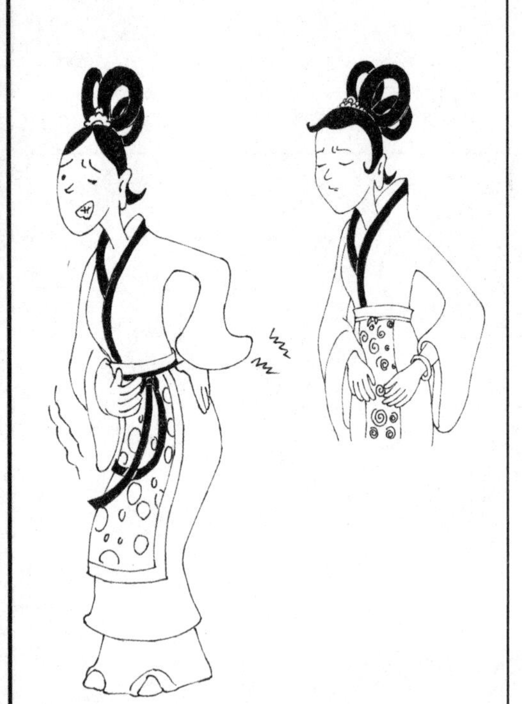

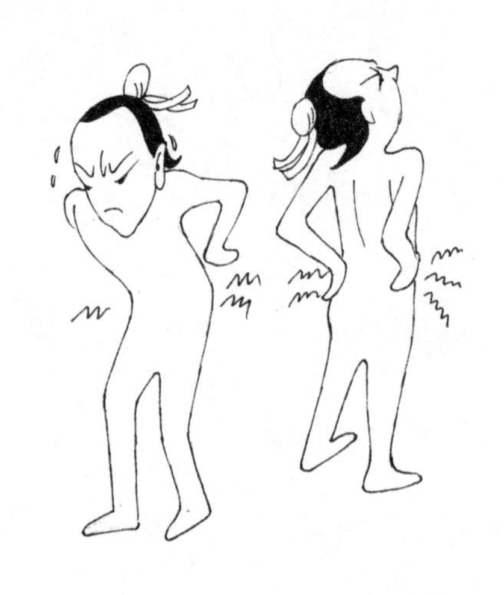

湿热体质会转化成其他体质

湿热体质者多以青壮年时期较为常见，一旦进入中老年时期，就有可能转化为其他体质，如气虚体质、阳虚体质、痰湿体质和阴虚体质。

你气虚很明显，我给你开一些补气的药吧
咦，记得以前我不是气虚体质呀？
中老年后可能转化为
气虚体质
阳虚体质
痰湿体质
阴虚体质
青壮年时期多见湿热体质

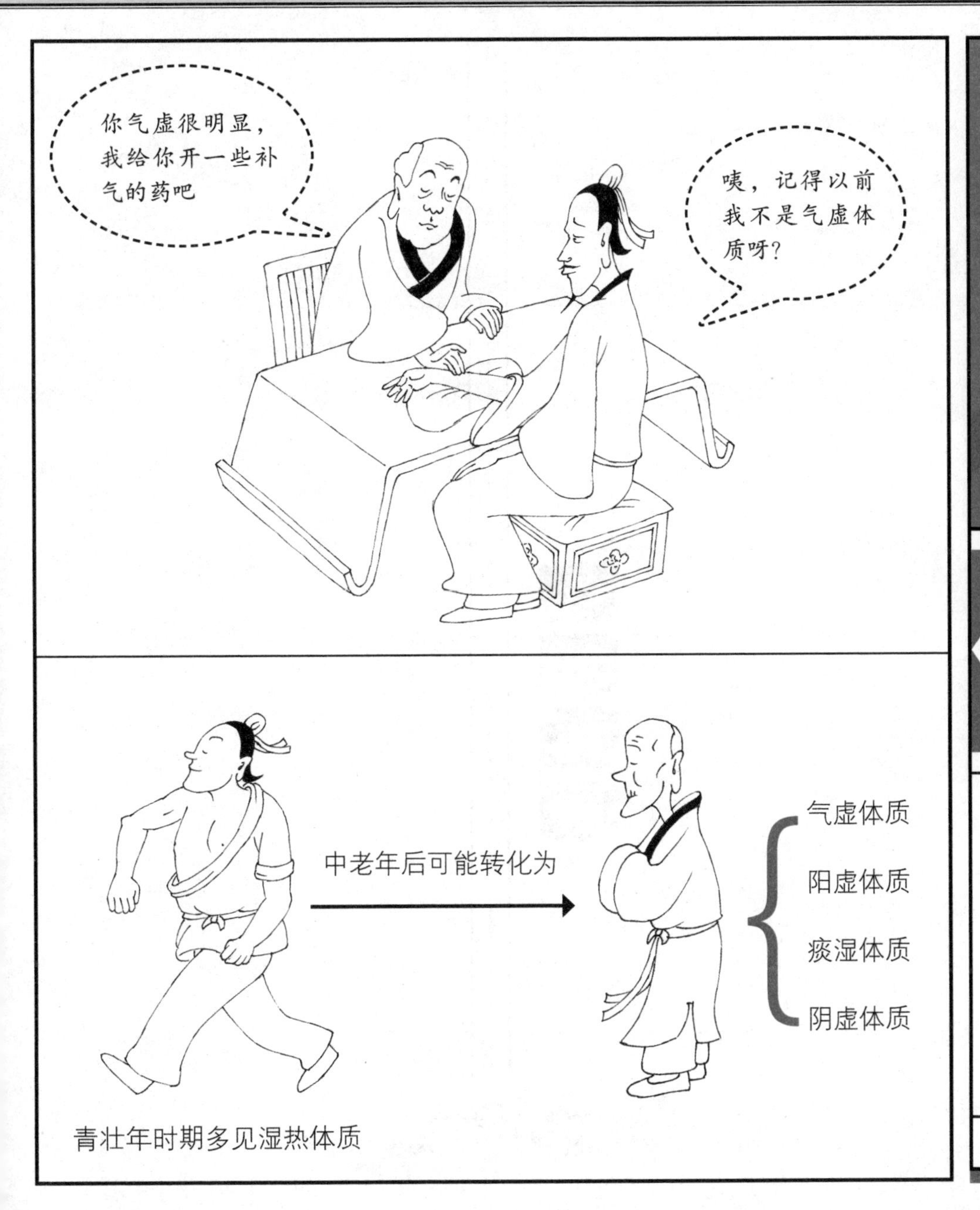

气郁体质

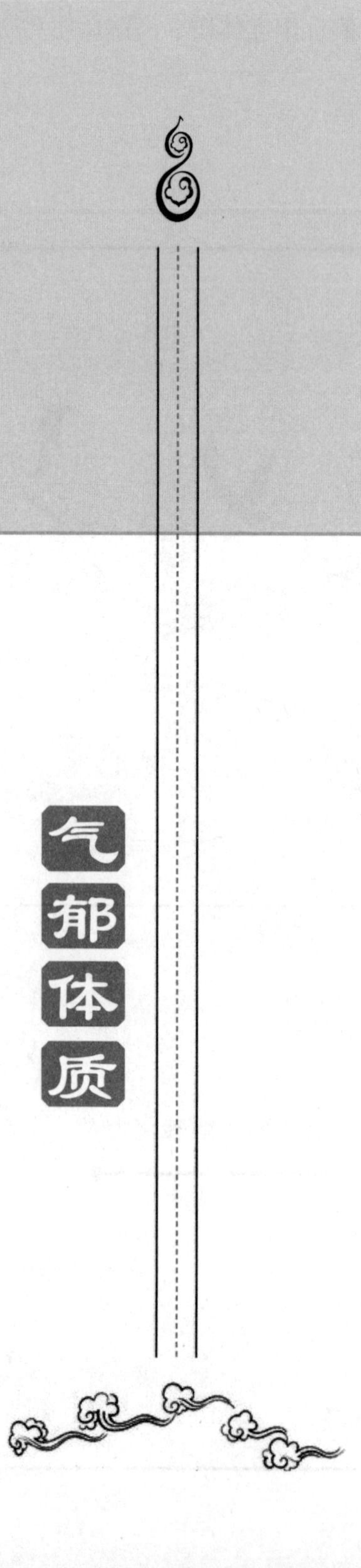

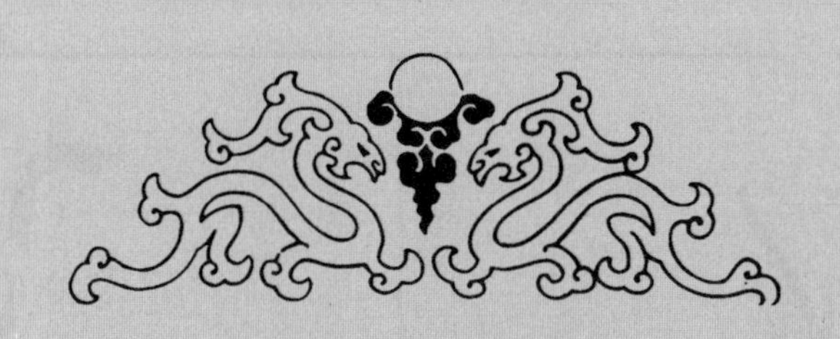

气郁抑郁者主要是情致不畅所导致的，因此他们多表现为内向性格，常郁闷、情绪低落、生闷气，久而久之就会转化成抑郁症。俗话说『心病还须心药医』，因此对于气郁体质者来说，最主要的还是保持心情舒畅，不要计较太多，不要太敏感，平时应多找一些宣泄的方式，如出游、交友等。在此基础上，再配合一定的食疗和药疗，就会收到不错的效果。

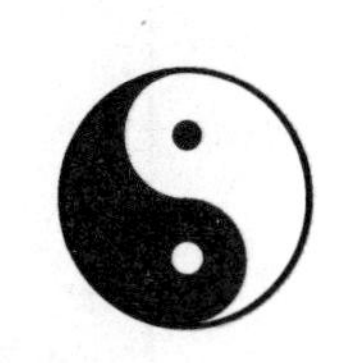

气郁体质的主要症状

气郁体质的主要症状为：形体消瘦，面色苍暗或萎黄；舌呈淡红色，舌苔发白，脉弦；胃脘胀痛，泛吐酸水，呃逆嗳气；腹痛肠鸣，大便干燥，泻利不爽；常头痛眩晕，睡眠不佳，易失眠；另，女性者易出现经前乳房胀痛，月经不调等。

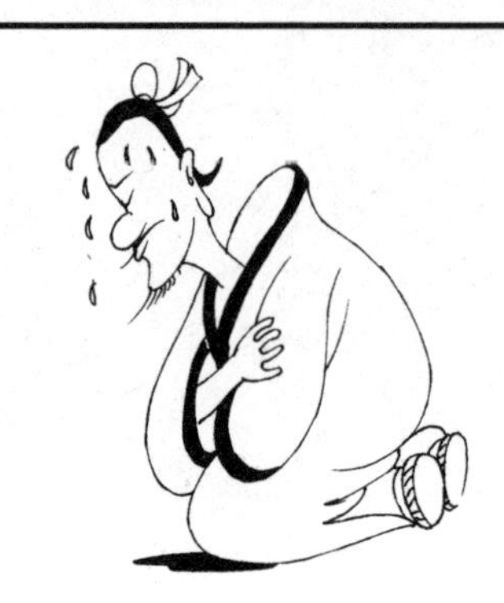

形体消瘦，面色苍暗或萎黄

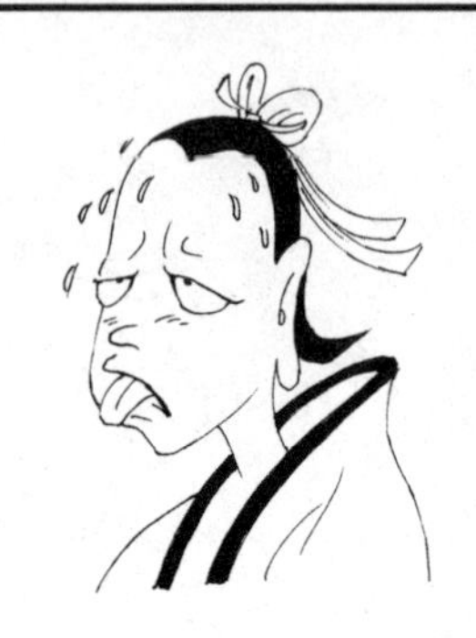

舌呈淡红色，舌苔发白，脉弦

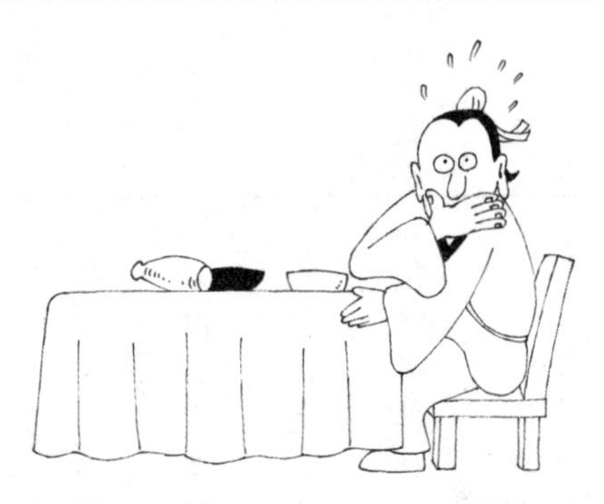

胃脘胀痛，泛吐酸水，呃逆嗳气

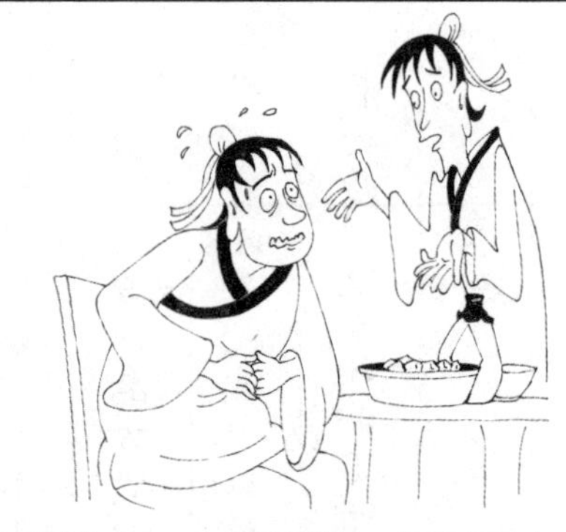

腹痛肠鸣，大便干燥，泻利不爽

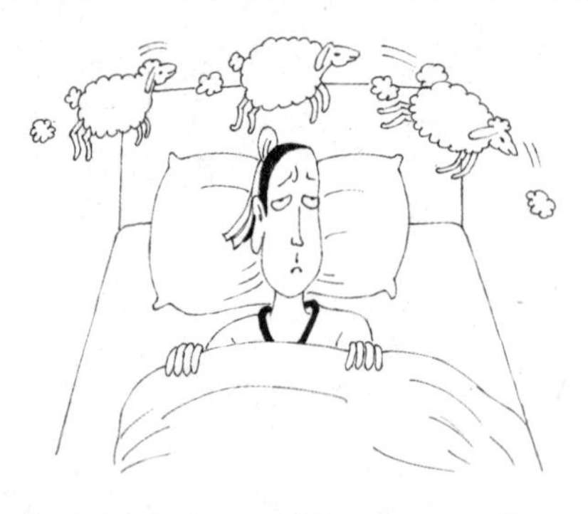

常头痛眩晕，睡眠不佳，易失眠

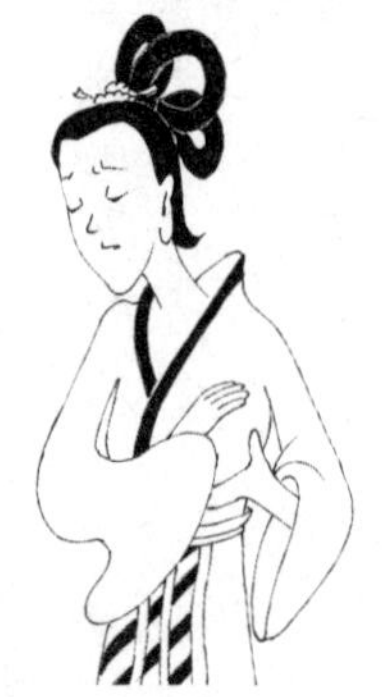

经前乳房胀痛，月经不调

气郁体质的性格特点

气郁体质者性格往往内向，寡言少语，内心自卑，会经常不由自主地叹气，性情易急躁、发怒，个性木讷或个性敏感。

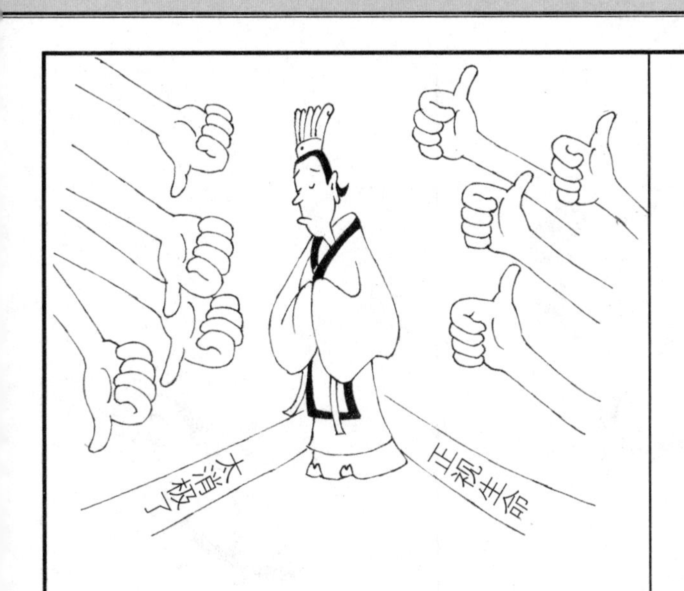

性格内向，寡言少语，内心自卑

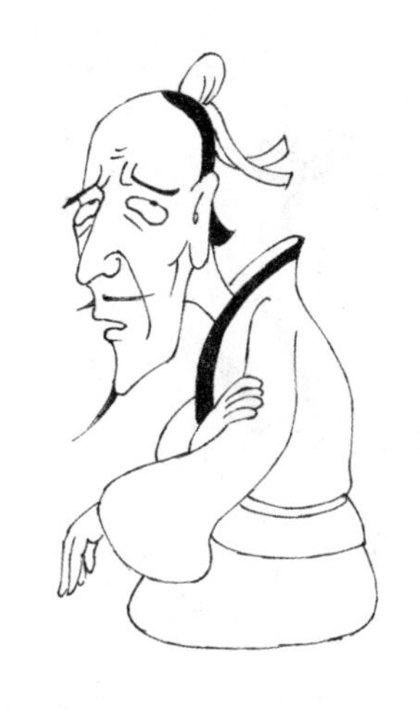
经常莫名、不由自主地叹气

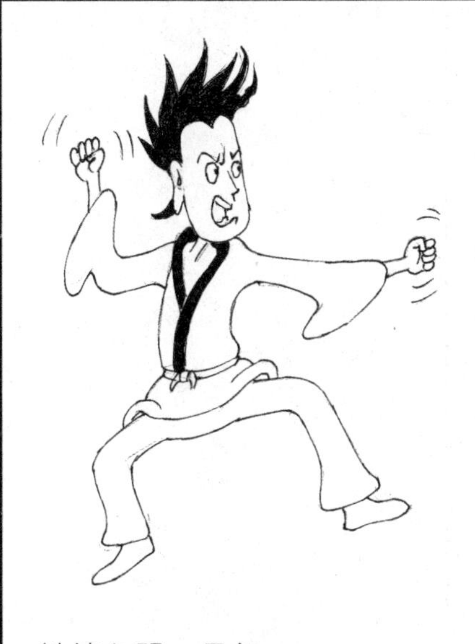
性情急躁，易怒

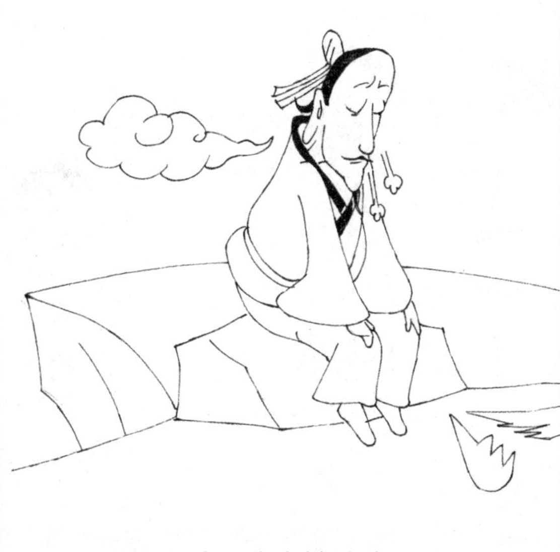
个性木讷，或个性敏感

导致气郁体质的原因

主要原因

气郁抑郁体质的形成主要原因：先天禀赋，父母遗传。另外，童年生活遗留的阴影未能及时得以排解，也会造成气郁。

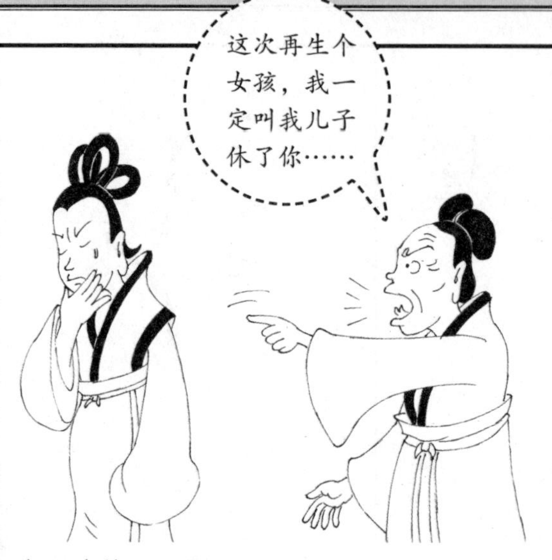

先天遗传

如果母亲是气郁体质，且在怀孕的时候情志不展、郁郁不乐，就容易将气郁体质遗传给下一代。

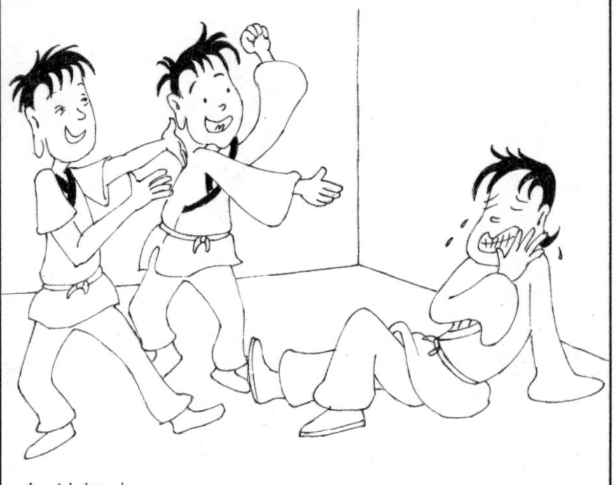

年幼打击

人在年幼时心理发育不成熟，如果此时遭遇家庭生活不幸，或在社会受到歧视，就容易导致气郁。

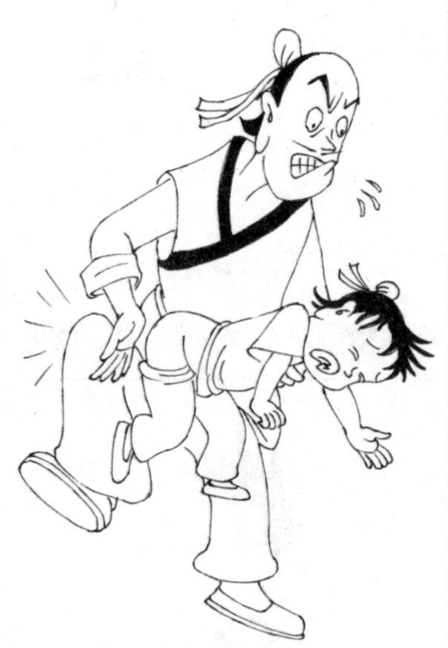

童年生活遗留的阴影挥之不去

其他原因

除了主要原因外，以下其他原因也可能导致气郁体质。如工作压力大，感觉自己怀才不遇，长此以往也容易形成气郁。另外，有些人欲望多，但却难以实现，一旦遭受挫折，就容易陷入抑郁，如果长时间得不到调整，就会形成气郁体质。

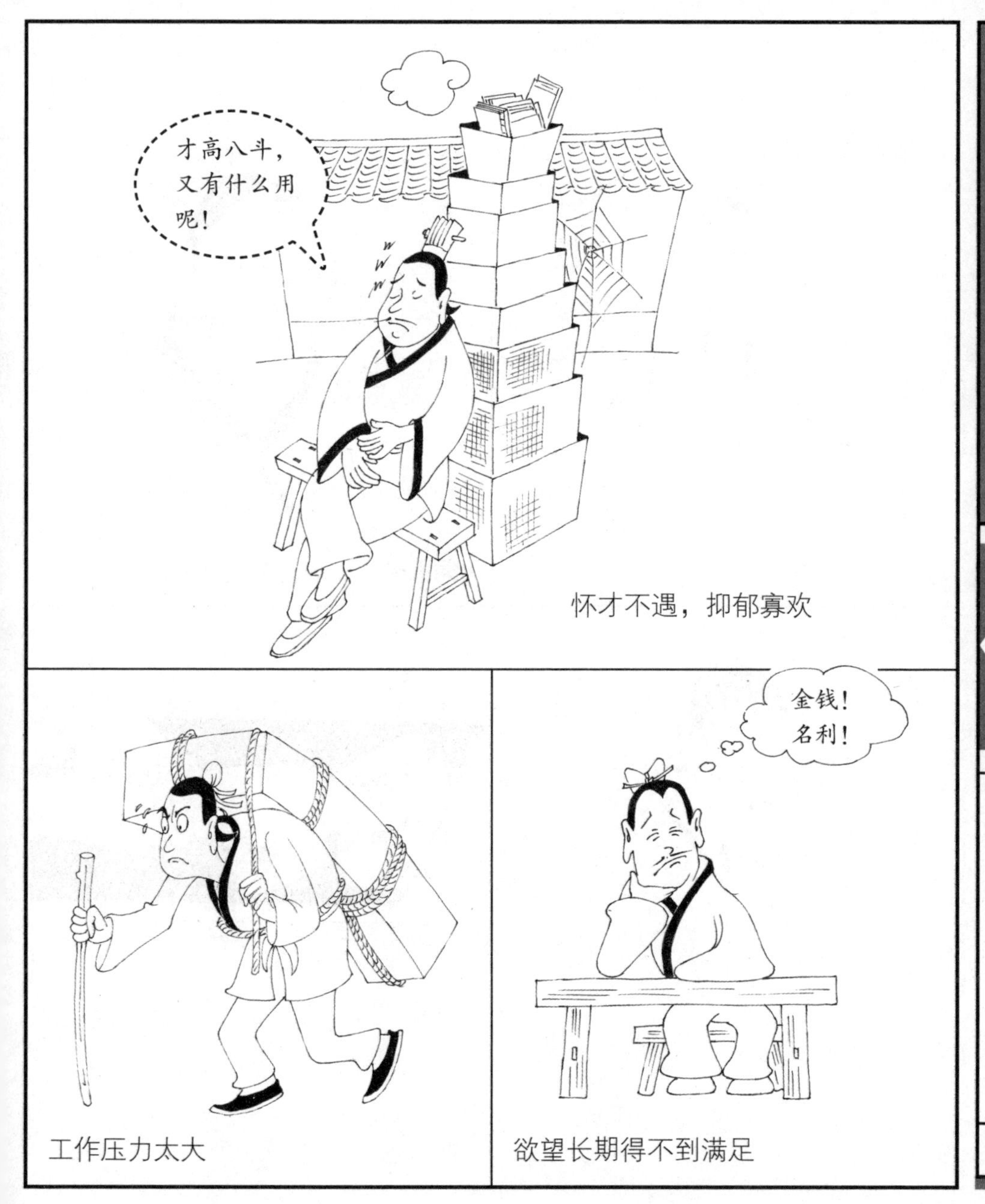

怀才不遇，抑郁寡欢

工作压力太大

欲望长期得不到满足

气郁体质易患的主要疾病

气郁体质者常因气机瘀滞，运行受阻，会导致水液、气血瘀寒，形成痰湿、瘀血，从而引发疾病。气郁体质者易患失眠、偏头痛、胸痛及两胁痛等证。

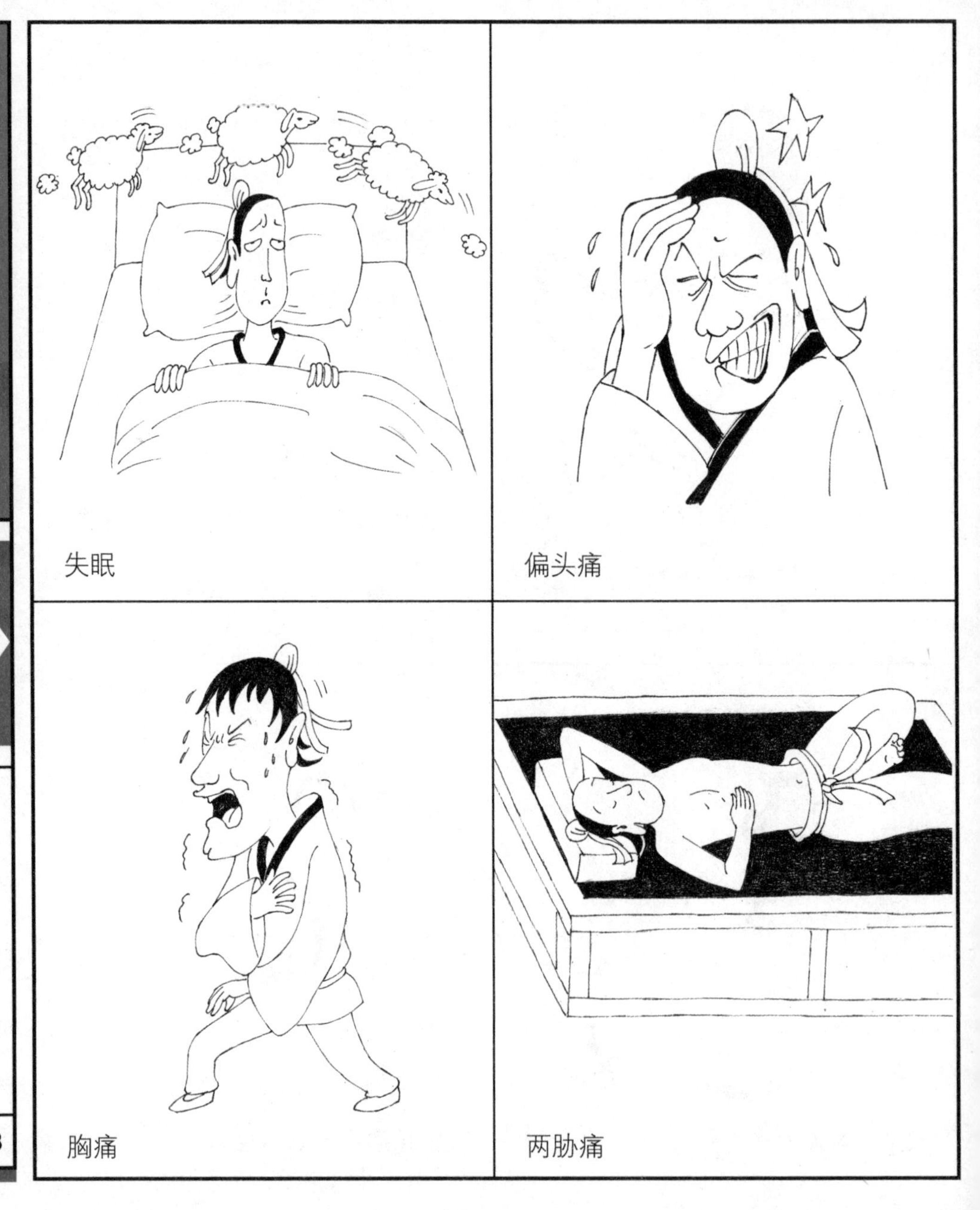

气郁体质易患的其他疾病

除了主要原因外，以下其他原因也可能导致气郁体质。如工作压力大，感觉自己怀才不遇，长此以往也容易形成气郁。另外，有些人欲望多，但却难以实现，一旦遭受挫折，就容易陷入抑郁，如果长时间得不到调整，就会形成气郁体质。

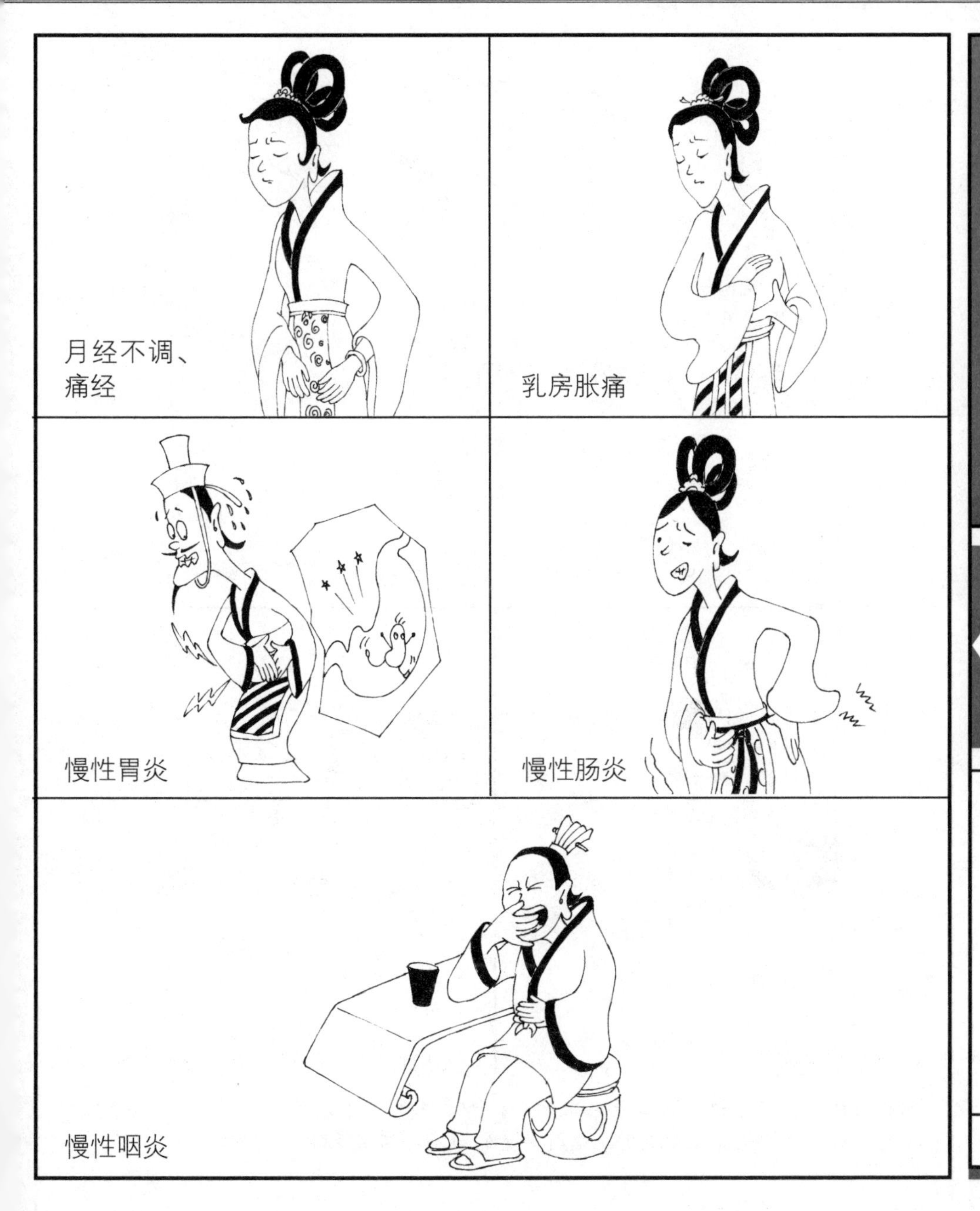

气郁体质调养原则

丑时，肝经当令，宜养肝藏血

丑时，肝胆相接，肝主藏血，心润于筋。肝储血不足就会乏力，头昏脑涨。

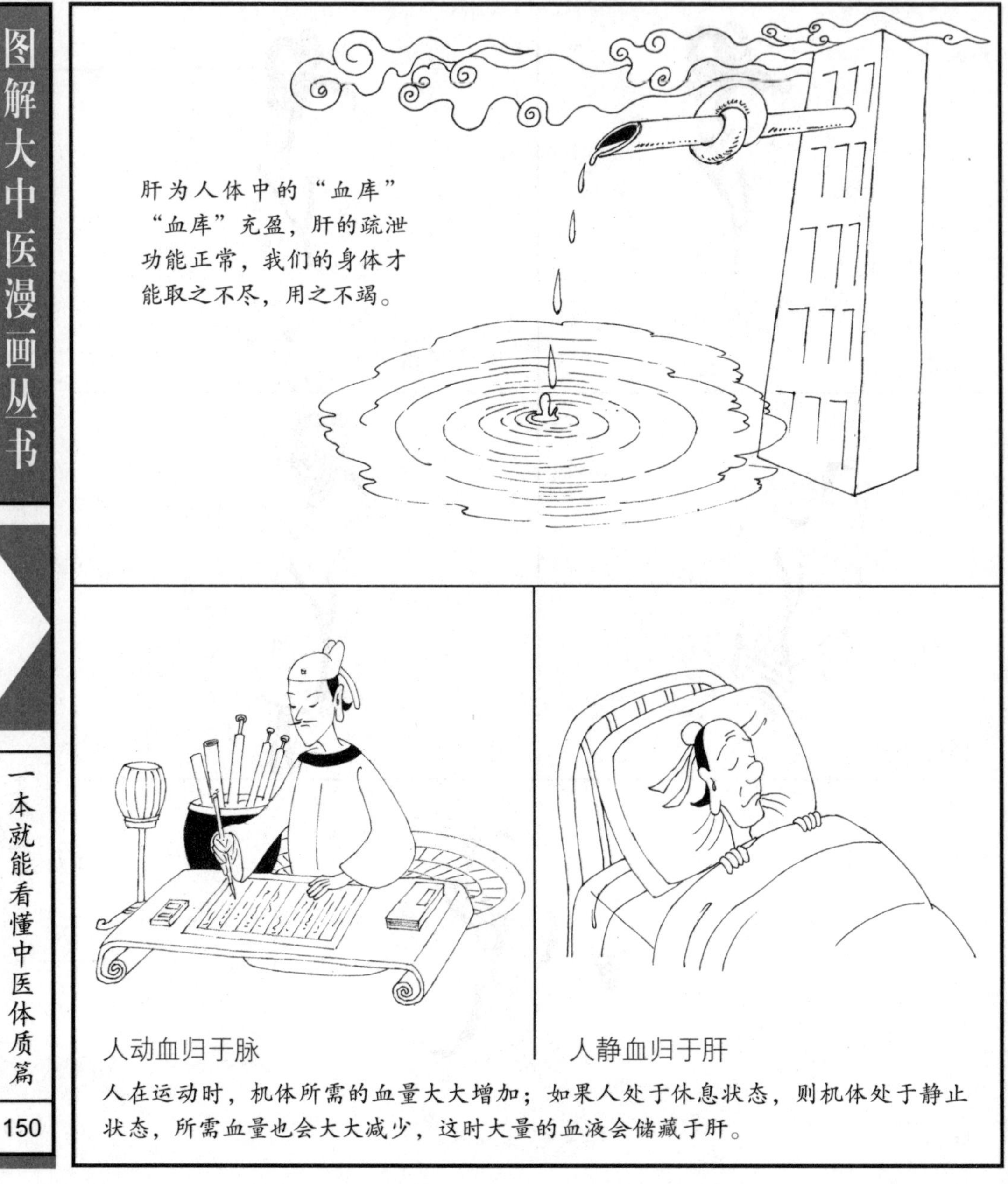

养眼即养肝

肝藏血开窍于目，故眼睛的健康取决于肝脏，肝血旺则眼睛能够得到足够的滋养；如长期熬夜，过分用眼，则会过度消耗肝血，所以养眼即养肝。

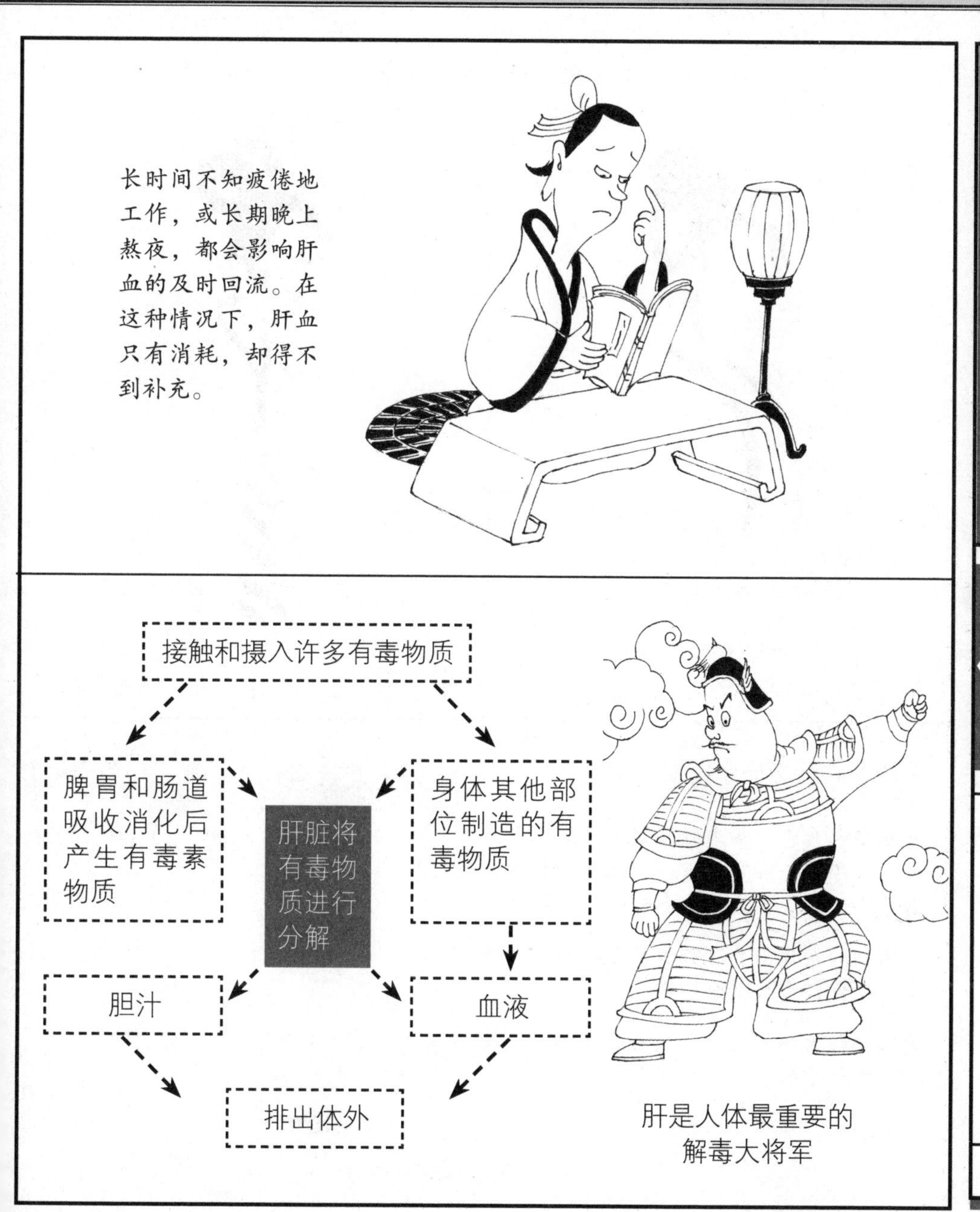

女生养生古训：以血为主，以肝为养

女人一生中每个重要阶段，都要耗费大量的气血。如果没有充盈的气血滋养做后盾，则每个阶段都不能顺利地进行。

女性要注重对肝脏的保养

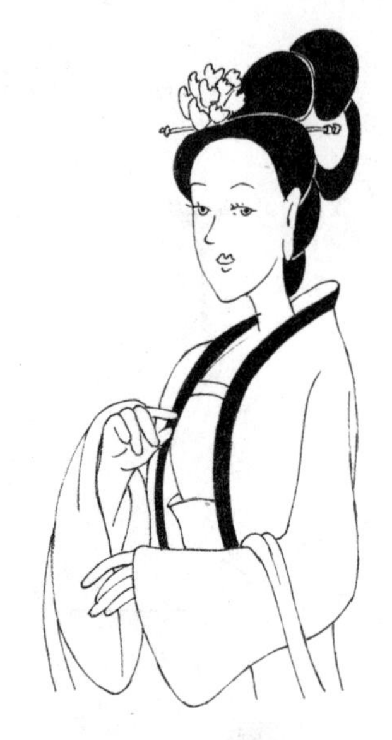

肝功能好，则气色红润、美丽动人

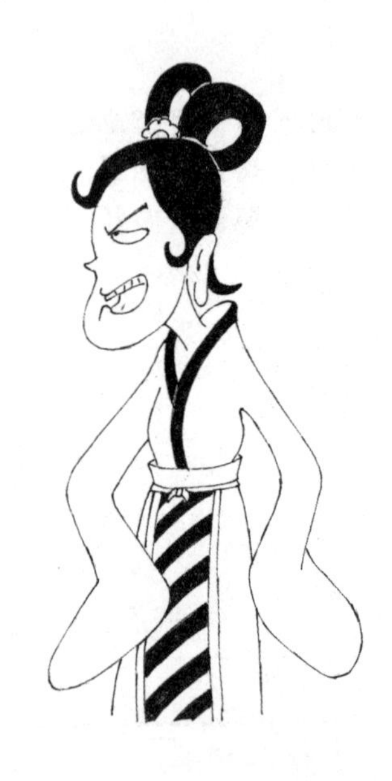

肝功能差，则气血虚损、情绪不稳

肝藏血，就像一个气血仓库

青春期来月经。如果肝脏这个“血库”充盈，月经就会准时到来；“血库”告急，则易导致月经紊乱、白带异常等病症。

妊娠期的女性需要肝脏提供血液养胎，肝血不足会影响胎儿的发育。

哺乳期的女性需要消耗大量的气血，需要肝脏供血补充。

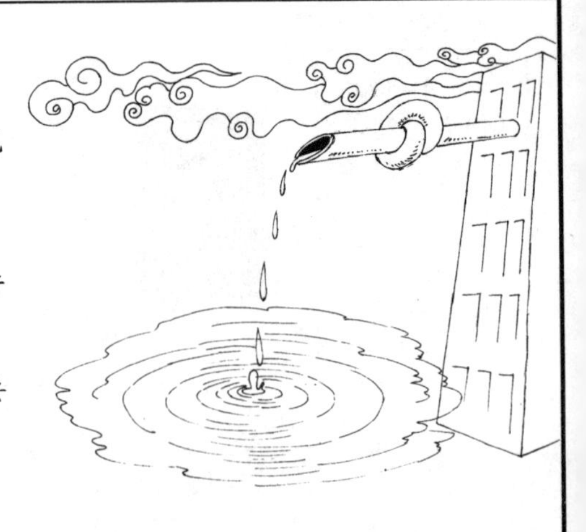

女性一生均与肝血有关

精神调养

气郁体质与血瘀体质关系密切，往往是血瘀体质的初级阶段，因此调整起来也相对简单一些。其最重要的养生方法，就是精神养生。

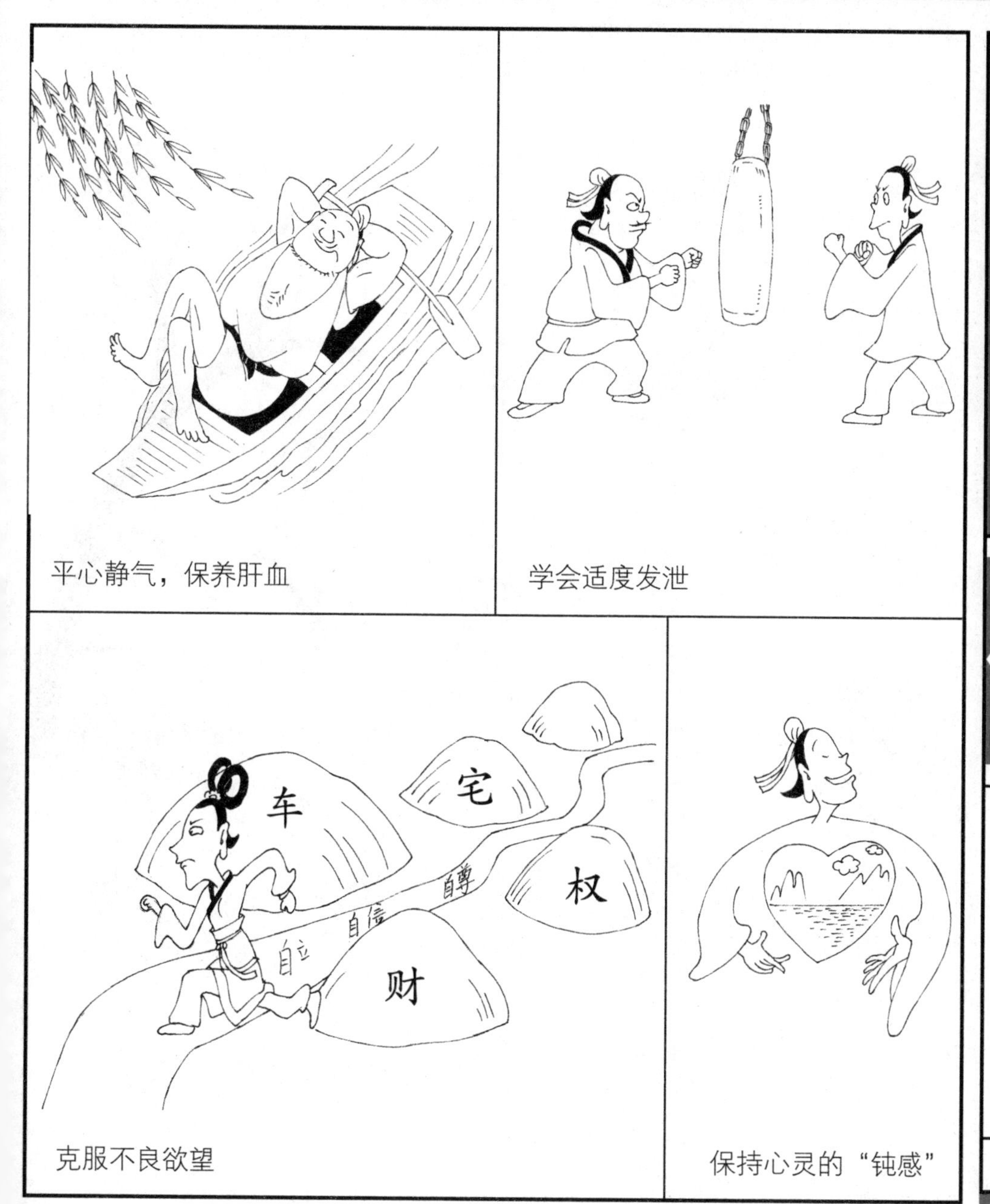

平心静气，保养肝血

学会适度发泄

克服不良欲望

保持心灵的“钝感”

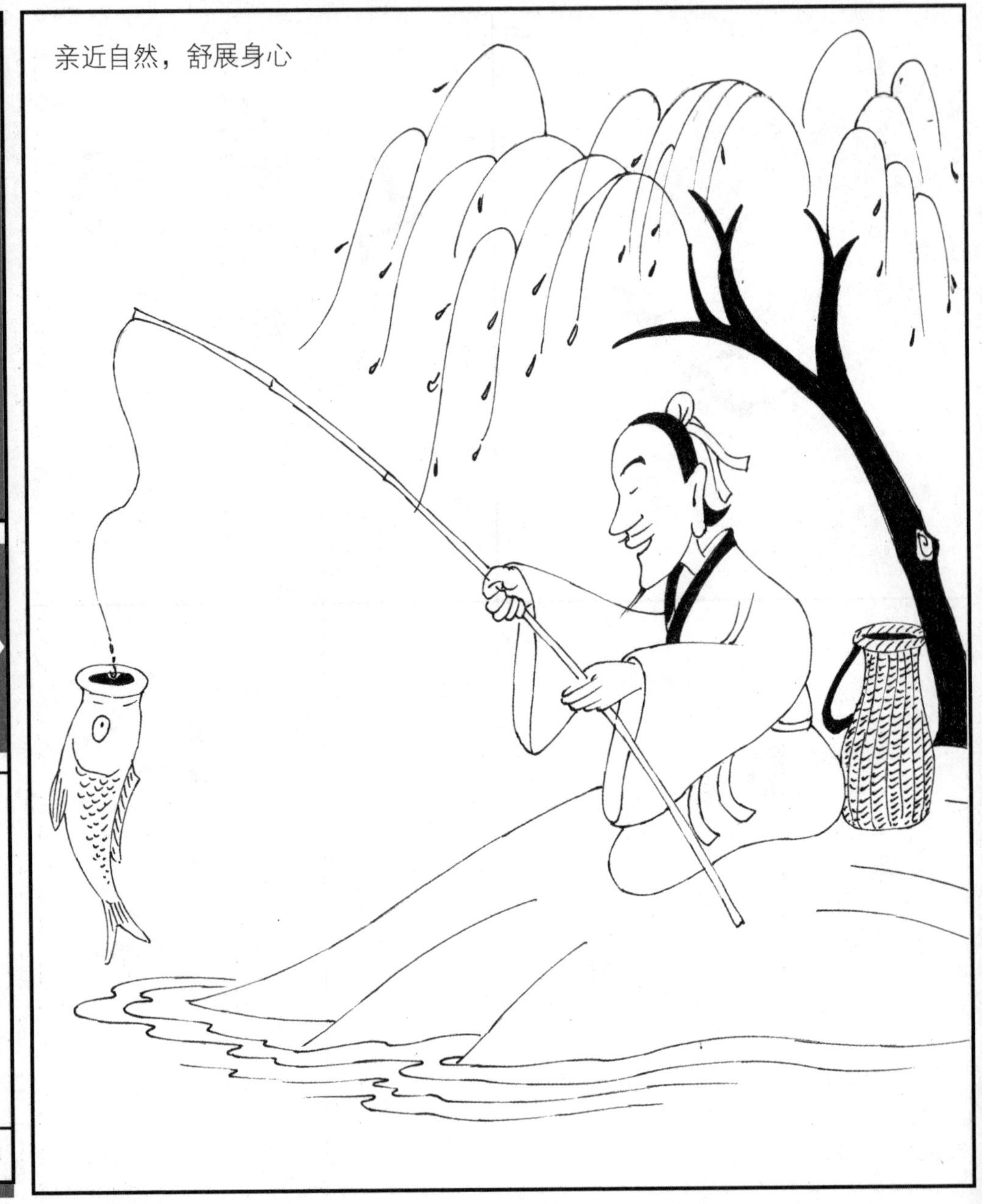
亲近自然，舒展身心

食物养生

气郁体质者气机郁滞不畅，肝主疏泄，调畅气机，并能促进脾胃运化。因此气郁体质者应多吃具有理气解郁、调理脾胃功能的食物。下面介绍部分补气食疗粥。

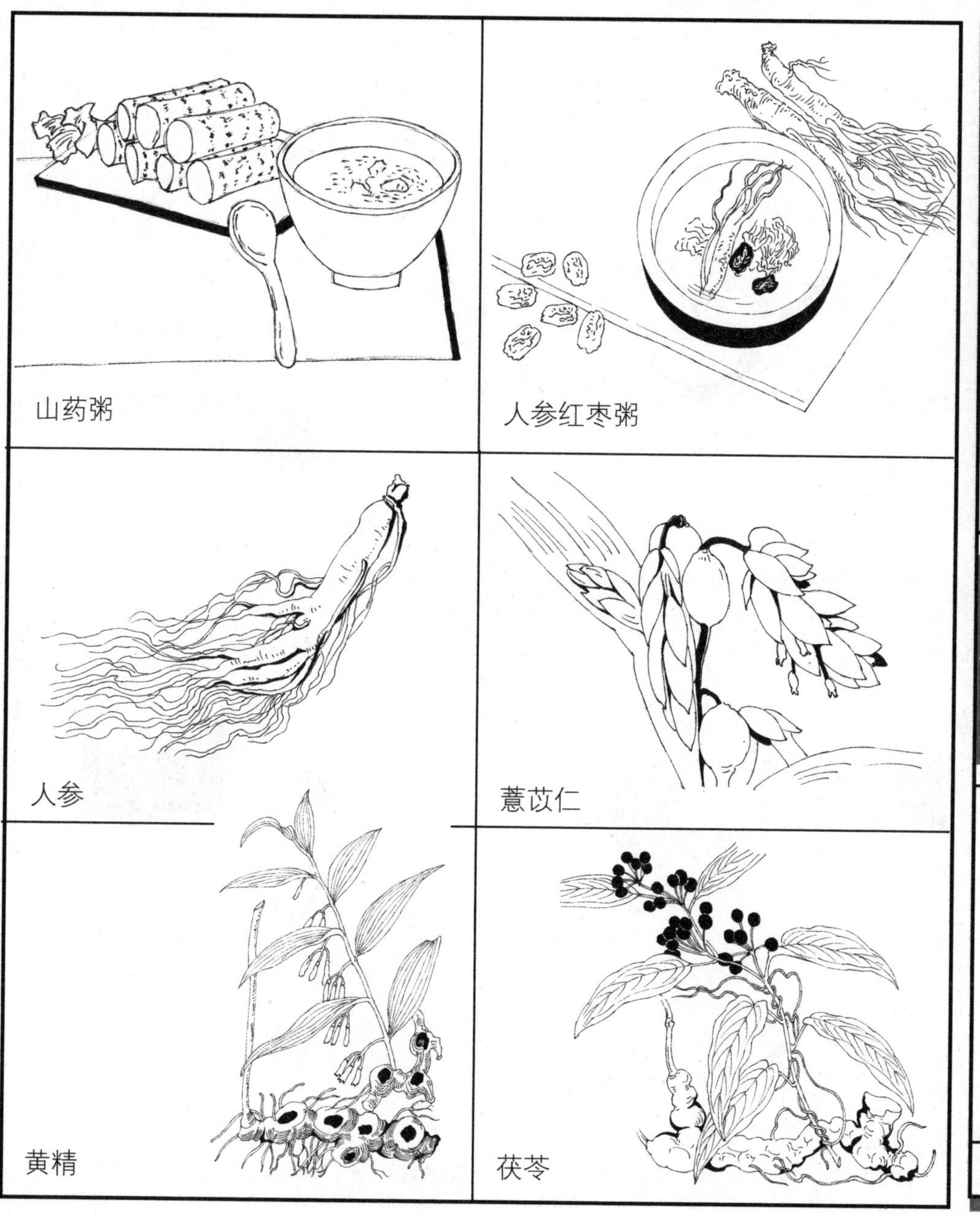

气郁体质者四季养生

气郁者的四季养生可参照血瘀体质。其中春季是气郁者养生的黄金季节，要借助自然之力，多舒展形体，舒展自己的情绪。

春
走向自然，舒展身体，舒展情绪
夏
喝茶除烦，衣物宽松
秋
注意降温，保持钝感，适度运动
冬
注意保暖，饮食合理，温性疏泄

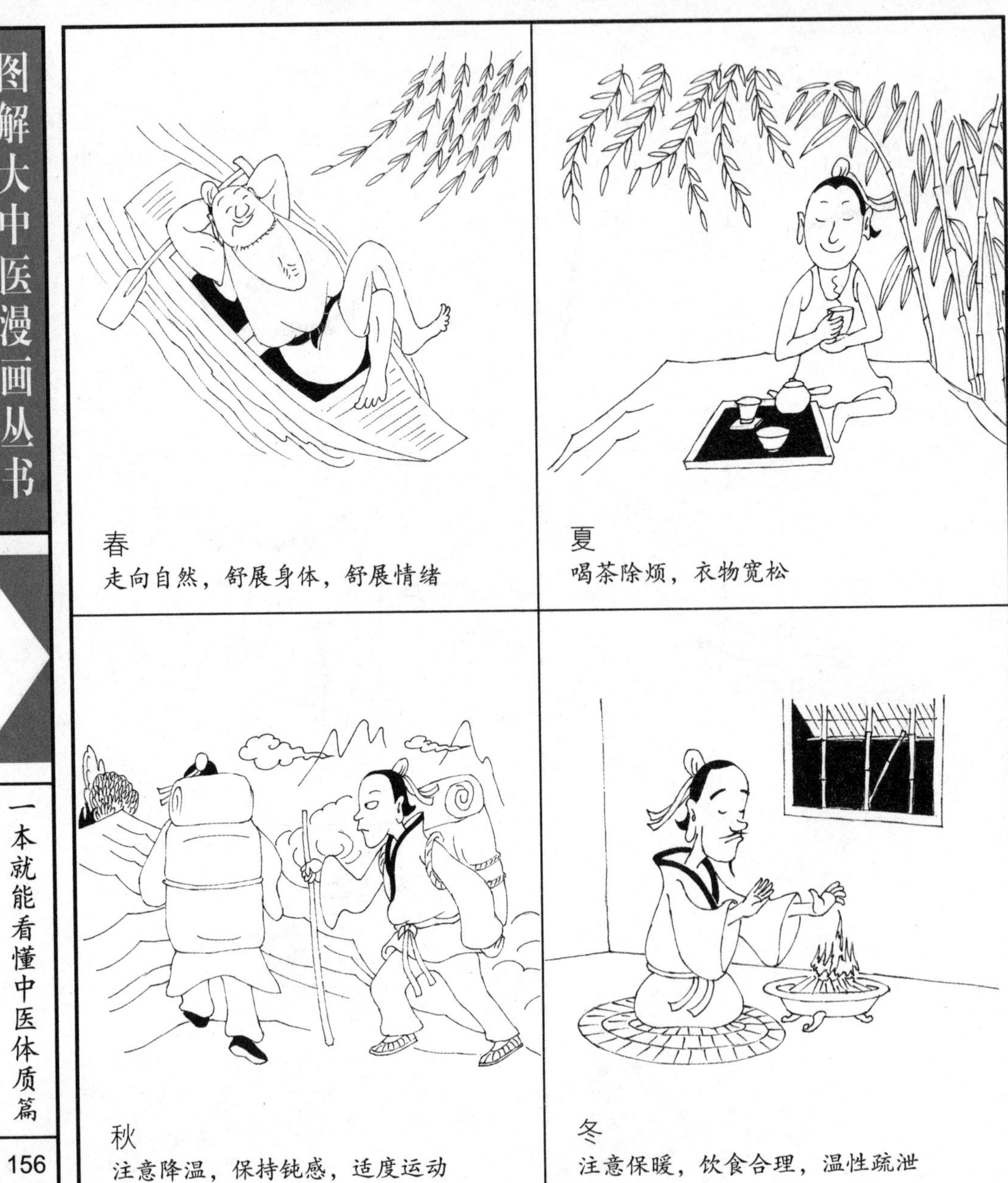

经络养生

气郁体质者常会肝气窜痛，胸胁胀满，肝郁气滞，胸胁疼痛，胸胁迸伤，呼吸作痛，肋间神经痛，胸臂挫伤，挫闪岔气，咳嗽胸闷等状状，现介绍几种开胸顺气、疏肝解郁的经络按摩疗法，以便大家选用。

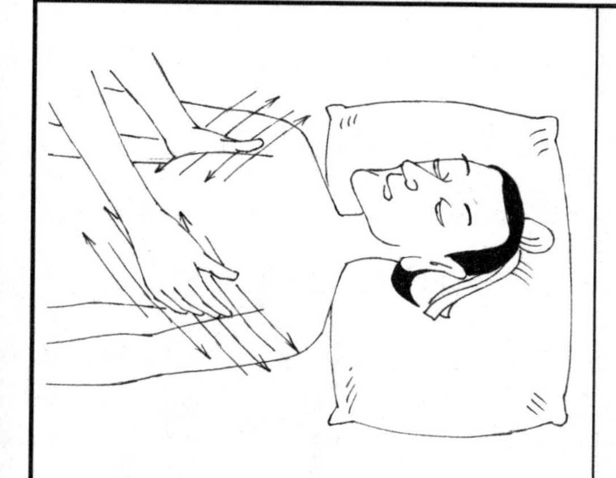

晨笼解罩法

调和气血，祛郁行滞，疏泄肝郁，理气和血，消炎止痛，通经活络，开胸顺气，宣通肺气

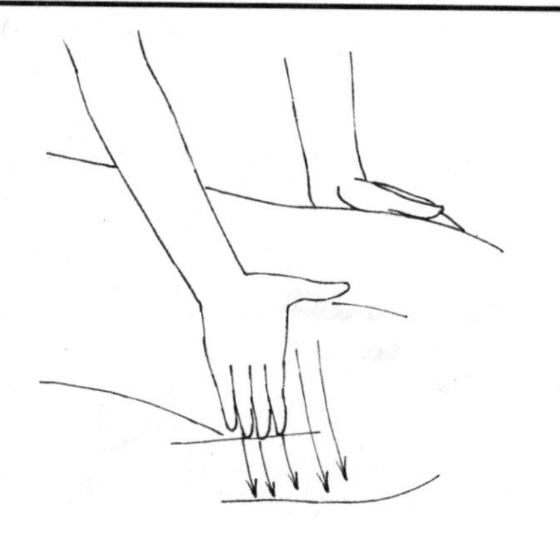

梳胁开胸顺气法

疏肝解郁，宣肺宽胸，疏通经络，开胸顺气

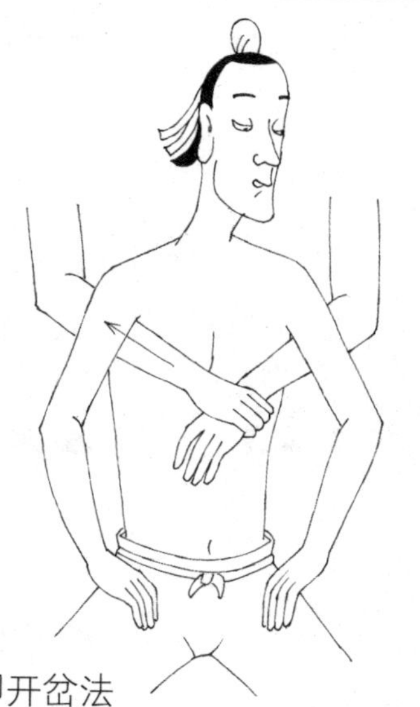

锁叩开岔法

消炎止痛，理气祛邪，顺理迸气，开胸顺气，通经活络

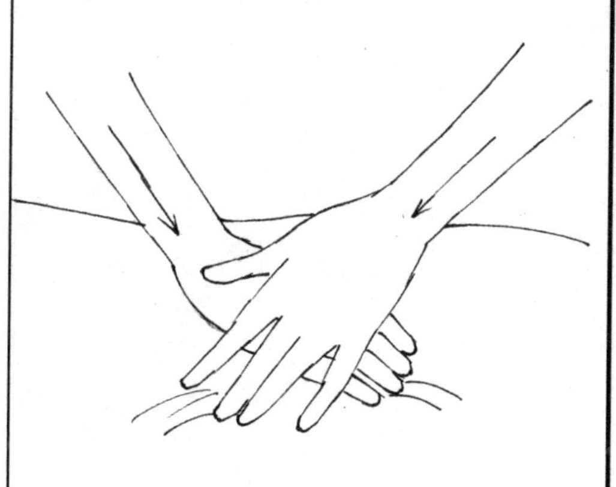

呼吸迎随法

消胀除满，开胸顺气；疏肝解郁，通经活络，调和气血，散瘀止痛

药物养生

理气药大都味多苦辛，性多属温，能入脾胃肺肝经。应用理气药时，须根据气滞病症的不同部位及程度，选择相应的药物。

佛手
芳香理气，健胃止呕，化痰止咳
枳壳
健脾开胃，下气
麝香
开窍通络，消肿止痛
薄荷
疏风散热，辟秽解毒

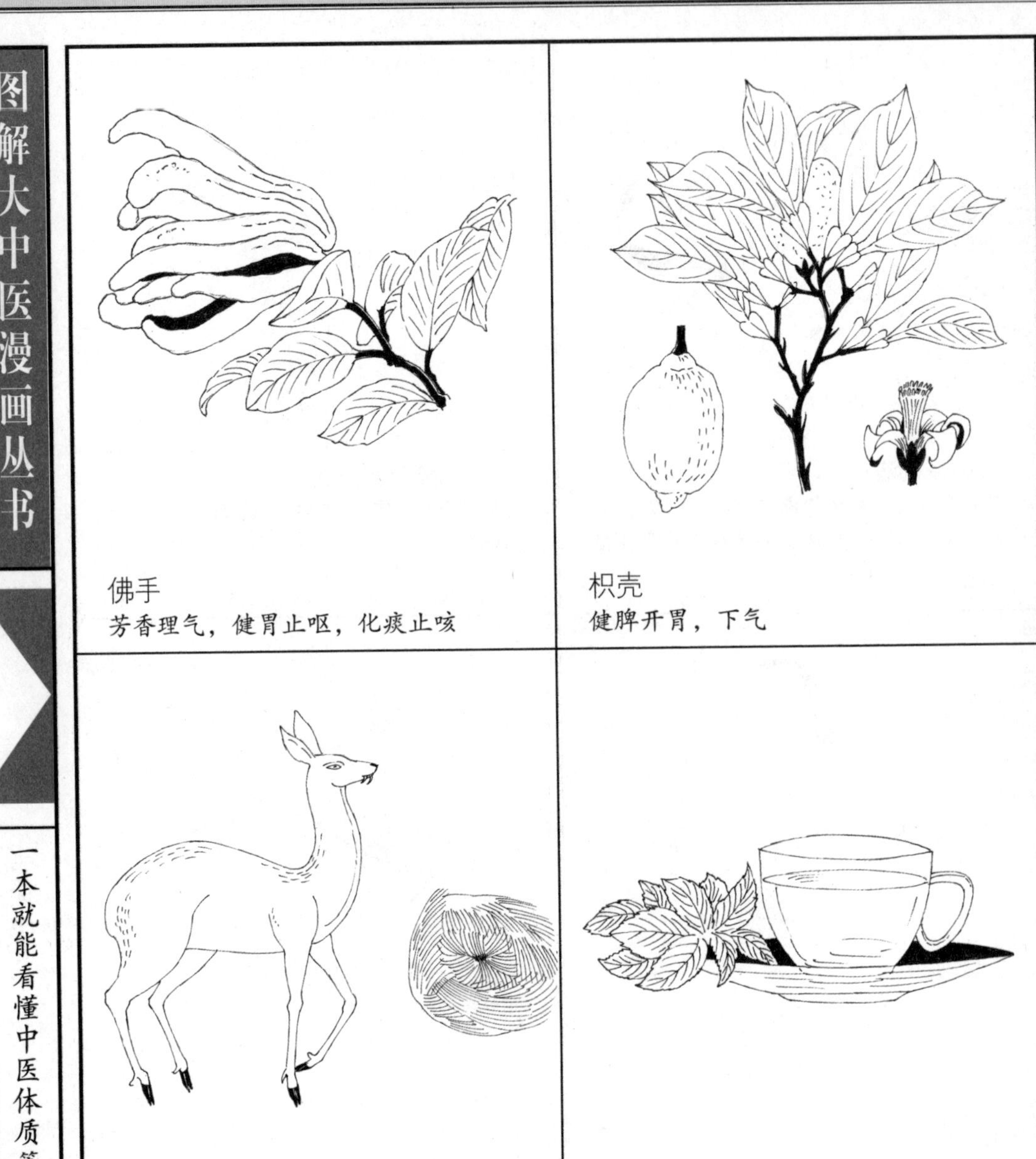

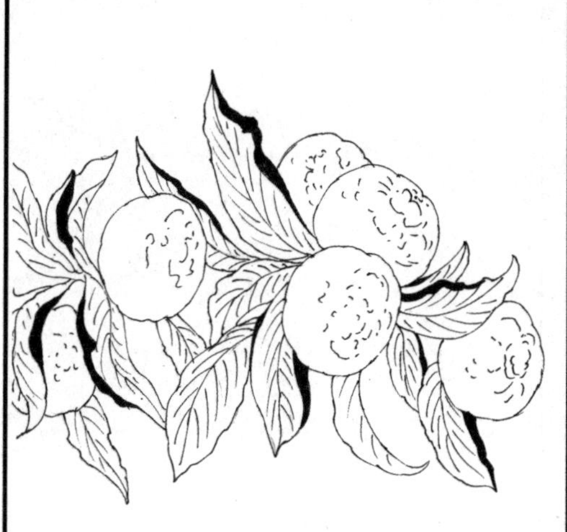

香橼

疏肝理气，宽中化痰

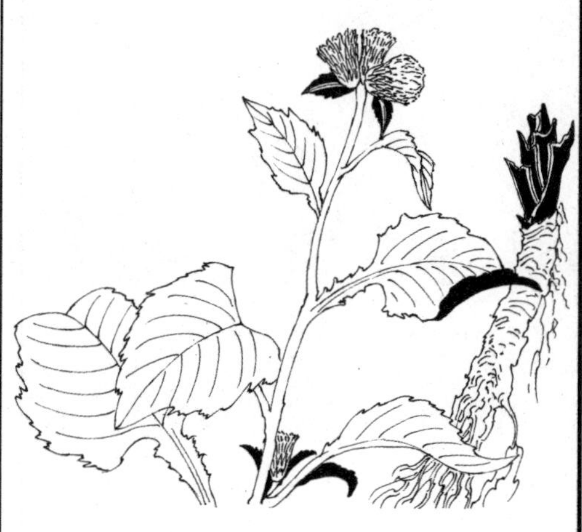

木香

行气止痛，健脾消食

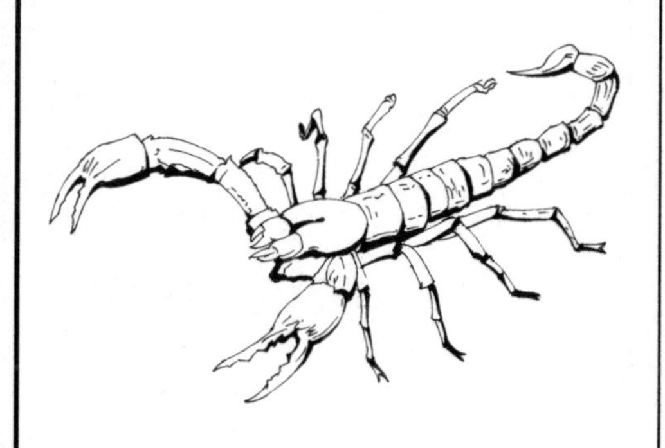

全蝎

熄风镇痉，攻毒散结，通络止痛

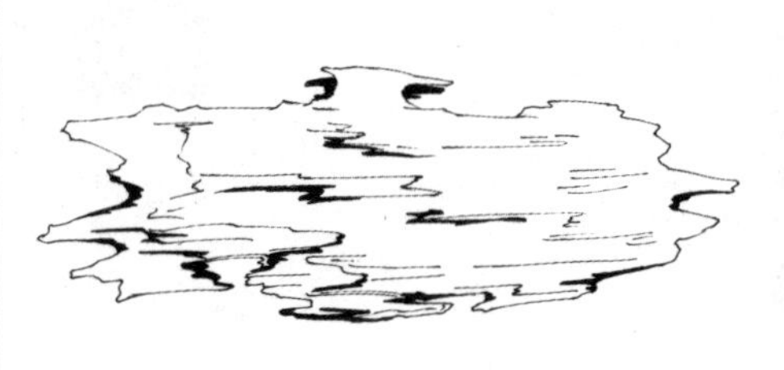

沉香

治肝郁，降肝气，和脾胃，消湿气

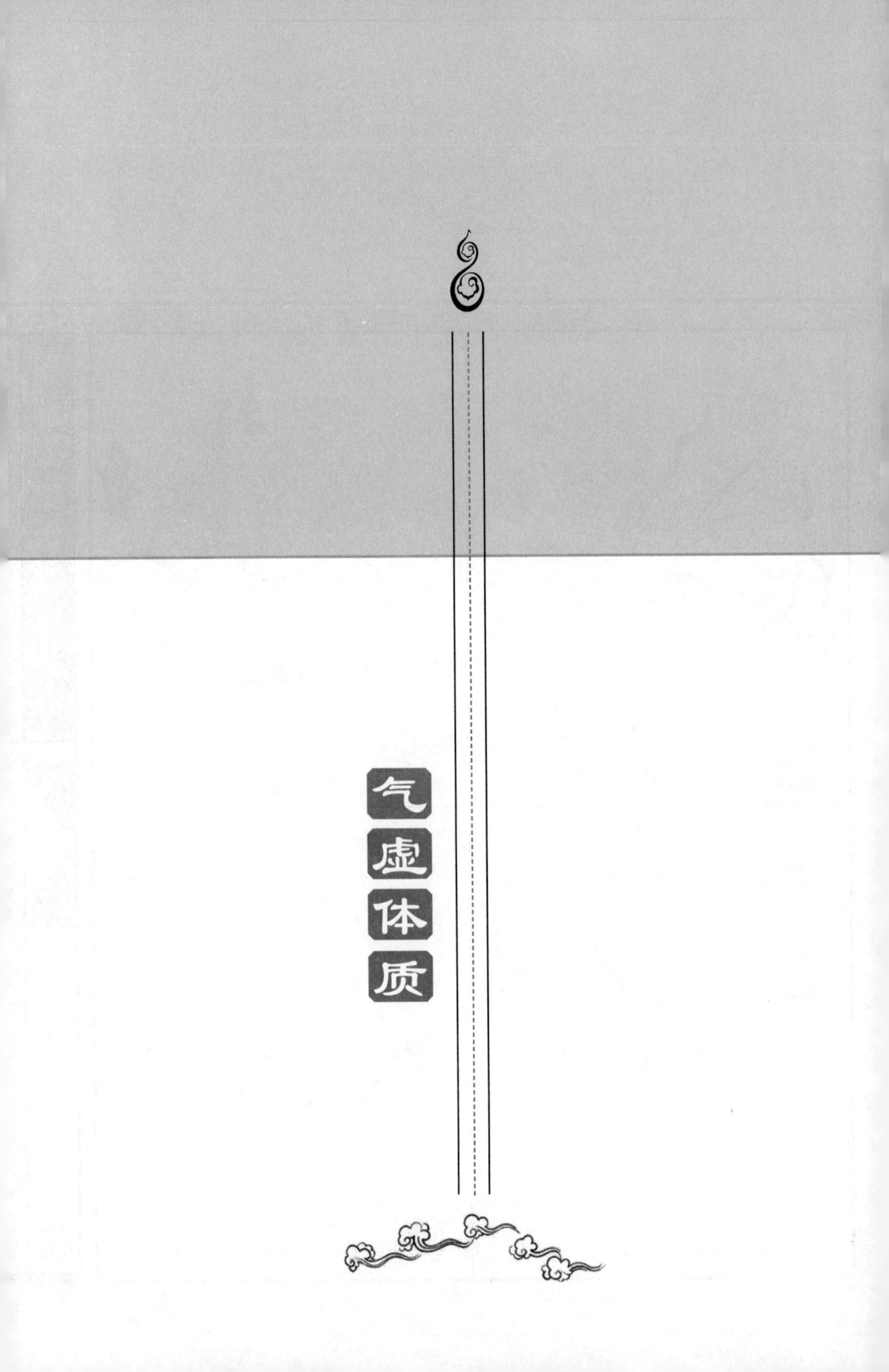
气虚体质

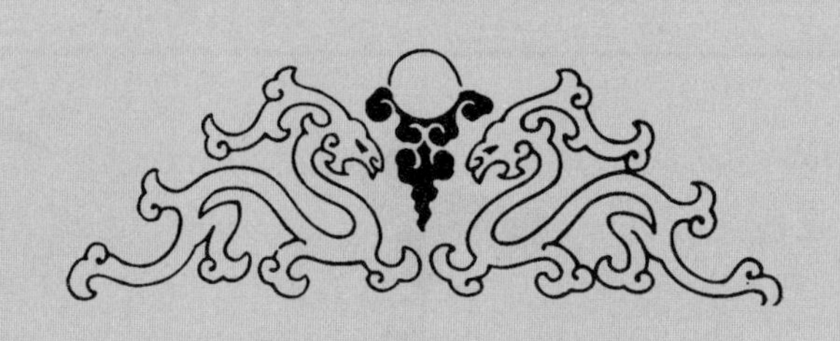

中医认为，元气对人体非常重要，『气聚则生，气壮则康、气衰则弱，气散则亡』，气虚者体内元气不足，身体较为虚弱，总给人一副羸弱的印象，常受感冒困扰，甚至可能还有一些慢性炎症。气虚体质的调理，也应从饮食、药物、精神、经络等方面着手，尤其是饮食、药物方面，应多多进补。

气的生成

气是人体内活动很强运行不息的极精微物质，也是构成人体和维持人体的生活活动最基本的物质之一。气既是人体赖以生存的具体物质，又是人体脏腑组织功能活动的总称。

气的生成
先天之气来源于父母遗传
水谷之气来源于食物中的精微物
清气来源于大自然
气由先天之气、水谷之气和清气组成的。
气是如何生成的？

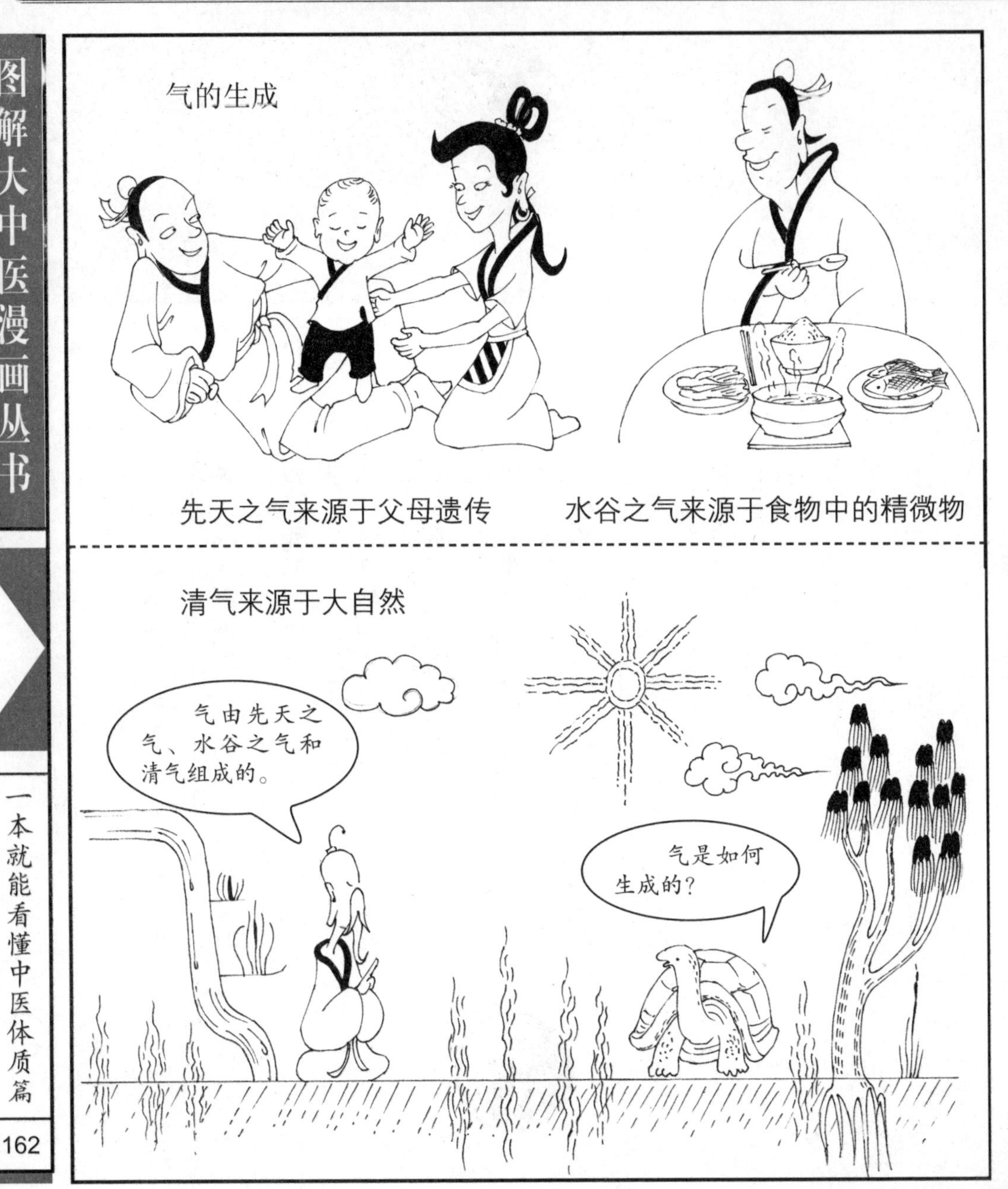

气的功能

气的生理功能主要体现在以下五个方面：如气化作用、防御作用、温煦作用、固摄作用。

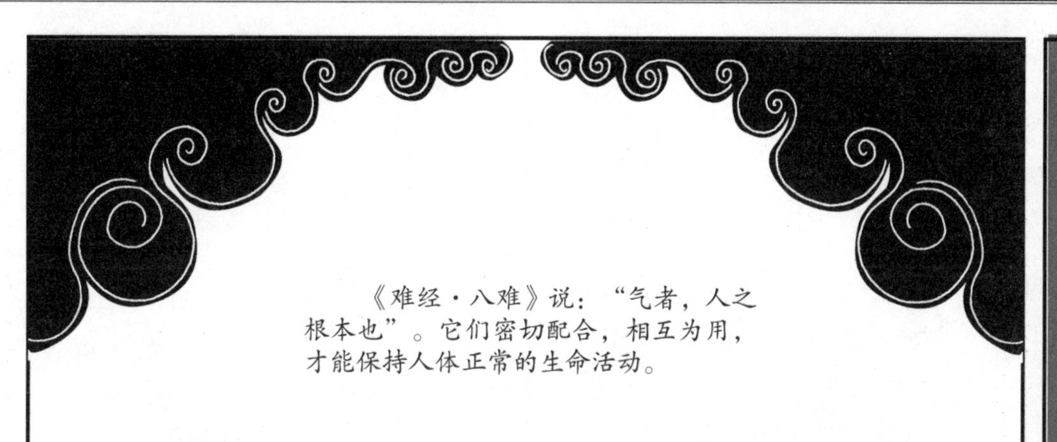

《难经·八难》说：“气者，人之根本也”。它们密切配合，相互为用，才能保持人体正常的生命活动。

推动作用。人体的生长发育，各脏腑经络的生理活动，血液的生成与运行，津液的输布和排泄，都依赖气的激发。

温煦作用。即指气有熏蒸温煦的作用。是人体热量的来源，人体能维持正常的体温，是与气的温煦作用密切相关。

防御作用。气能护卫肌表，防御外邪侵犯，又能与入侵之病邪做斗争，若驱邪外出，则身体康复。

固摄作用。气的固摄作用，主要是对血、精、津液等液态物质具有防止其无故流失的作用。

气化作用。气化是指通过气的运动而产生的各种变化。具体地说，是指精、气、血、津液各自的新陈代谢及其相互转化。

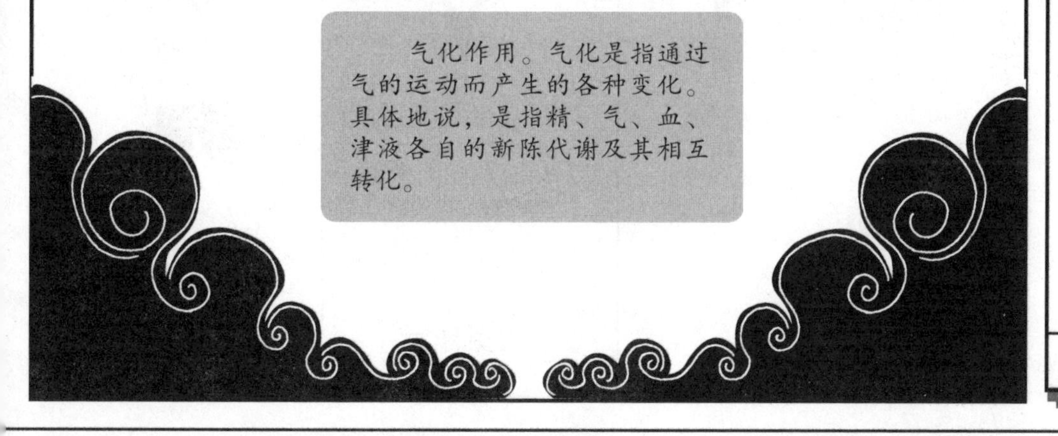

《难经·八难》说：“气者，人之根本也”。它们密切配合，相互为用，才能保持人体正常的生命活动。

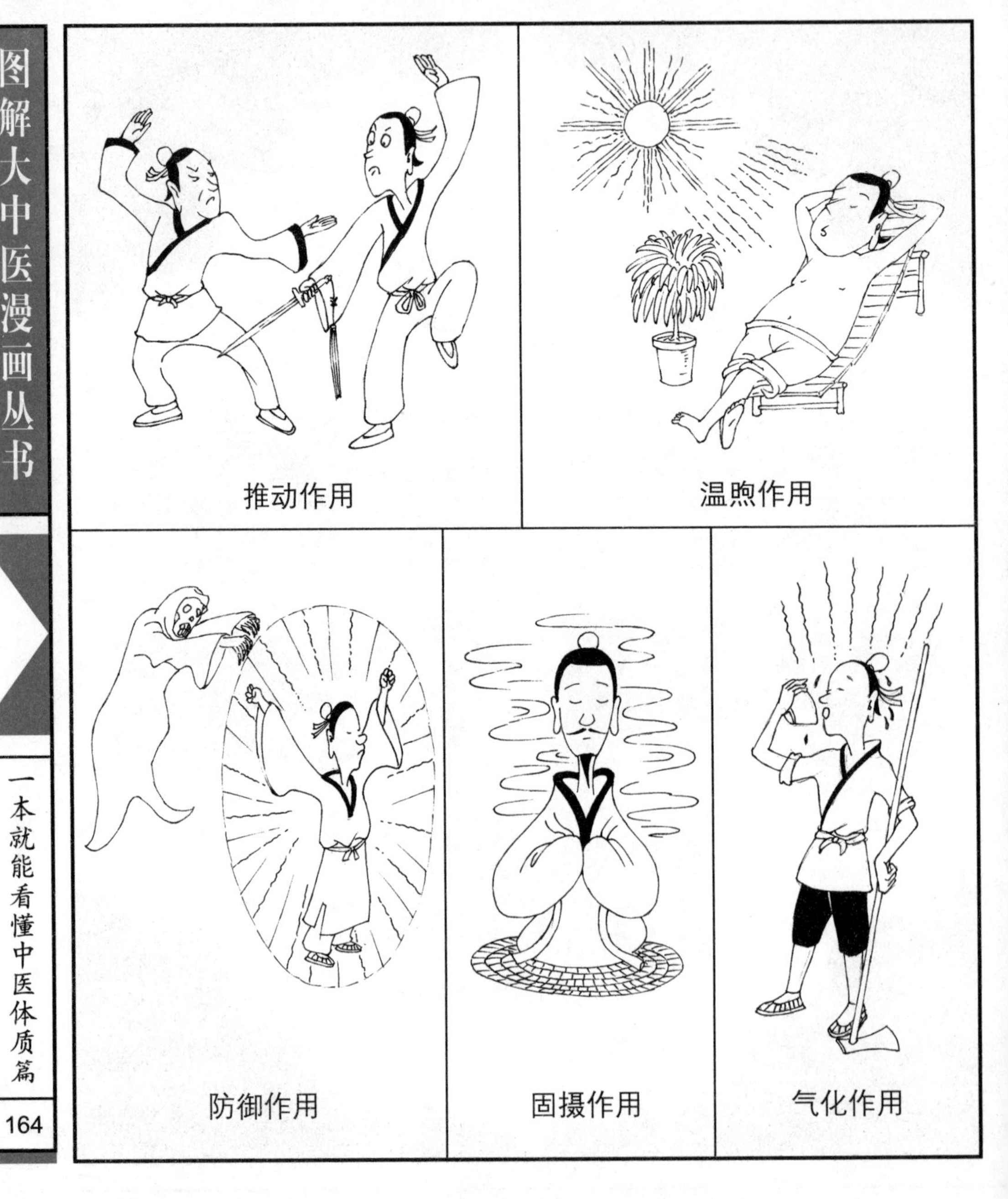

气的种类与分布

人体之气循行于全身，无处不到。由于其主要组成部分、分布部位和功能特点不同，而又有各种不同的名称。

元气

元气是人体生命活动的原动力。元气来源于肾中的先天之精，并受后天水谷精气不断补充和培养。元气的功能是推动和促进人体的生长发育，温煦和激发各组织器官的生理活动。元气是维持人体生命活动的最基本的物质。

宗气

宗气由肺吸入的清气和脾胃运化的水谷精气相结合而生成。宗气的功能之一，是上走息道以行呼吸；功能之二，是贯注心脉以行气血。肺的呼吸功能和心脏运动血液的功能与宗气关系密切。

营气

营气是在血脉中能营养全身的气，由脾胃中运化的后天水谷精气所化生。营气的功能为营养全身和化生血液。

卫气

卫气即具有保卫作用的气。卫气的功能包括护卫肌表，防御外邪入侵；调节控制汗孔的开合和汗液的排泄，维持体温的恒定。

元气　宗气

元气的功能是推动和促进人体的生长发育，温煦和激发各组织器官的生理活动。肺的呼吸功能和心脏运动血液的功能与宗气关系密切。

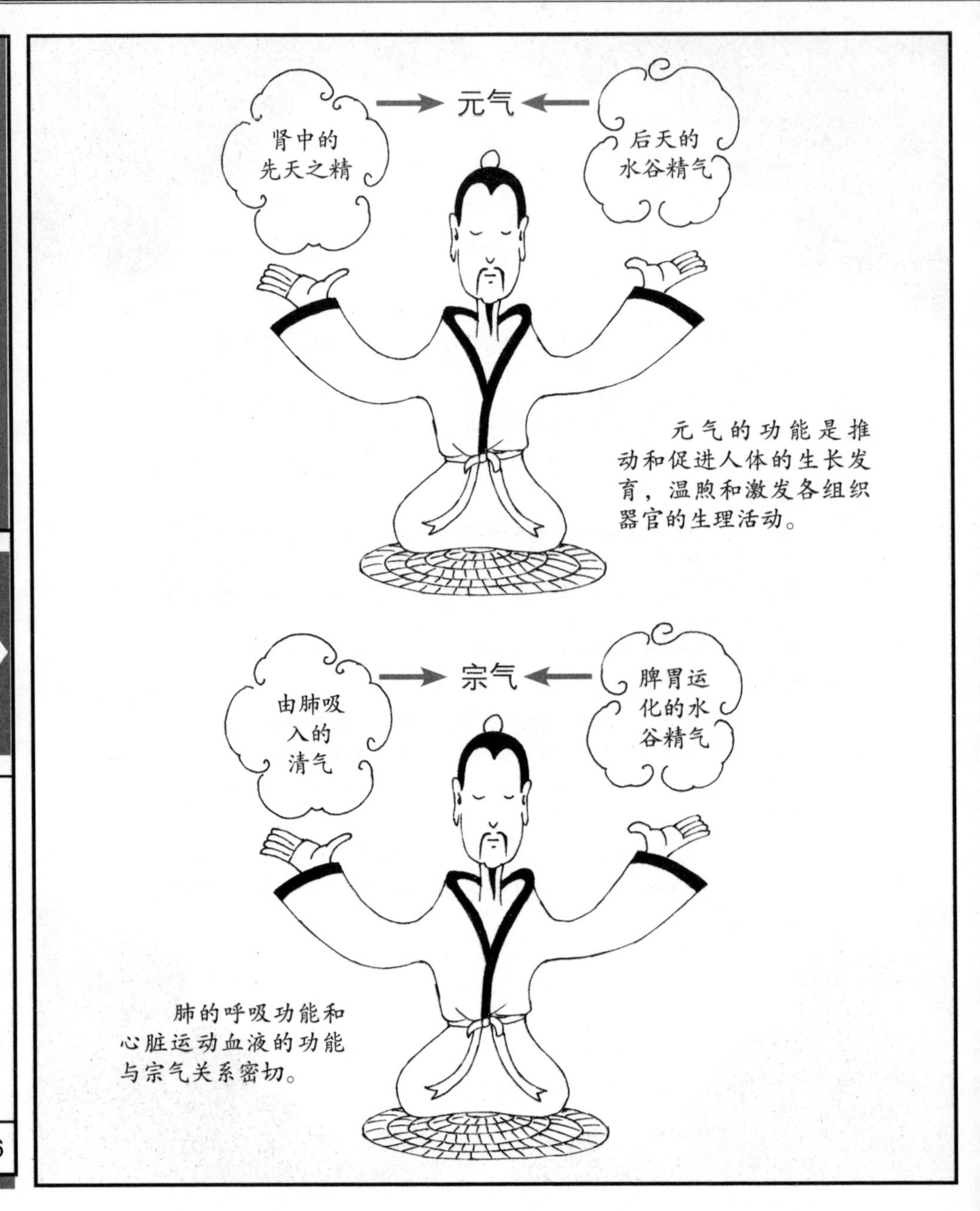

营气　卫气

营气由脾胃中运化的后天水谷精气所化生。营气的功能为营养全身和化生血液。卫气护卫肌表，防御外邪入侵；调节控制汗孔的开合和汗液的排泄，维持体温的恒定。

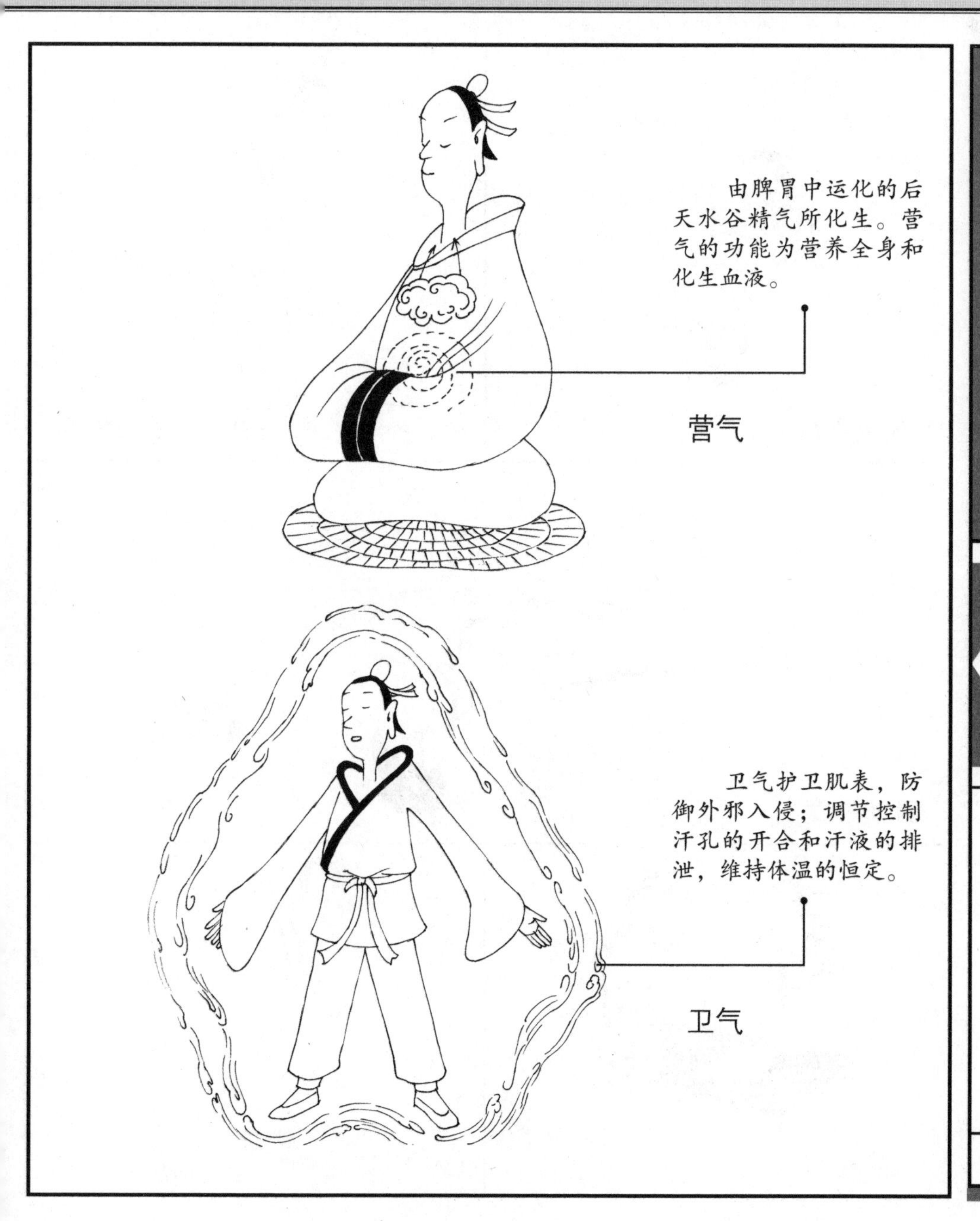

何为气虚

气虚是指元气不足，全身或某些脏腑功能衰退的病理变化。气虚主要表现为元气不足，脏腑功能活动减退，以及机体抗病能力下降等方面，其形成的主要原因多是先天不足，或后天失养，或肺脾肾功能失调，也可因劳伤过度、久病耗伤、年老体弱所致。

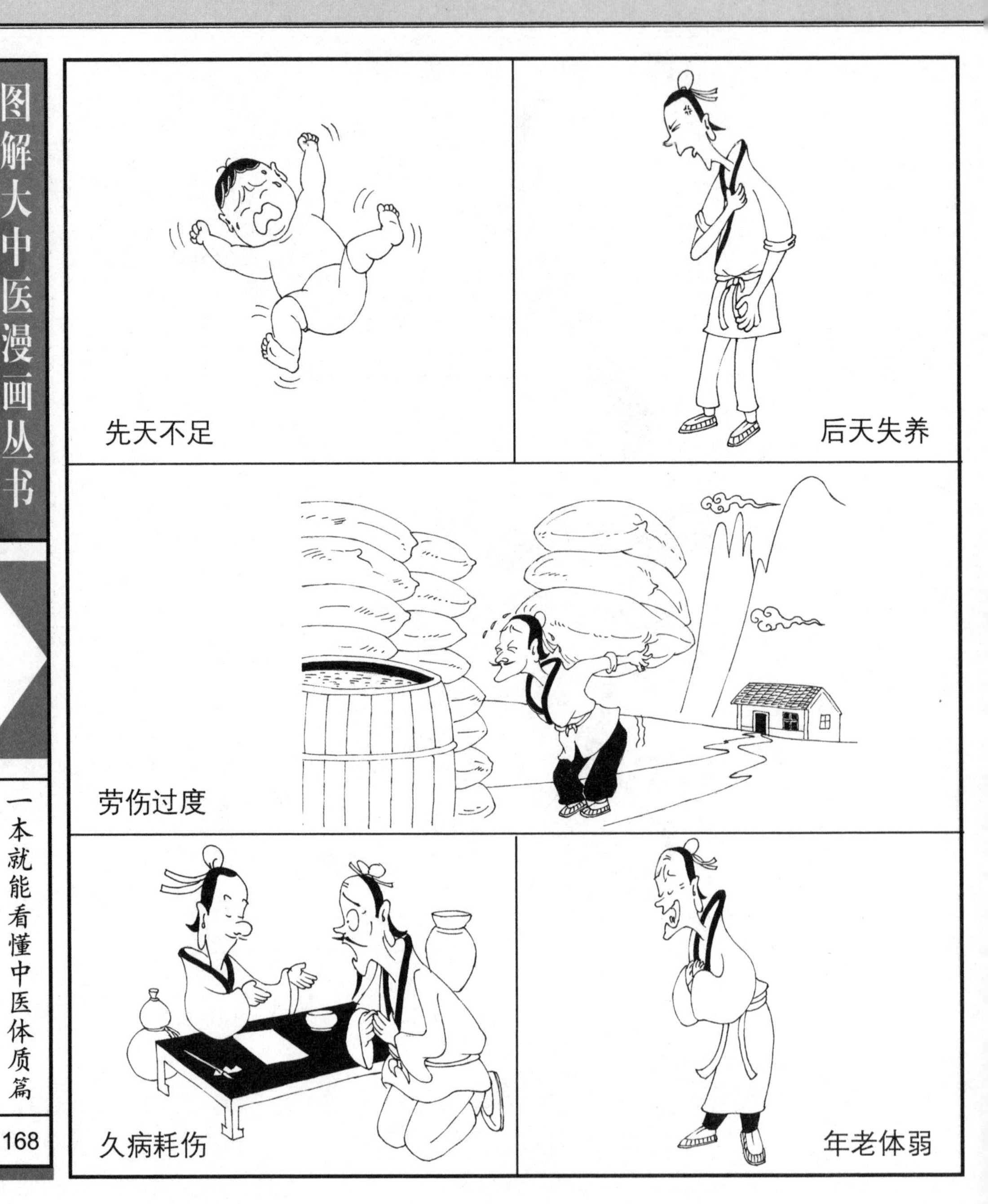

气虚症状

气虚多见于慢性疾患、老年患者、营养缺乏、疾病恢复期以及体质衰弱等病变。其临床表现以少气懒言、疲倦乏力、脉细软无力、容易出汗等症为重要特点。

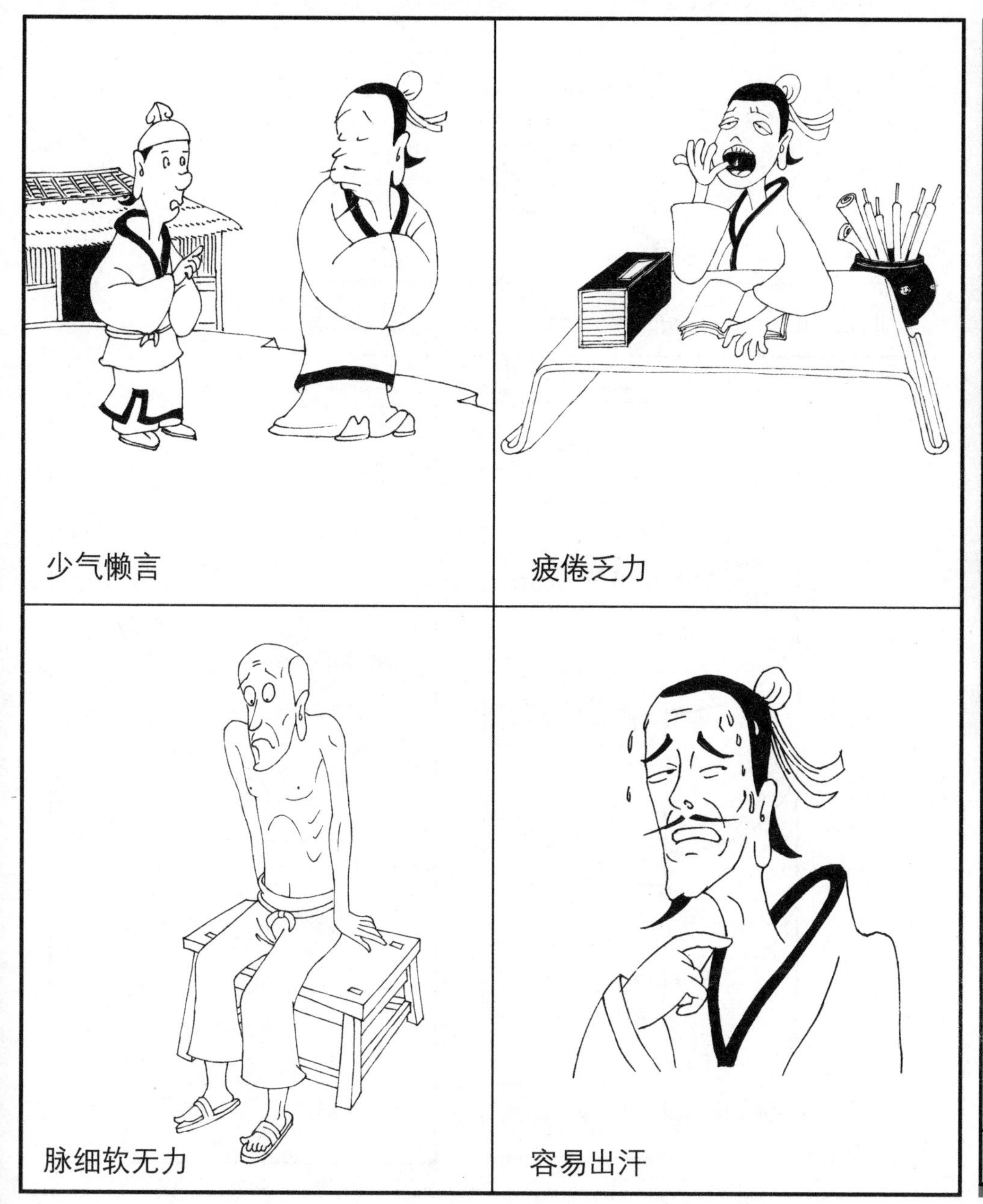

少气懒言　疲倦乏力　脉细软无力　容易出汗

气虚的分类

心气虚

引发心气虚的具体病因有：1.年高脏器衰弱。2.风湿损伤心气。3.其他疾病转变（肺心病、心肌炎）。4.禀赋不足（先天性心脏病）。

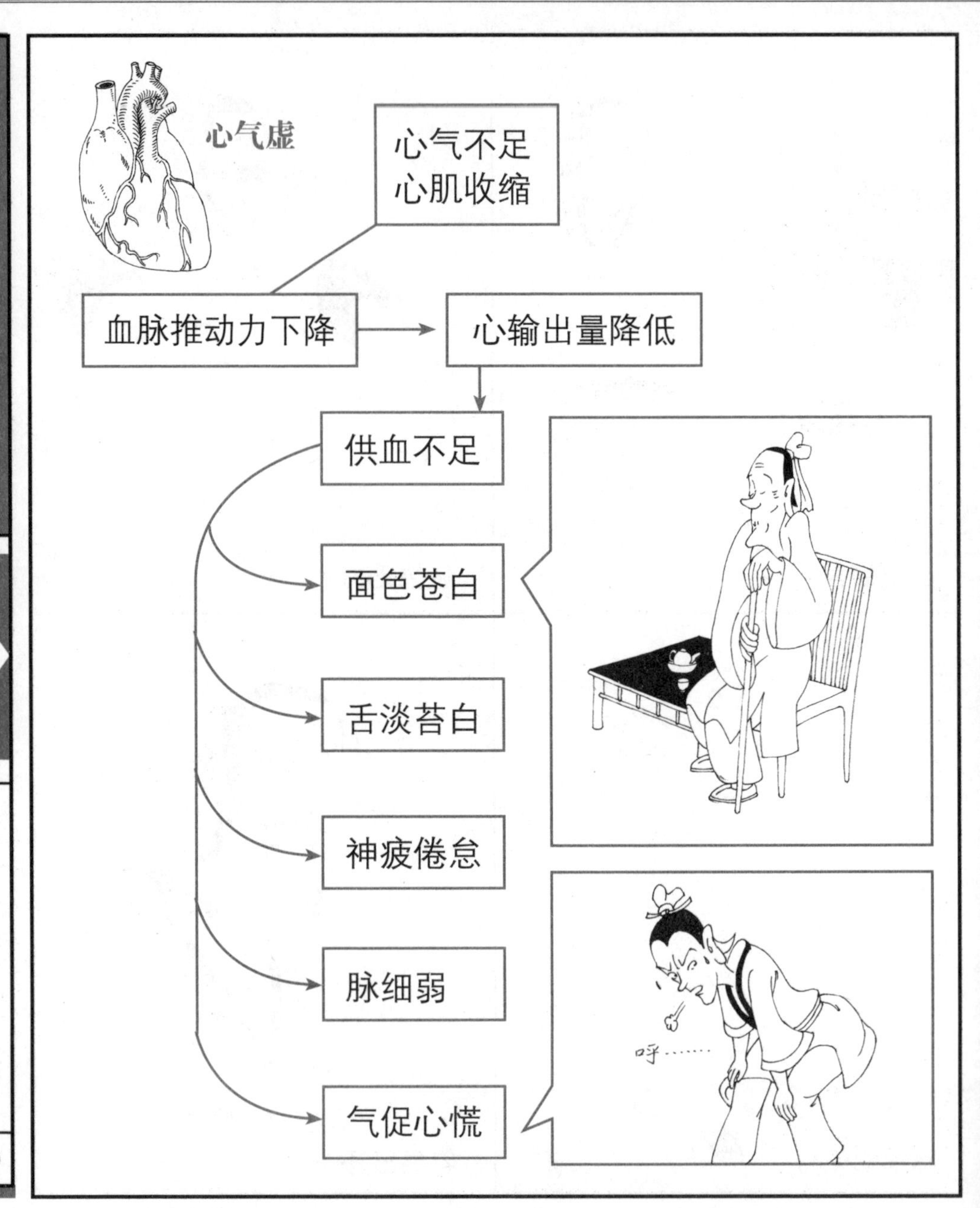

脾气虚

引起本证的病因有：1.饮食失调。2.过度劳倦，指精神或体力劳倦。3.吐泻太过。3.其他原因如肝病乘脾犯胃，如慢性肝炎会出现上述诸证候。上述诸病因均能损伤脾气，运化功能减退产生一系列气血生化不足表现。脾气虚弱的具体症状如下：

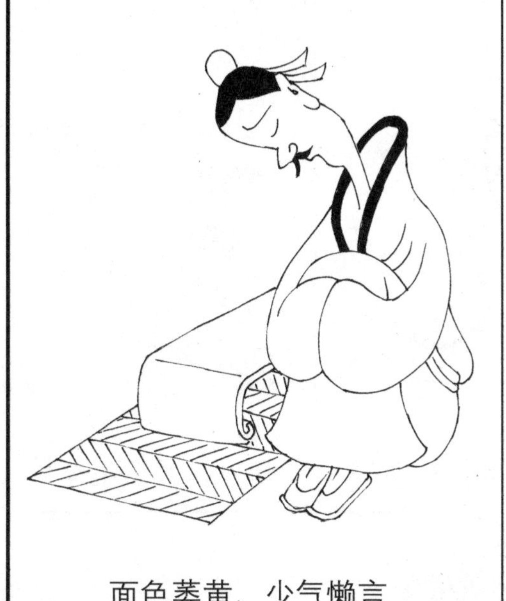

面色萎黄、少气懒言

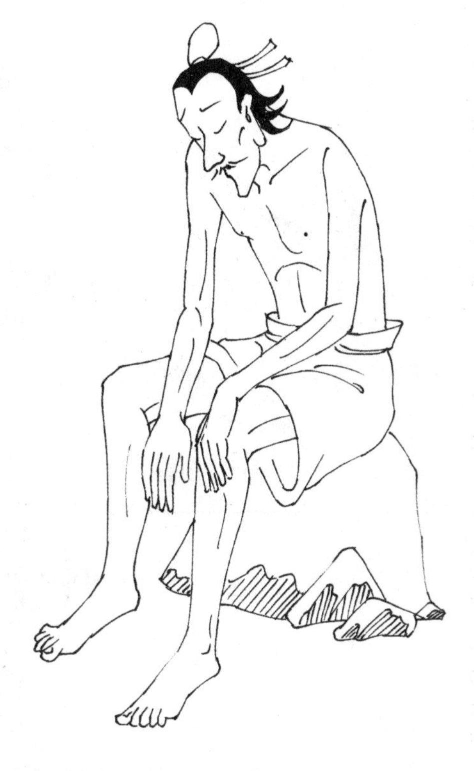

嗳气吐酸、食少、舌淡苔白

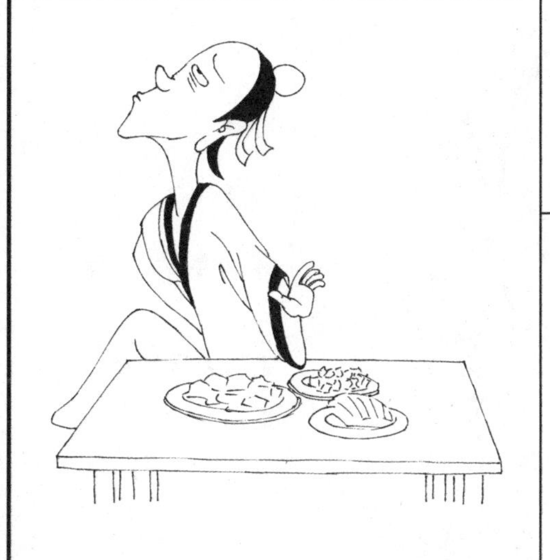

肌肉消瘦、四肢倦怠、胃脘满闷

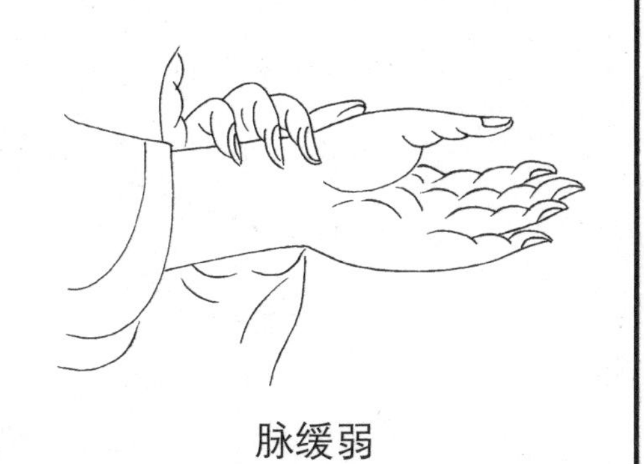

脉缓弱

肾气虚

肾与膀胱互为表里，肾形成尿液，下注于膀胱贮藏。中医学认为：没有肾的“气化”，膀胱则无法完成排泄尿液的。当肾气不固，膀胱失约，则出现小便失禁、尿后余沥、夜尿、遗尿、尿频等症。

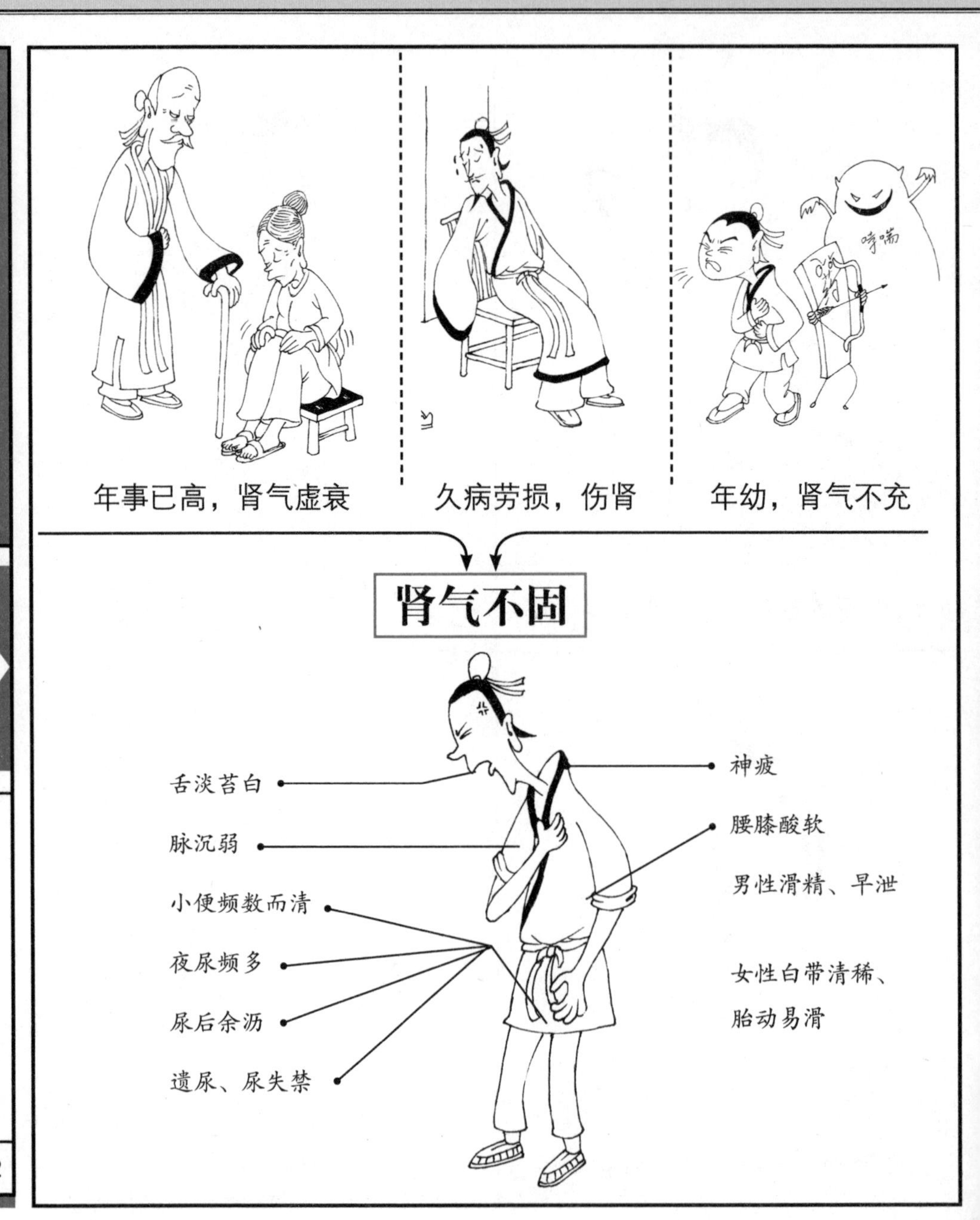

肺气虚

本证多因久咳久喘耗伤肺气，或因气之化生不足，以致其主气的功能减弱所致。因肺的呼吸运动是由宗气来推动的。宗气不足，推动心脉无力则出现倦怠无力，面色苍白，脉虚弱。肺气虚亏，胸廓呼吸运动变小，则有呼吸气短，声音低怯，“肺气主降”，肺气不足则上逆，而出现咳嗽，喘气等病征。

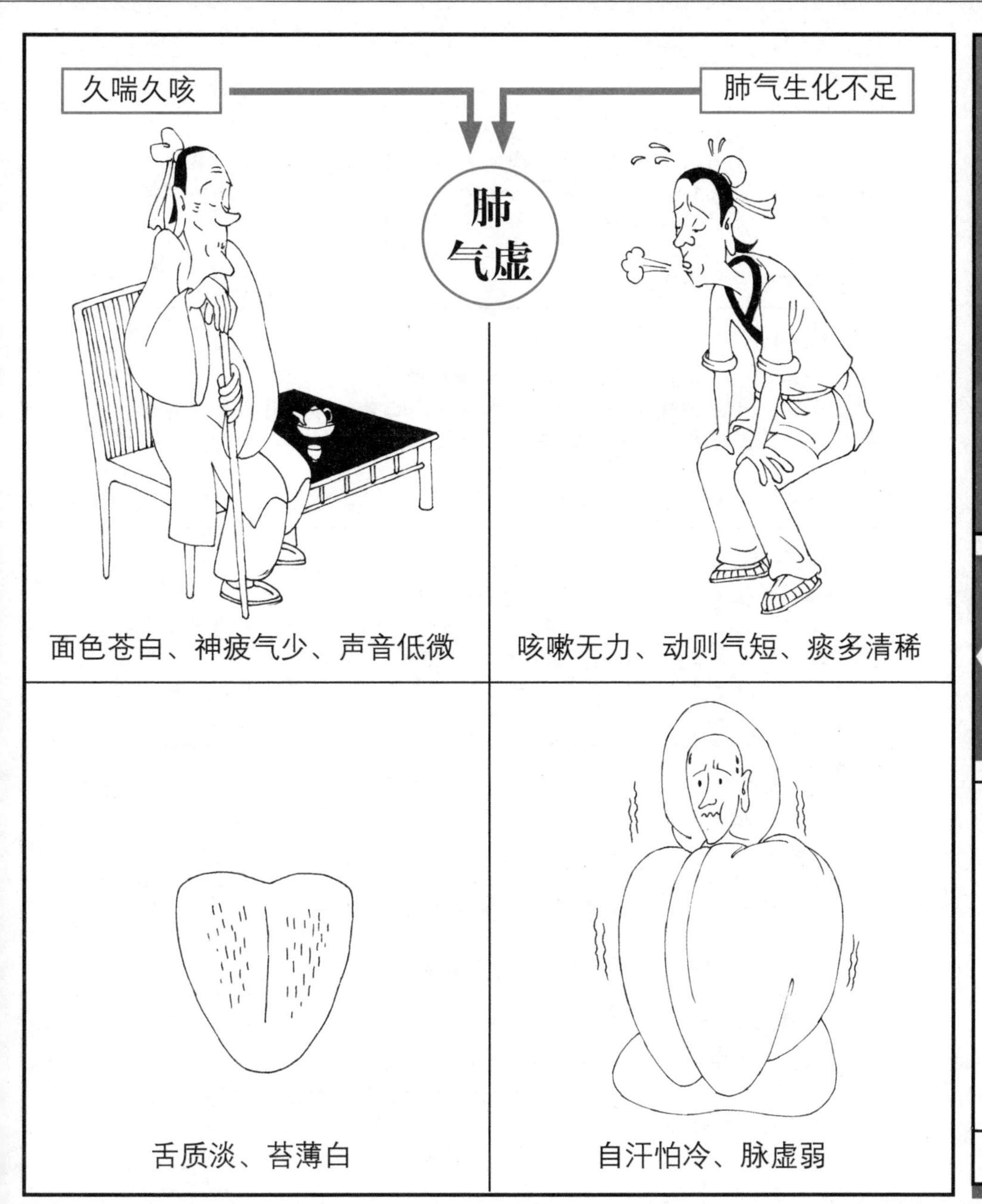

气虚体质调养

食疗应以补气养气为主

气虚体质者就以补气养气为原则，因为肺主一身之气，肾藏元气，脾为“气血生化之源”，所以脾、肺、肾都要补。

南瓜粥

材料：大米100克，南瓜300克，油25克，盐、葱花各适量。

制法：先将大米淘洗干净；南瓜洗净刮皮去瓤，切小块。锅置火上热后入油，待油烧至七成热，入葱花炝锅，炒出香味后，放入南瓜，煸炒约2分钟盛出。锅入水烧开后，下米和南瓜坏，旺火煮开后，再用小火继续熬煮至米粒开花，南瓜酥烂，汤汁浓稠，加盐搅匀即可。

功效：补气养气。

小米山药粥

材料：小米100克，山药50克，冰糖适量。

制法：小米淘洗干净，加适量水烧煮。山药洗净切片或切丁备用。待粥煮开后再用中火煮10分钟，再将山药放入，等粥好后，加入适量冰糖即可。

功效：补益心肾，健脾和胃。

金沙玉米粥

材料：玉米粒80克，糯米40克，红糖40克。

制法：提前将玉米粒、糯米用清水浸泡约2小时。然后加适量水，大火煮沸后，改用小火煮至软熟，最后加入红糖略煮5分钟即可。

功效：玉米粒中含有抗氧化剂等，对人体健康很有益处，气虚体弱者多食有好处。

山药桂圆粥

材料：粳米50克，山药100克，桂圆肉15克，荔枝肉3个，五味子3克，白糖适量。

制法：粳米淘洗干净，山药去皮切薄片，同桂圆、荔枝肉、五味子入锅内，加适量水煮。大火煮沸后，加入适量白糖，再用小火煮2分钟，即可。

功效：补中益气、益肺固精、精筋强骨。

人参大枣粥

材料：人参6克，大枣（去核）5枚，大米60克。

制法：大米淘洗干净。然后将上物加适量水同煮，大火煮沸后，再用小火煮至米粒熟烂即可。

功效：补中益气，尤其适宜脾胃虚诸症者食用。

气虚体质者食物禁忌

凡气虚体质者，忌吃下列食物，如槟榔、薄荷、胡椒、山楂等食物。

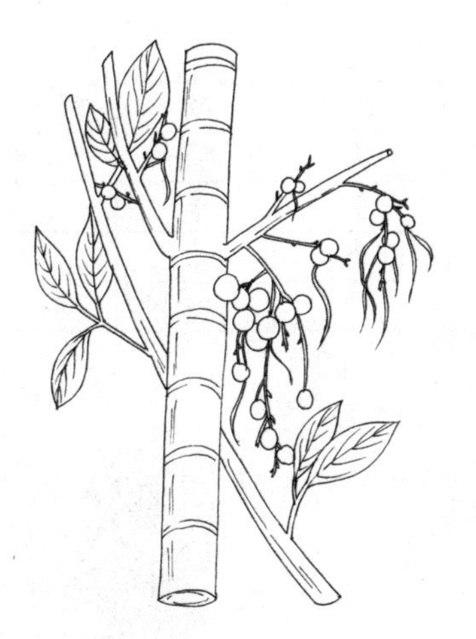

槟榔

槟榔虽有消食之功，但气虚者忌食。因槟榔有破气、耗气之弊。

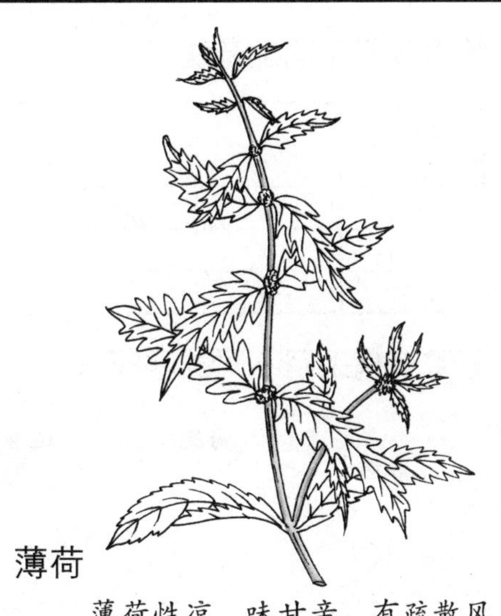

薄荷

薄荷性凉，味甘辛，有疏散风热之用，亦有耗作正气之害。

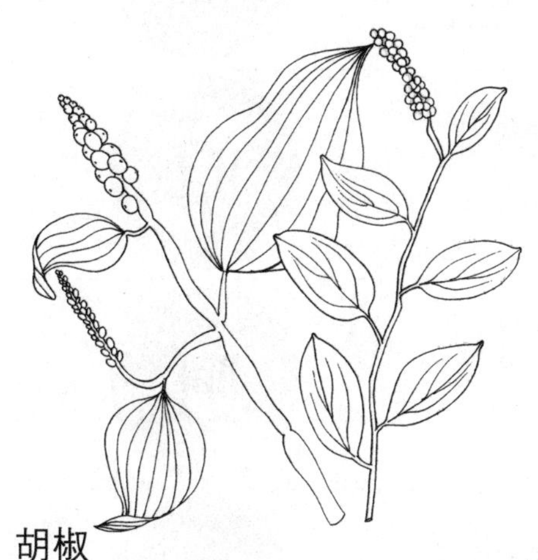

胡椒

胡椒味辛辣，多吃有动火耗气之害。脾气虚或肺气虚者皆不宜食。

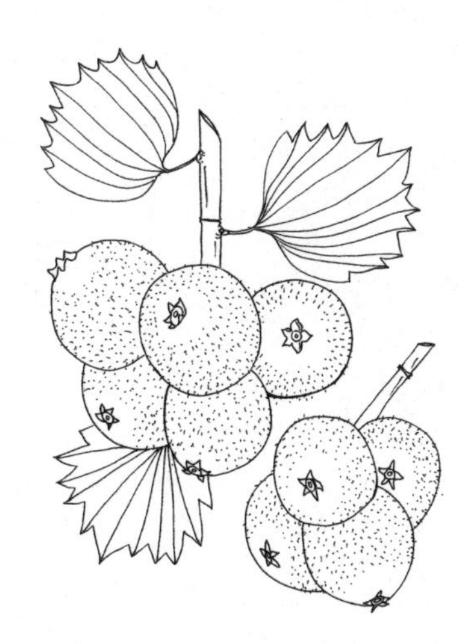

山楂

山楂虽能开胃消食，但同时又能耗气破气。正气不足、气虚下陷者切忌多食。

六气与五脏疾病六字诀

六字诀为一种吐纳法，药王孙思邈曾奉它为长寿之法，每日练习。它通过嘘、呵、呼、呬、吹、嘻字的不同发音、口型，利用呼吸，充分调动脏腑的潜在能力，以抵抗疾病侵袭，防止衰老。

练习五音正确发音法

六字	嘘	呵	呼	呬	吹	嘻（晞）
五宫	牙	舌	喉	齿	唇	牙
五音	徵	商	羽	角	羽	宫
五行	木	火	土	金	水	木
脏腑	肝	心	脾	肺	肾	三焦（胆）

五脏有病采用不同的呼吸法

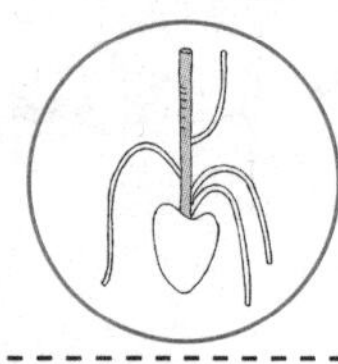

心脏有病

会感觉寒热之气充斥于体内，最好使用吹和呼两种吐气法。

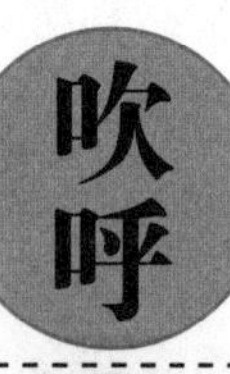

肺部有病

会觉得胸背胀满，最好用嘘气法。

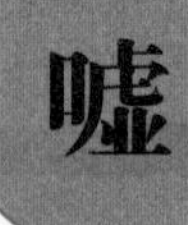

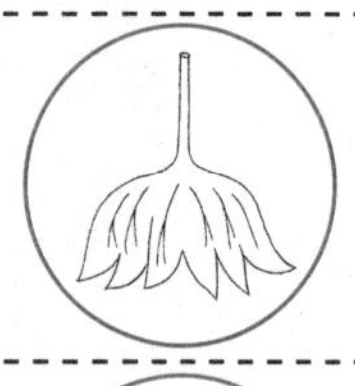

脾脏有病

会觉得体表有寒风拂之不去，身体伴有痒、痛、闷等感受，最好用嘻气法。

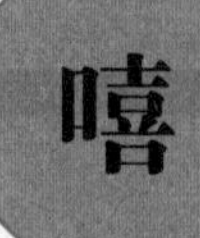

肝有疾病

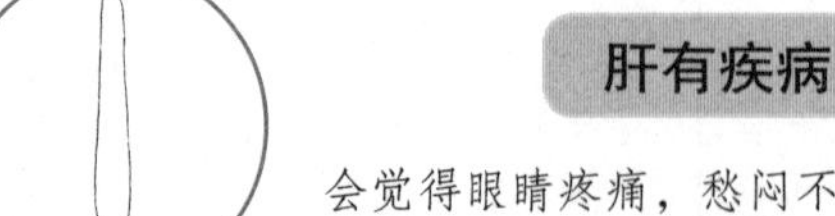

会觉得眼睛疼痛，愁闷不乐，最好用呵气法。

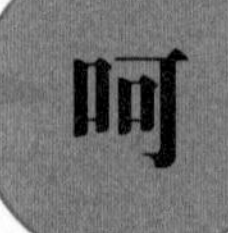

肾部有病

人体一旦肾水亏虚，就会耳聋。如果肾脏有病，就可以通过做“吹”气吐纳法来治疗。

吹

精神调养

暴怒、思虑过重、七情不畅都是导致气虚的因素。所以，气虚者要避免出现不良情绪，适度做一些舒缓身心的运动，使自己保持心情舒畅。

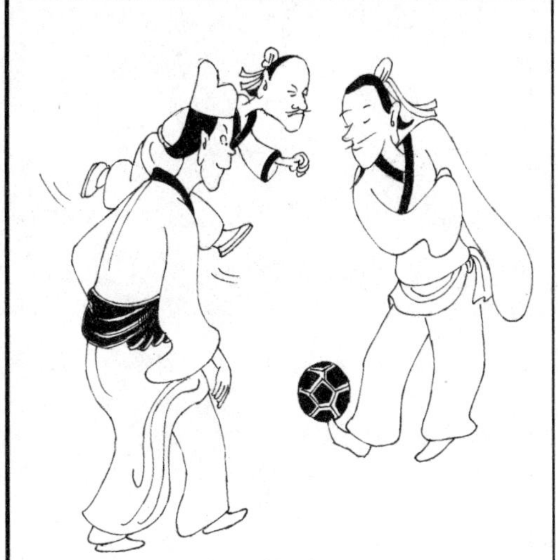

自我身心舒展，多做运动

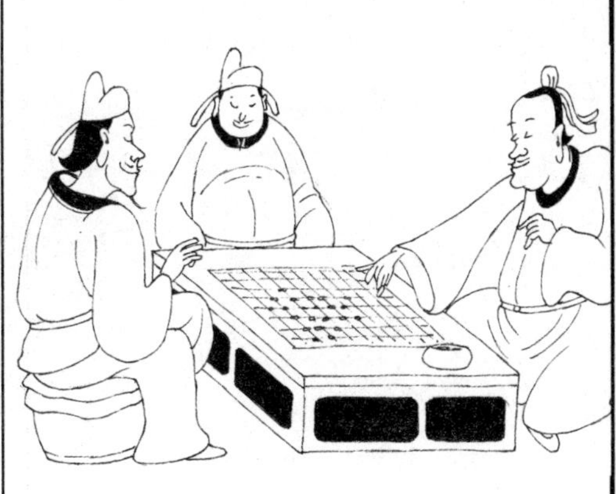

陶冶情操，移情于琴棋书画、交友等活动

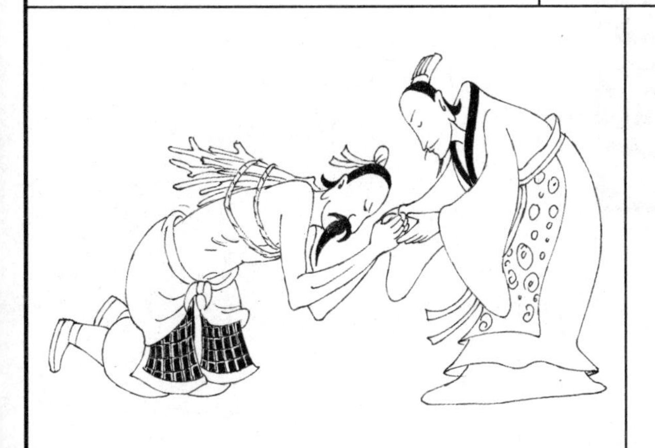

修身养性，凡事要看开，待人要宽容

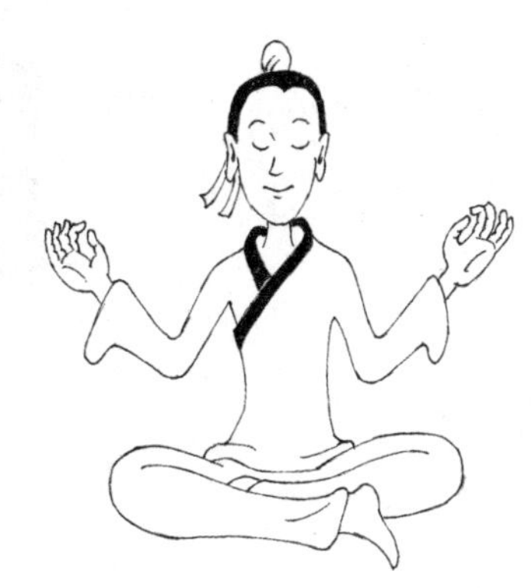

调和身心，平心静气

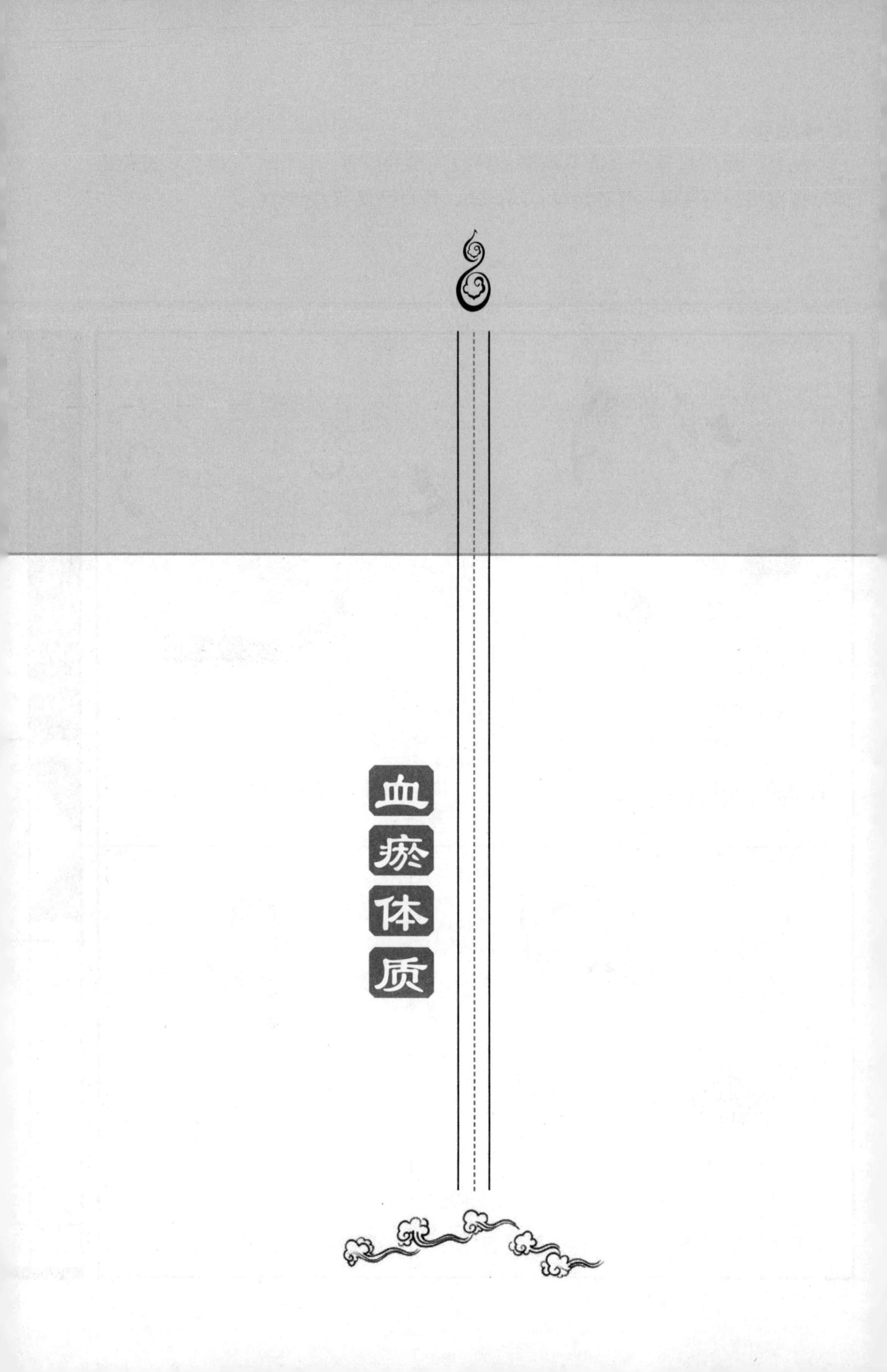

血瘀体质

血瘀气滞就是体内的气血运动不是很通畅，『痛则不通，通则不痛』，因此血瘀体质者常见疼痛为主要表现的疾病，甚至会出现一些瘀青、肿瘤。血瘀体质的形成和个人情致有着很大的关系，因此血瘀体质者在调理时应注意精神养生，保持心情舒畅，同时还应多吃一些活血化瘀、疏肝理气的食物或药物。

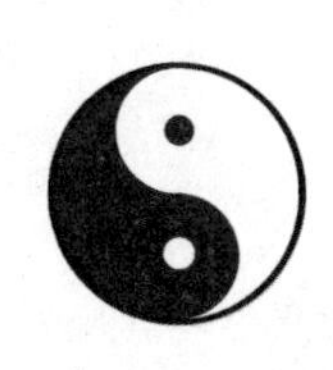

什么是瘀血

人体的血脉好比是一条河流，通常情况下，血脉皆畅通无阻。当气候寒冷或情志不舒时，人体内的血脉之河易发生淤积，具体症状表现为：瘀寒部位会出现发暗、发青、疼痛或硬块等症状。

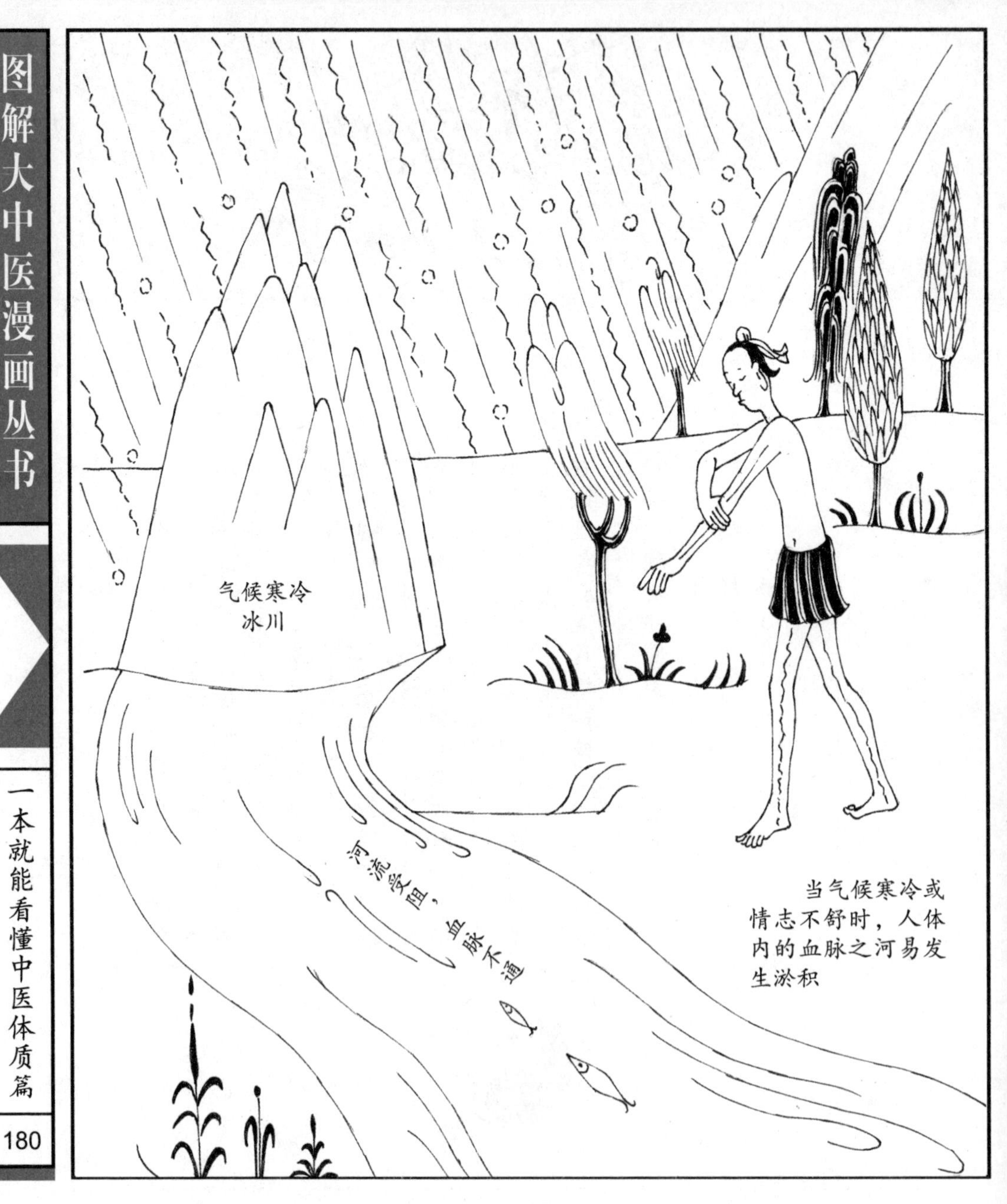

瘀血的病理因素

瘀血的形成可见于以下原因：全身血液运行不畅或局部血液停滞于经脉内、淤积于器官内，或溢出经脉外而积存于组织间隙，都称为瘀血。瘀血形成后，可以阻塞经脉，或在经脉之外压迫经脉又影响气血的运行，导致脏腑失去濡养出现功能失调，引起许多疾病。

瘀血的成因

1.因外伤出血，血液流出脉管积存于体腔或组织间隙。

2.因气滞血停导致阴气虚损，鼓动无力，血的运行因之迟滞。

3.因寒在血脉，血凝成瘀，寒入于经，经脉蜷缩而拘急。

4.有因热盛迫血妄行，血液离开脉道，积而成瘀。

5.肝气郁结、疏泄不利，出现鼻衄、龈血、皮下瘀斑。

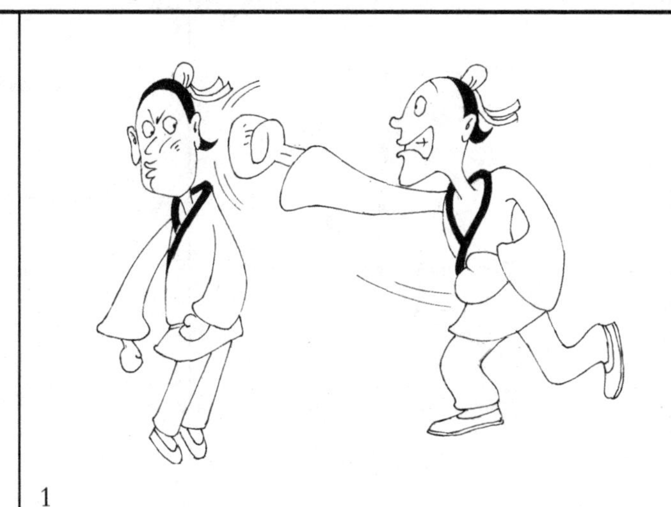

1

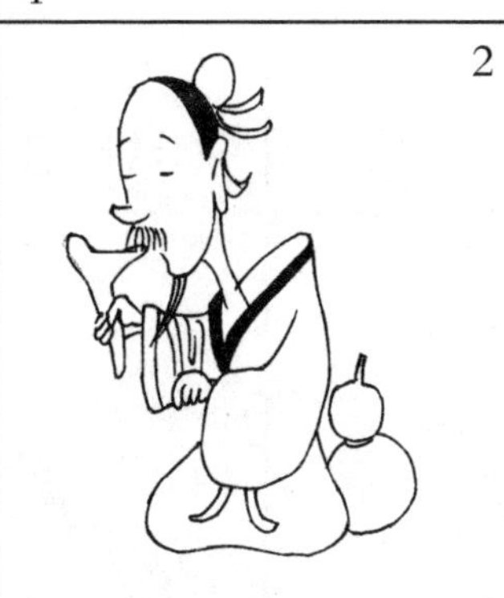

2

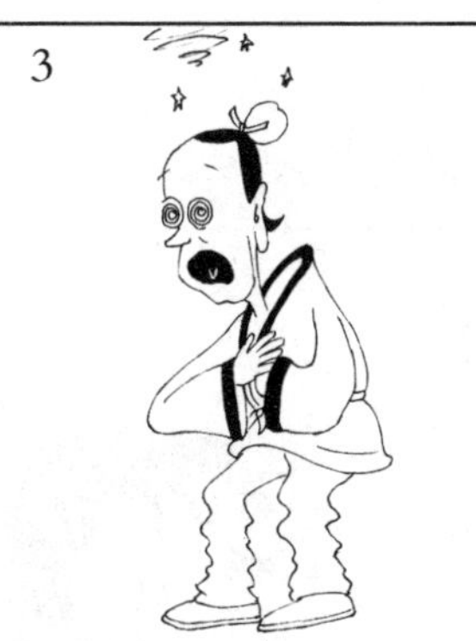

3

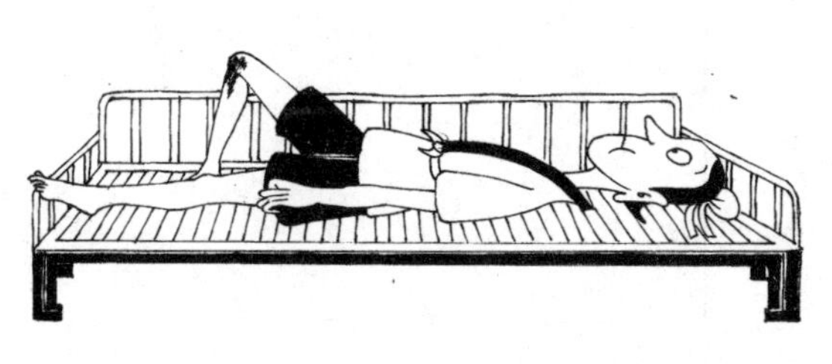

4

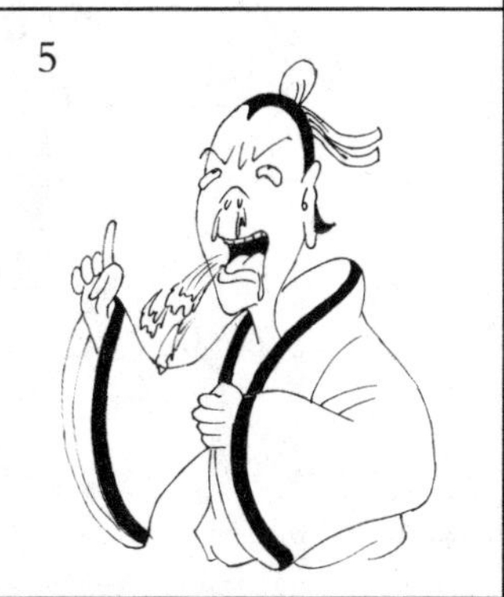

5

瘀血的常见症状

血瘀的病机主要是血行不畅。瘀血阻滞在脏腑、经络等某一局部时，则发为疼痛，痛有定处，得寒温而不减，甚则可形成肿块，称之为症。同时，可伴有面目黧黑、肌肤甲错、唇舌紫暗等症状。

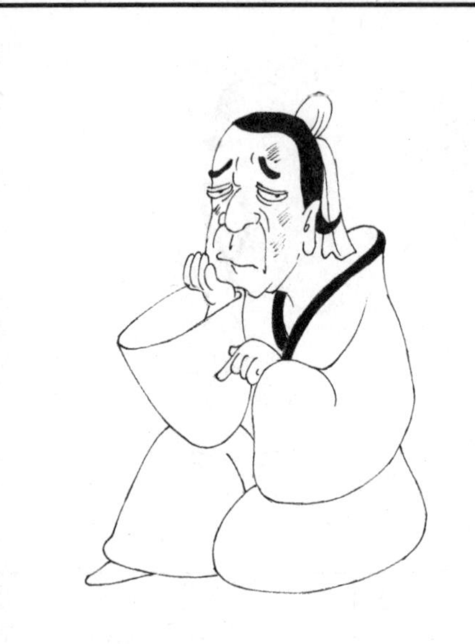

面目黧黑

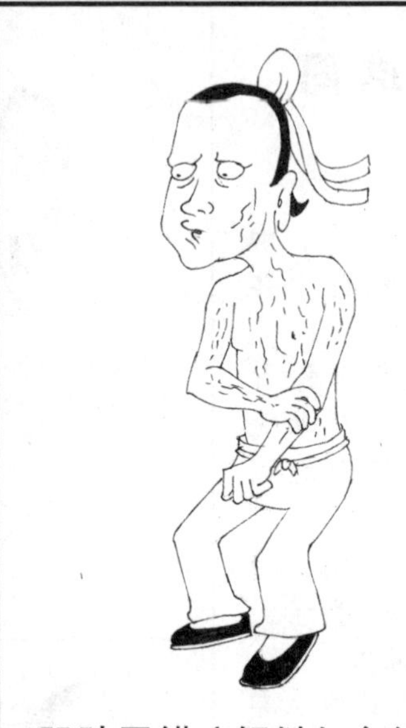

肌肤甲错（粗糙如鱼鳞甲）

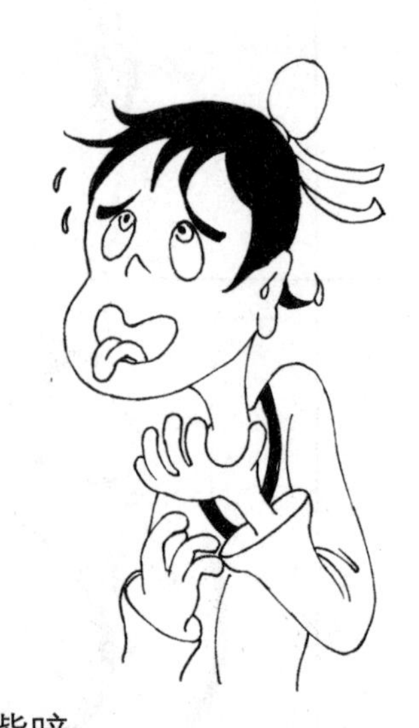

唇舌紫暗

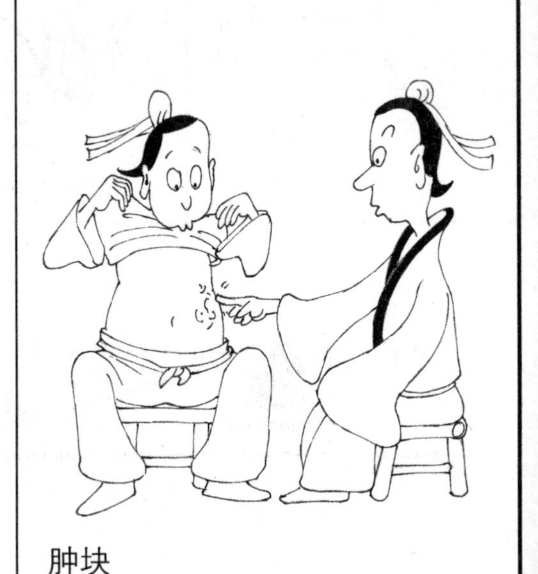

肿块

瘀阻不同部位出现的不同病症

瘀血的病症，根据其所瘀阻的部位不同而产生不同的症状。

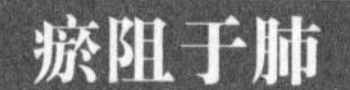

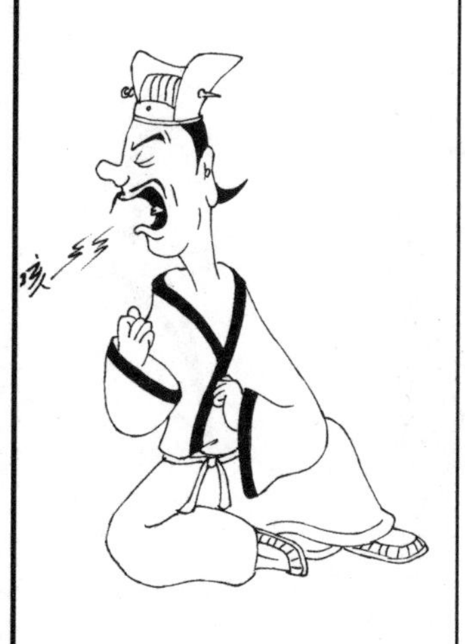

咳痰

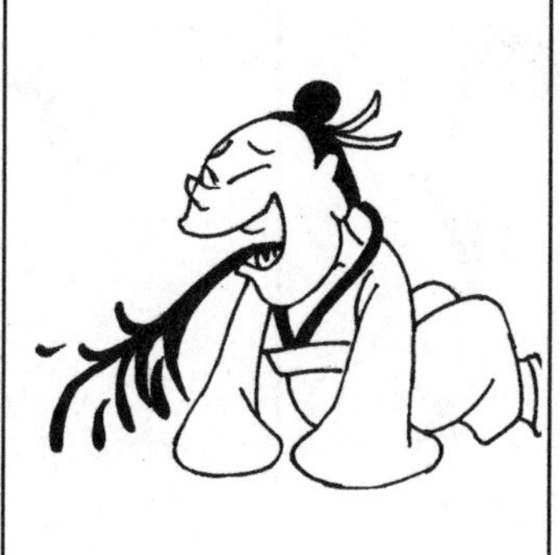

咯血

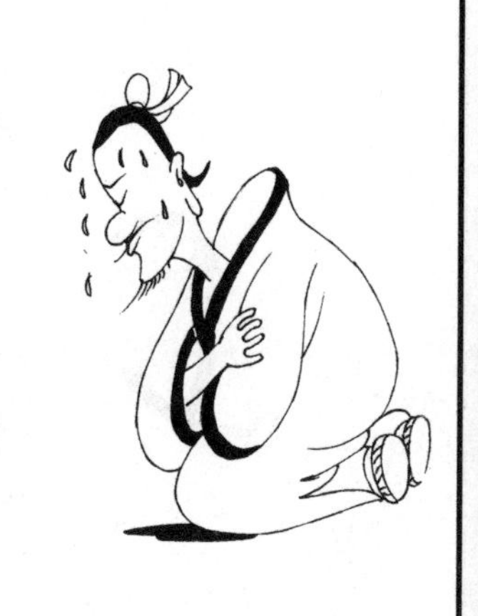

胸痛

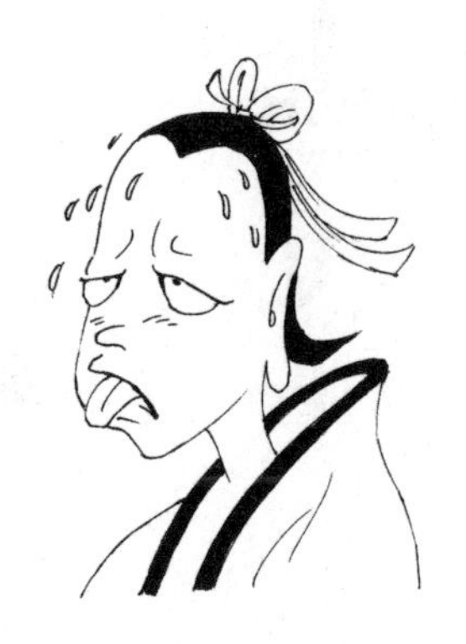

口唇青紫

瘀阻于心

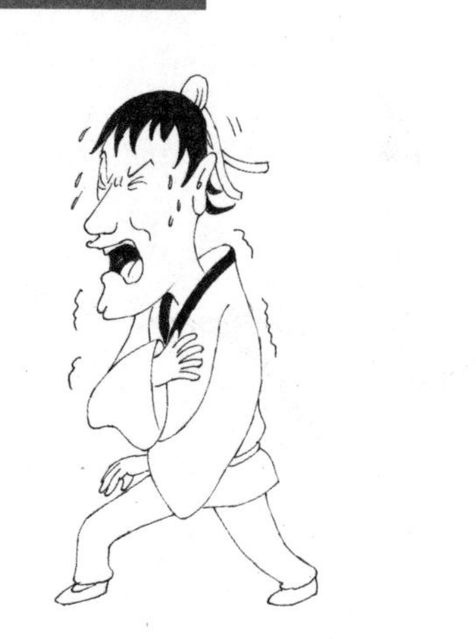

胸闷、心痛

瘀阻于肝

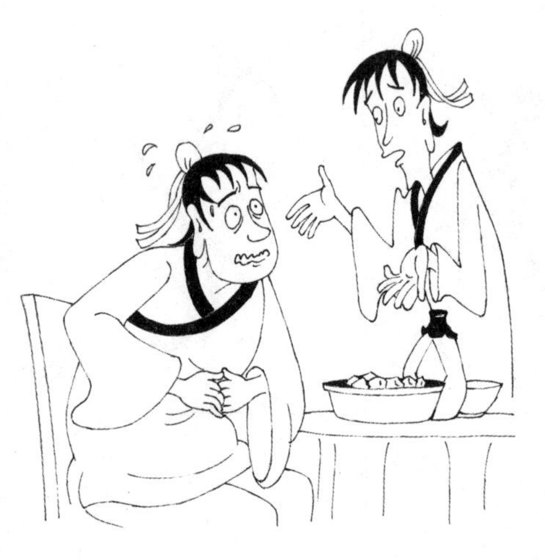

胁痛

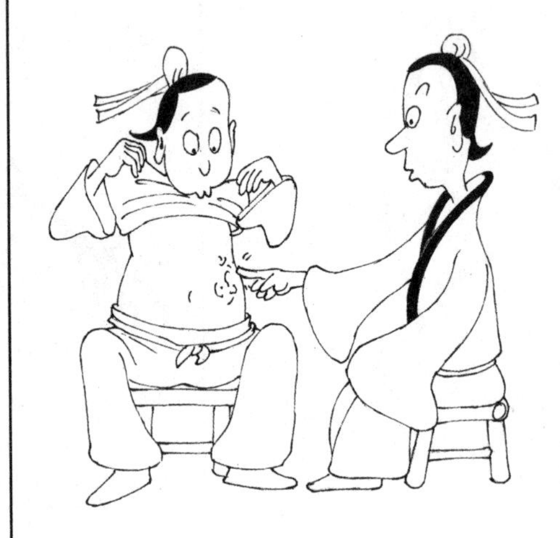

痞块

瘀阻于肠胃

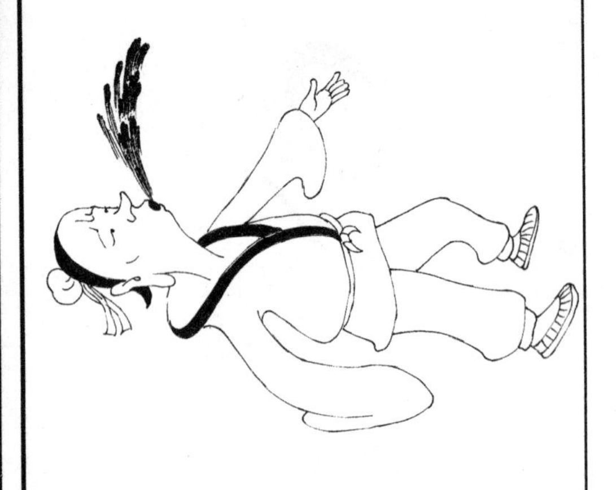

呕血

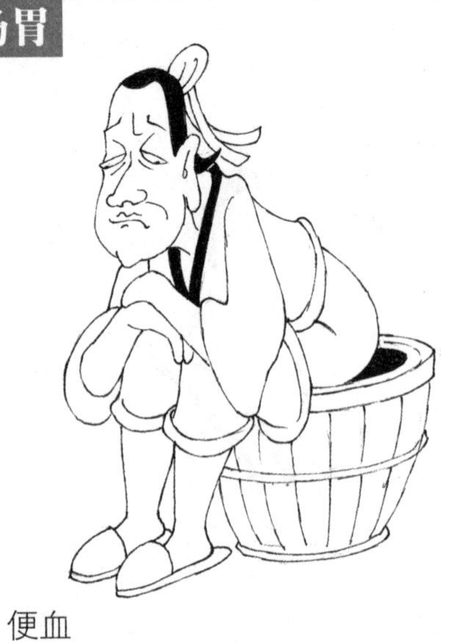

便血

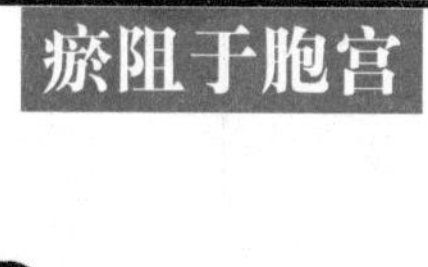

瘀阻于胞宫

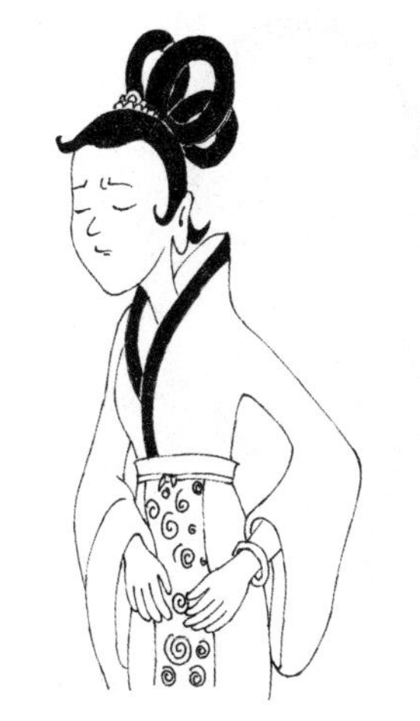

小腹疼痛

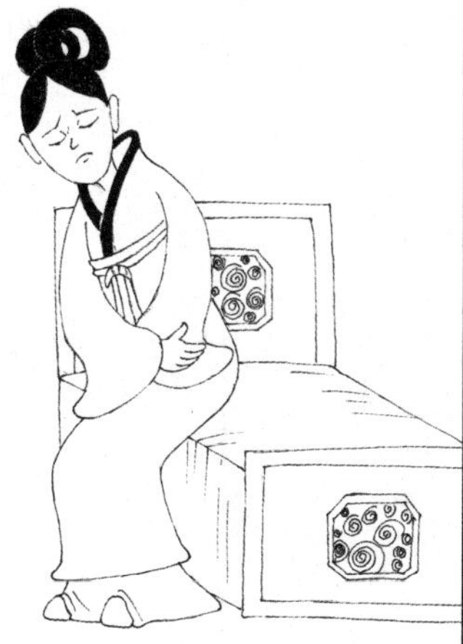

月经不调

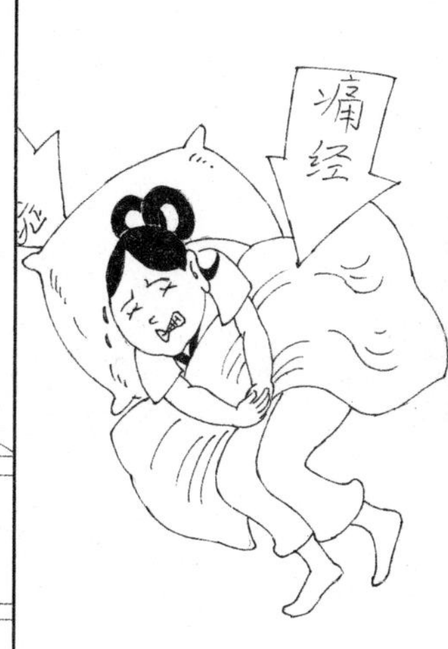

痛经、闭经

瘀阻于肢体局部

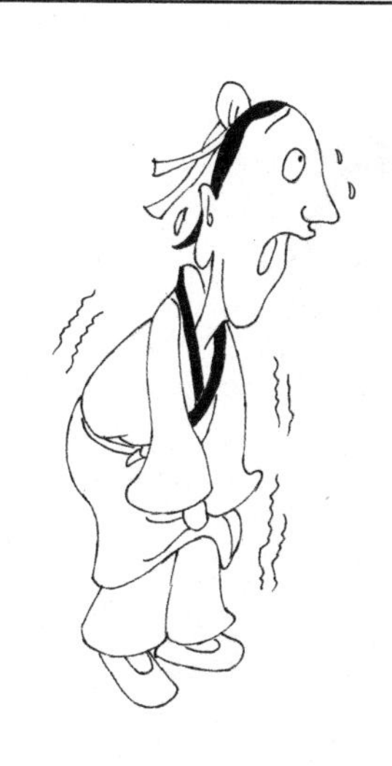

肢体麻木、疼痛

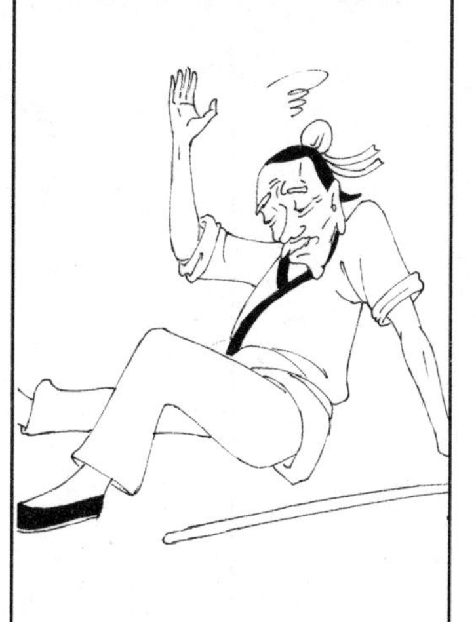

运动不灵

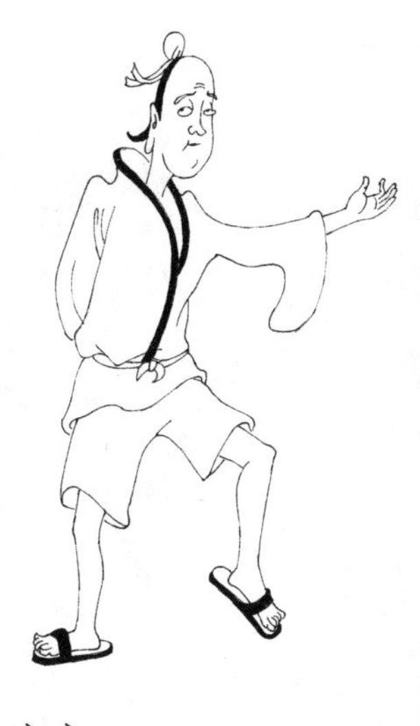

瘫痪

血瘀体质易患疾病

血瘀体质者通常多形体消瘦，易患抑郁症、偏头痛、皮肤病及肿瘤。男性患者易患疾病如：前列腺疾病；女性患者易出现月经不调、痛经、经前乳房胀痛、乳腺增生、子宫肌瘤等。

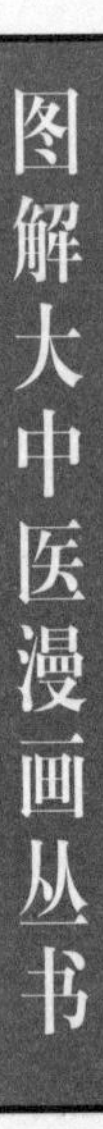

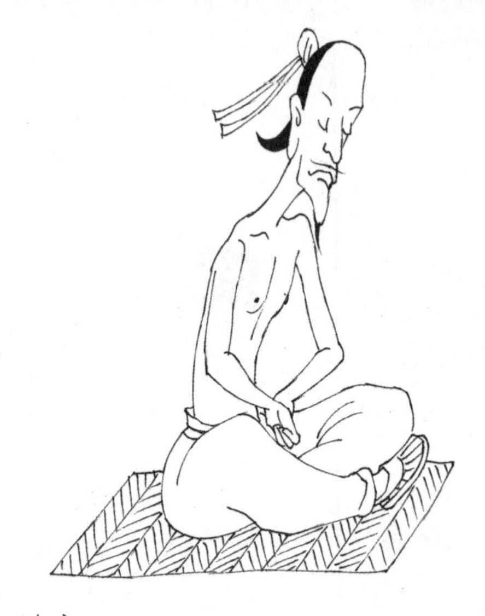

消瘦

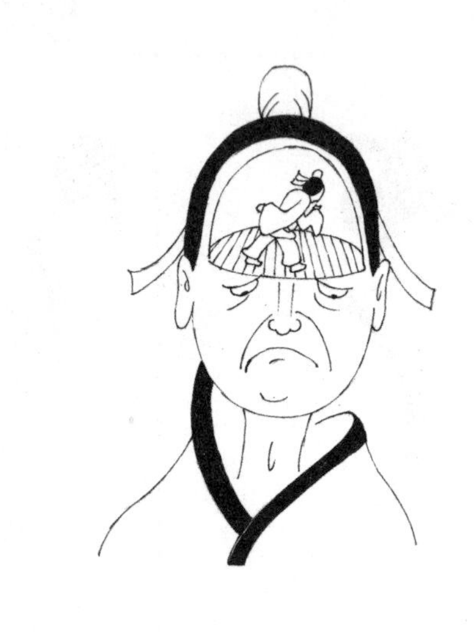

抑郁症

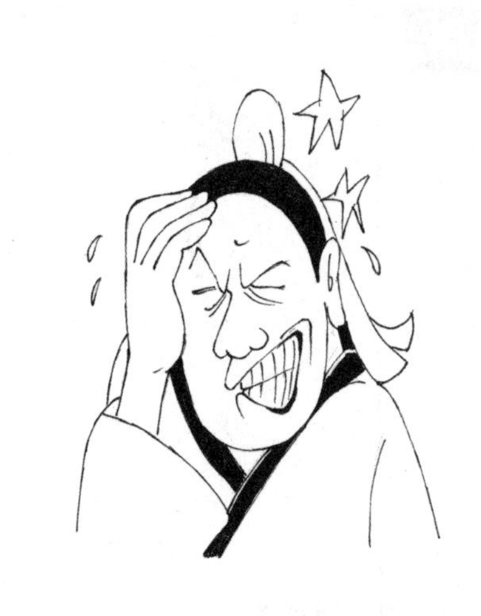

偏头痛

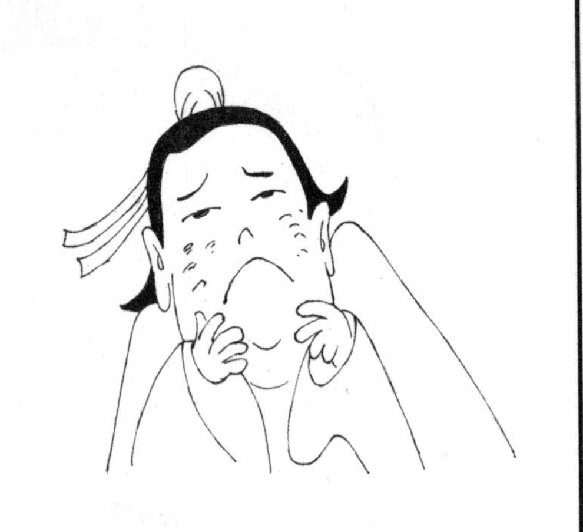

皮肤病

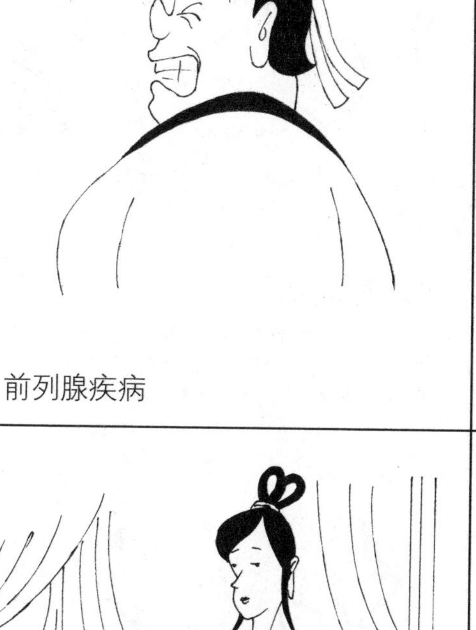

前列腺疾病

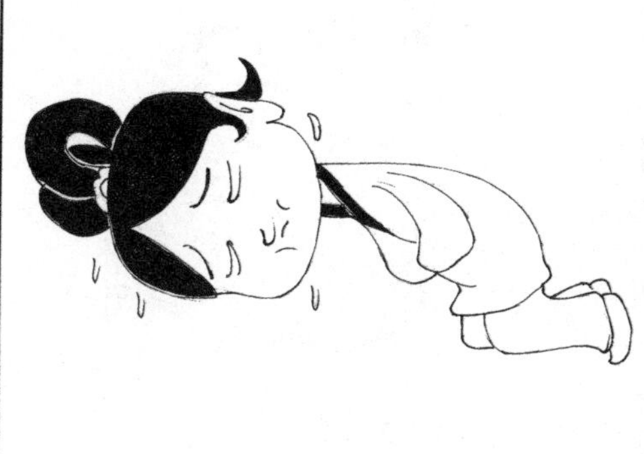

痛经

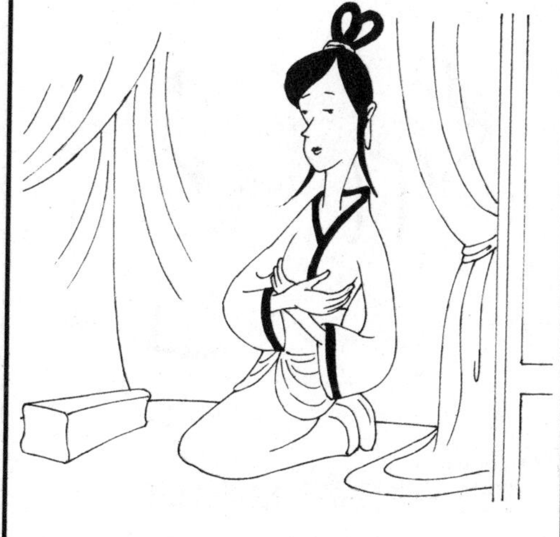

乳腺增生

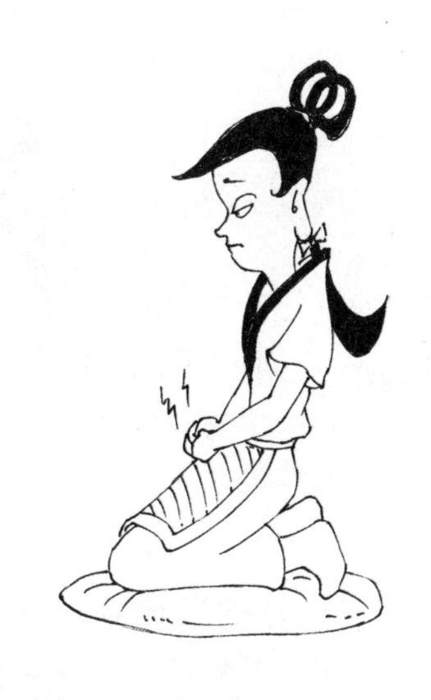

子宫肌瘤

血瘀体质的调养法则

精神养生

对于血瘀体质者来说，拥有并保持一个健康的心态非常重要。大多数血瘀者情志不舒，内心不够敞亮。

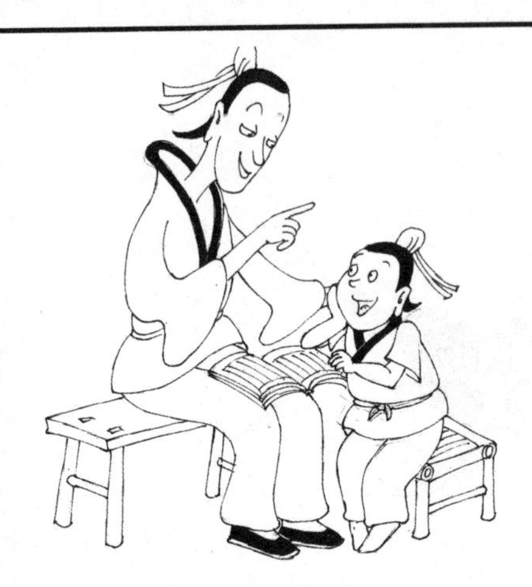

对子女加强心理引导

孩子在发育过程中最喜欢模仿，这时家长应加强对孩子进行心理引导，养成乐观、平和的性格

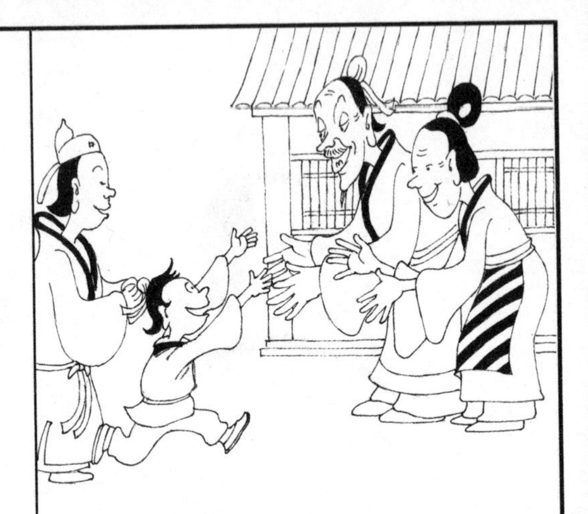

对老人多安抚

进入老年时期，人会有孤独、抑郁、多疑等心理困扰，对此子女应多多陪伴老人，及时安抚疏导

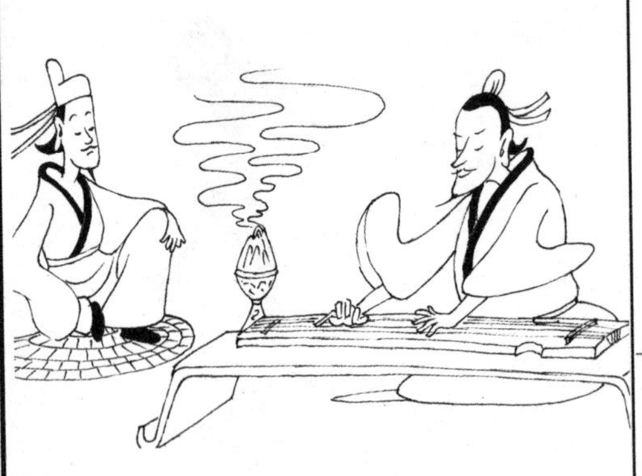

培养一些良好的兴趣爱好

如果兴趣爱好广泛，气就不易郁结，不易钻牛角尖。同时再配合一些舒展肝气、促进循环的运动，效果更好

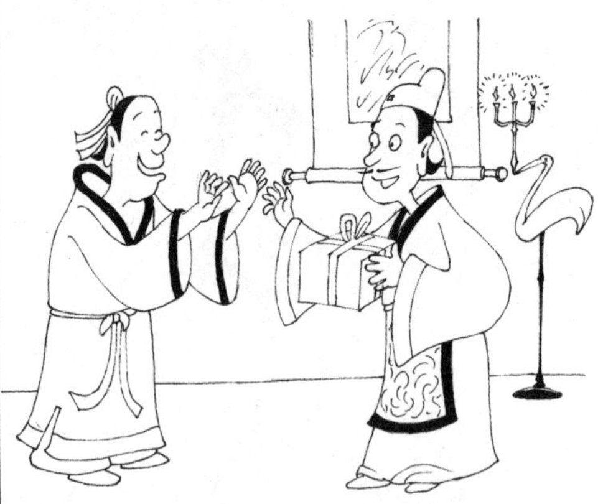

多交一些性格开朗的朋友

“近朱者赤”，与一群开朗、幽默、乐观的人在一起，自己的心态也会变得开朗起来

血瘀体质者的饮食宜忌

肝是人体内最大的实质性脏器，非常重要。肝无法疏泄，就容易出现血瘀体质。血瘀者食疗养生时，不但要活血散瘀，还要疏肝散气。

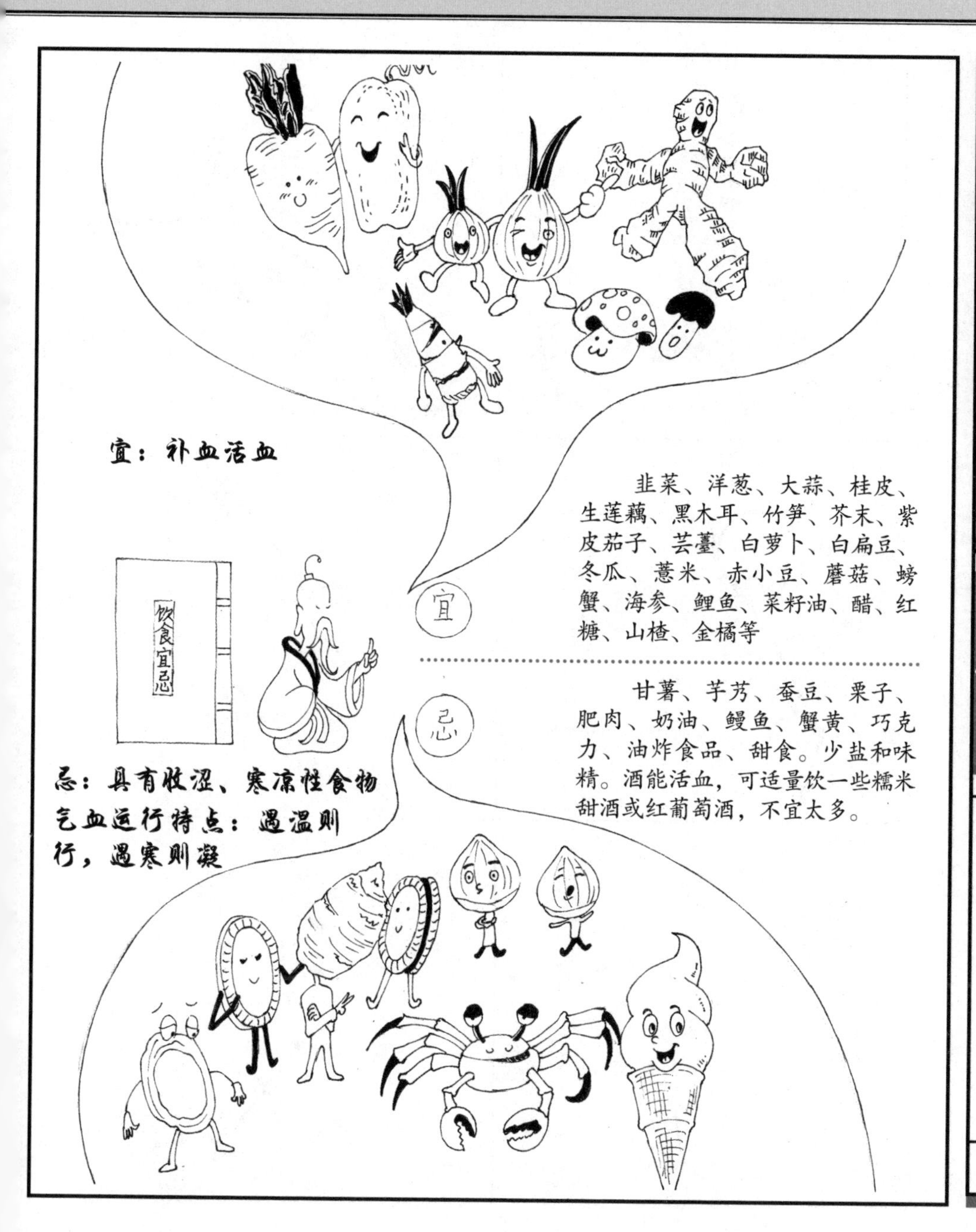

血瘀气滞者的药物养生

当血瘀体质严重时，就要通过中药调理了。无论是治疗，还是调理，都要选择活血化瘀的药，以保证血气的畅通。常用的行气活血药有这些：丹参、红花、桃仁、薤白、参三七、茺蔚子、柴胡、香附、银杏叶、郁金、白芍、人参等。

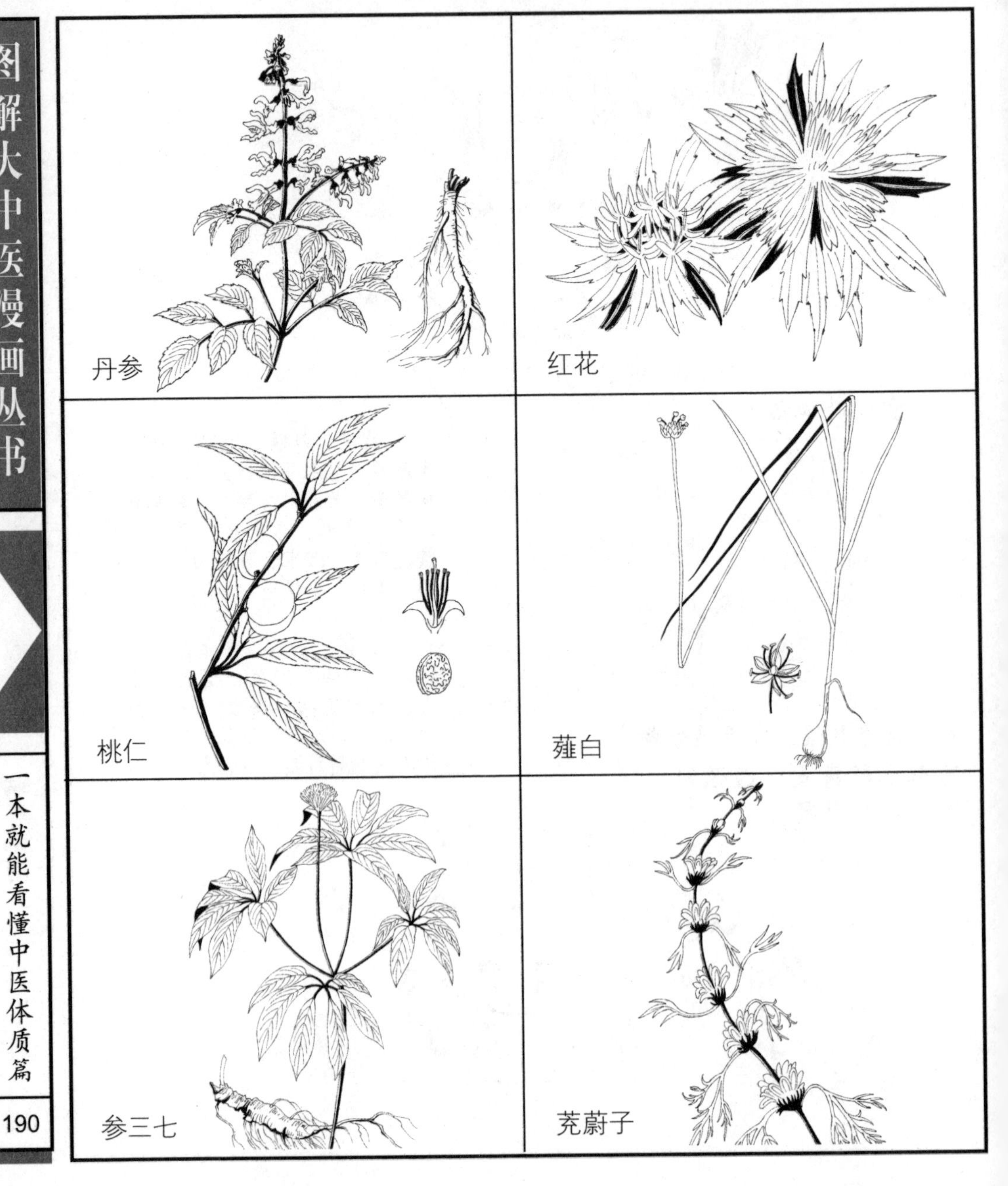

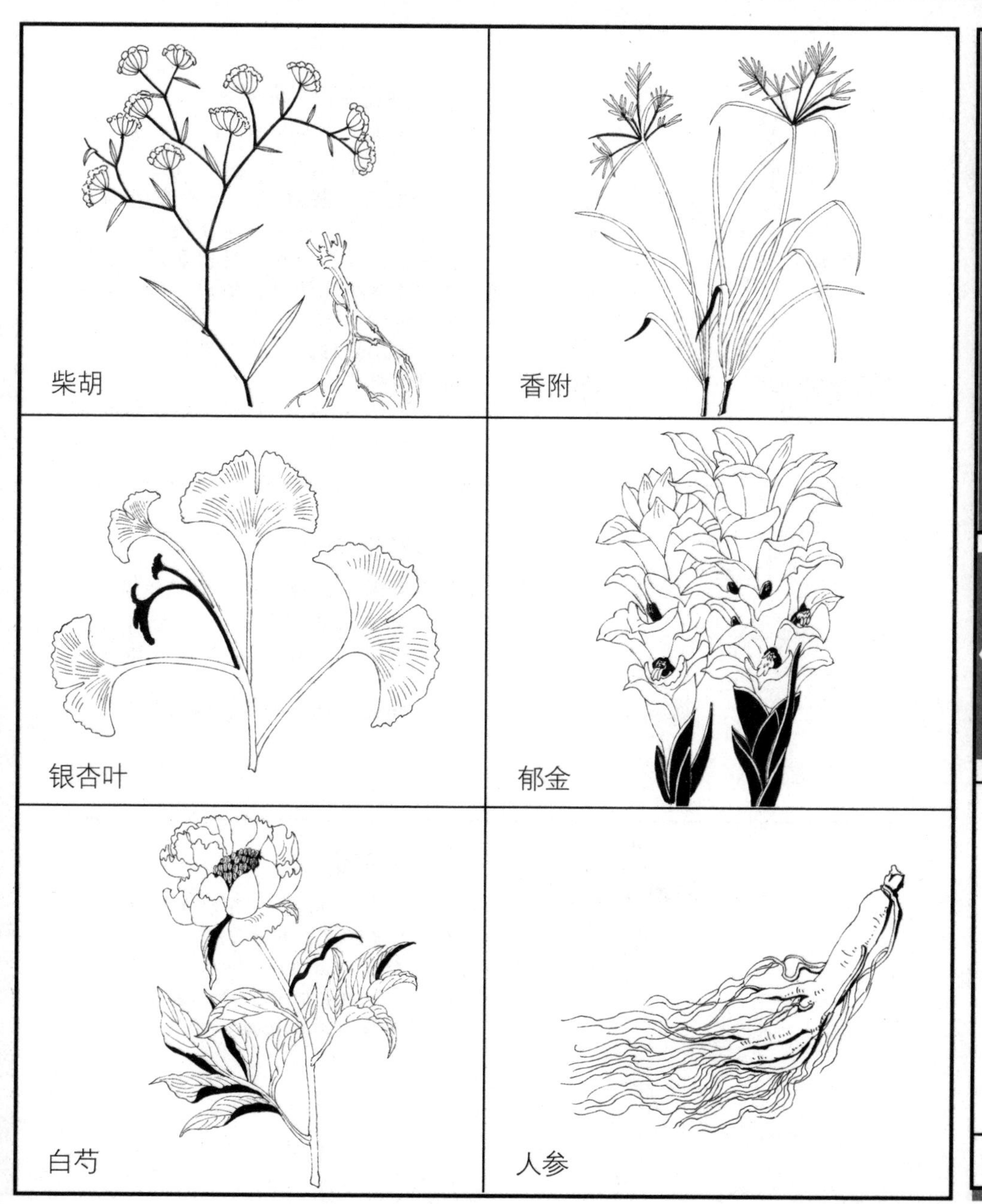
柴胡
香附
银杏叶
郁金
白芍
人参

食疗及偏方推荐

下面介绍三款适宜血虚气滞者的药膳，丹参桃红乌鸡汤、山楂红糖汤、黑豆川芎粥。

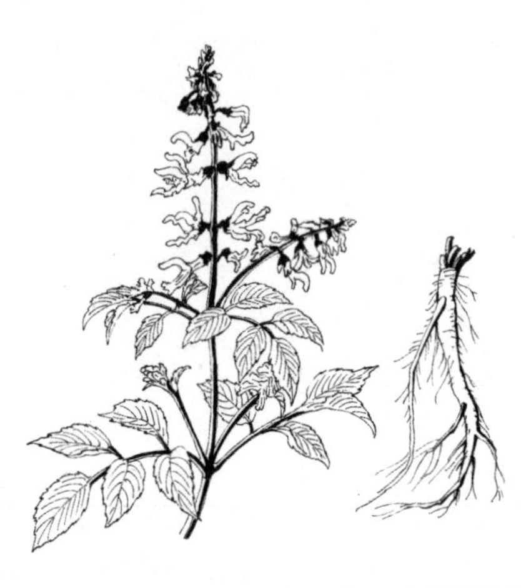

丹参桃红乌鸡汤

材料：乌鸡1只，红花25克，丹参15克，红枣10克，桃仁5克。

制法：将红花、桃仁装在棉布袋内，扎紧。乌鸡洗净斩块，先入沸水汆烫，撇去血水，捞出备用。将红枣、丹参冲洗干净，备用。将上物同入砂锅中，加6碗水，煮沸后转小火炖煮约20分钟，待鸡肉熟烂之后，加盐调味即可。

功效：活血通脉、补心养肝、祛疲止痛、安神宁心。

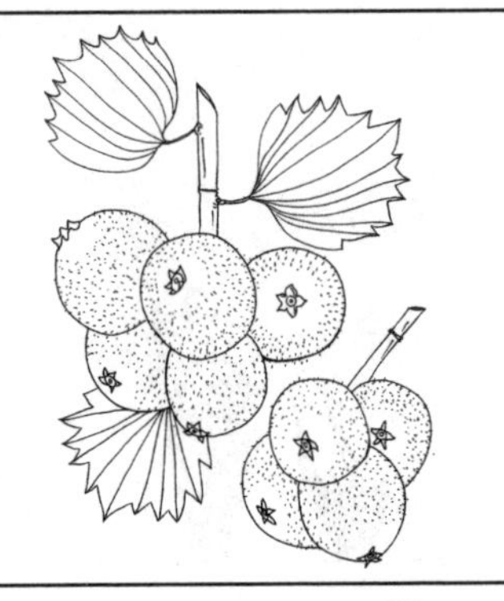

山楂红糖汤

材料：山楂10枚。红糖适量。

制法：山楂洗净，去核打碎，放入锅中，调红糖进食，可活血散瘀。

功效：补益心肾，健脾和胃。

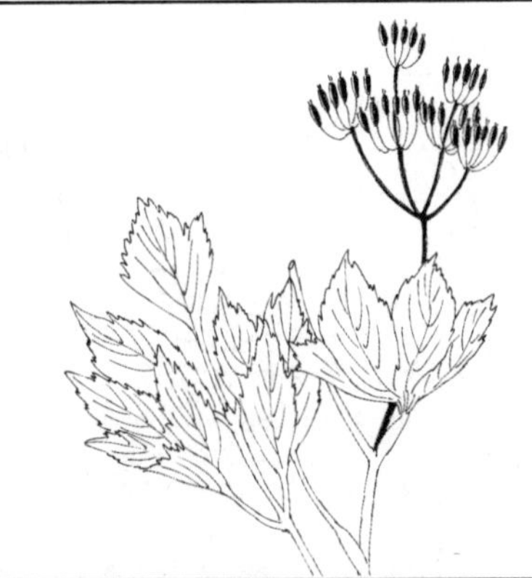

黑豆川芎粥

材料：川芎（用纱布包裹）10克，黑豆25克，粳米50克。

制法：上物同加水，以大火煎煮熟，加适量红糖，分次温服。

功效：活血化瘀，行气止痛。

运动养生：八段锦

血瘀体质者在精神调养上要培养乐观的情绪。精神愉快则气血调和，营卫流通，有利于血瘀体质的改善。多做有益于心脏、血脉的活动，如太极拳、八段锦、长寿功、内养操、保健按摩术，均可实施，总之以全身各关节都能活动、以助气血运行为原则。

第一段

双手托天理三焦：自然站立，两足平开，与肩同宽，含胸收腹，腰脊放松。正头平视，口齿轻闭，凝神调息，气沉丹田。双手自体侧缓缓举至头顶，转掌心向上，用力向上托举，足跟亦随双手的托举而起落。托举六次后，双手转掌心朝下，沿体前缓缓按至小腹，还原。

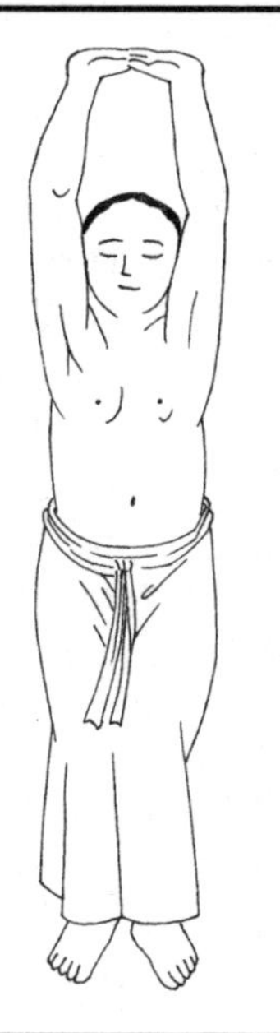

第二段

左右开弓似射雕：自然站立，左脚向左侧横开一步，身体下蹲呈骑马步，双手虚握于两髋之外侧，随后自胸前向上画弧提于与乳平高处。右手向右拉至与右乳平高，与乳距约两拳许，意如拉紧弓弦，开弓如满月；左手捏箭诀，向左侧伸出，顺势转头向左，视线通过左手食指凝视远方，意如弓箭在手，伺机而射。稍作停顿后，随即将身体上起，顺势将两手向下画弧收回胸前，并同时收回左腿，还原成自然站立。此为左式，右式反之。左右调换练习六次。

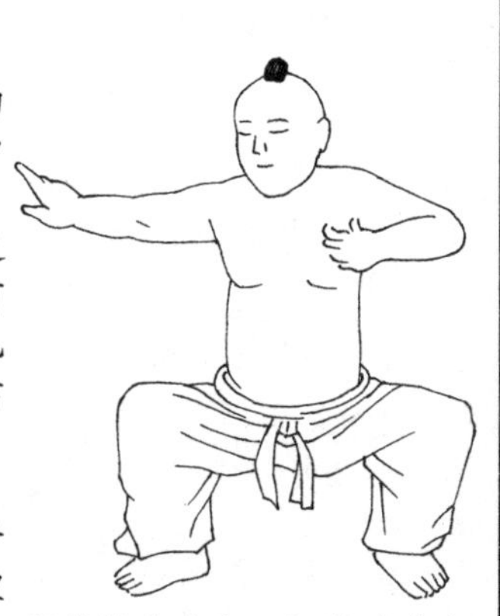

第三段

调理脾胃须单举：自然站立，右手缓缓自体侧上举至头，翻转掌心向上，并向右外方用力举托，同时左手下按附应。举按数次后，右手沿体前缓缓下落，还原至体侧。左手举按。

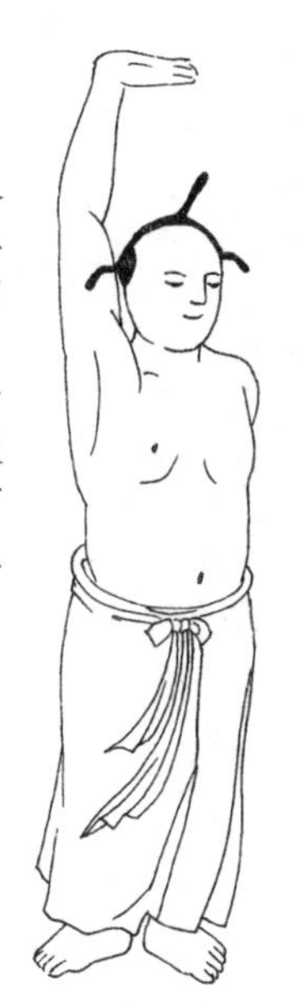

第四段

五劳七伤向后瞧：自然站立，双脚与肩同宽，双手自然下垂，凝神调息，气沉丹田。头部微微向右转动，两眼目视右后方，稍停顿后，缓缓转正，再缓缓转向左侧，目视左后方稍停顿，转正。如此六次。

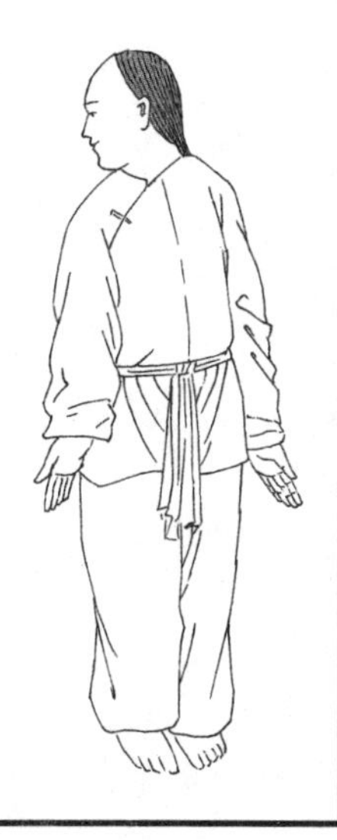

第五段

摇头摆尾去心火：两足横开，双膝下蹲，呈“骑马步”。上体正下，稍向前探，两目平视，双手反按在膝盖上，双肘外撑。以腰为轴，头脊要正，将躯干画弧摇转至左前方，左臂弯曲，右臂绷直，肘臂外撑，头与左膝呈一垂线，臀部向右下方撑劲，目视右足尖；稍停顿后，随即向相反方向，画弧摇至右前方。反复六次。

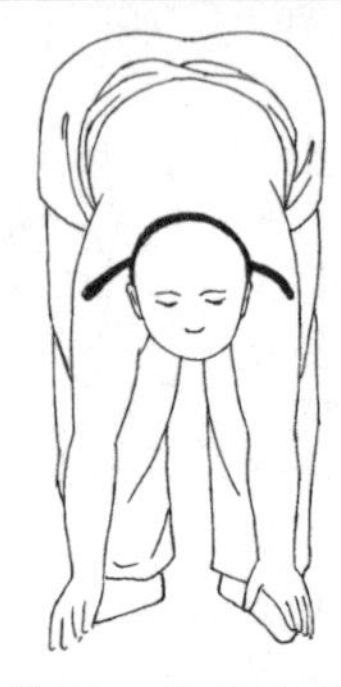

第六段

两手攀足固肾腰：松静站立，两足平开，与肩同宽。两臂平举自体侧缓缓抬起至头顶上方转掌心朝上，向上做托举动作。稍停顿，两腿绷直，以腰为轴，身体前俯，双手顺势攀足，稍作停顿，将身体缓缓直起，双手右势起于头顶之上，两臂伸直，掌心向前，再自身体两侧缓缓下落于体侧。

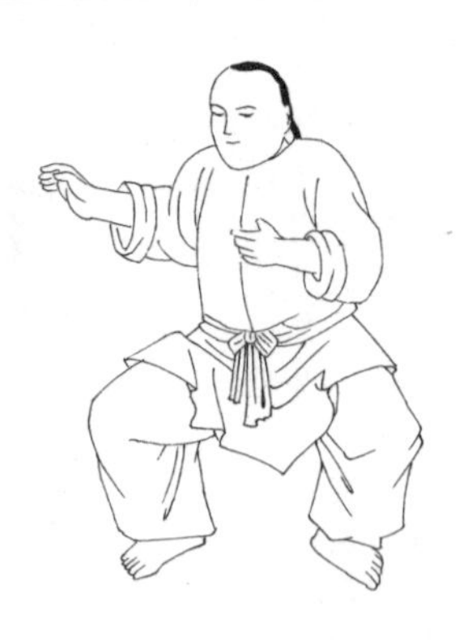

第七段

攥拳怒目增力气：两足横开，两膝下蹲，呈“骑马步”。双手握拳，拳眼向下。左拳向前方击出，顺势头稍向左转，两眼通过左拳凝视远方，右拳同时后拉。与左拳出击形成一种“争力”。随后，收回左拳，击出右拳，要领同前。反复六次。

第八段

背后七颠百病消：两足并拢，两腿直立、身体放松，两手臂自然下垂，手指并拢，掌指向前。随后双手平掌下按，顺势将两脚跟向上提起，稍作停顿，将两脚跟下落着地。反复练习六次。

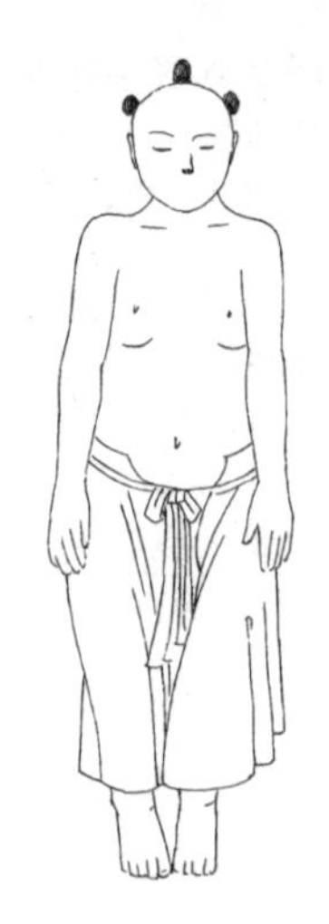

经络养生

调养血瘀体质，使用针灸推拿是一个不错的选择。手法有点按、温灸、刮痧、放血、敷贴、照射、推拿等。

足太阳膀胱经
背部第七胸椎下，旁开1.5 寸处
理气宽胸，活血通脉

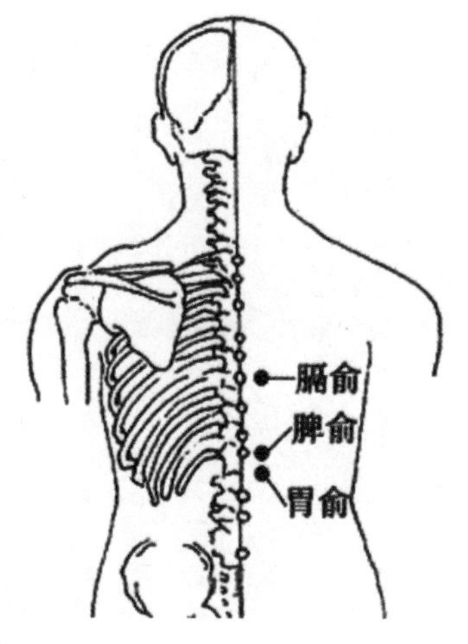

膈俞

足太阳膀胱经
背部第九胸椎棘突下，旁开1.5寸处
疏肝利胆，理气明目

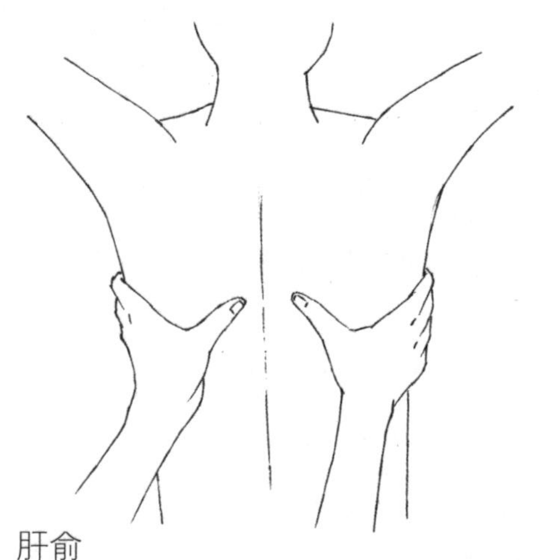

肝俞

足太阳膀胱经
腿部腘窝横纹正中
分清降浊

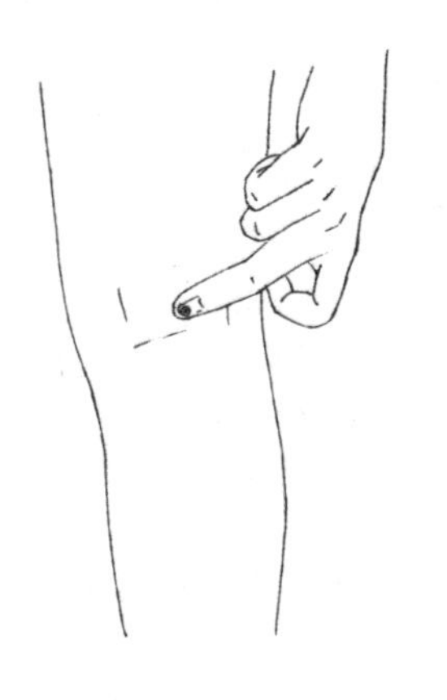

委中

《难经》上说：“井主心不满。”所谓的“心不满”就是心里堵闷不痛快，而刺激井穴调节情志，怡神健脑。

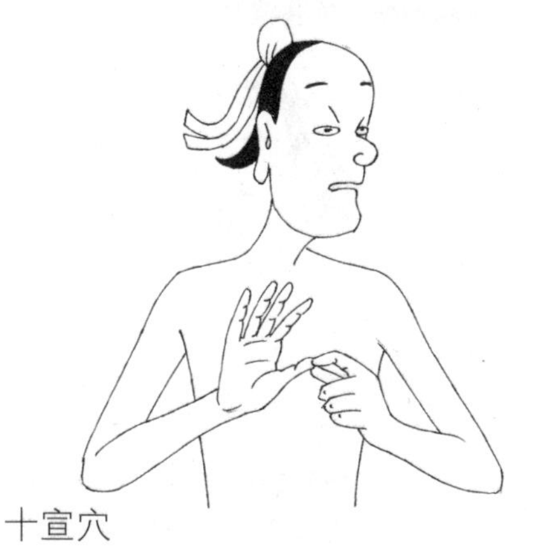

十宣穴

足太阴脾经

在大腿内侧，髌底内侧端上2寸，当股四头肌内侧头的隆起处

月经不调，闭经，暴崩，漏下恶血

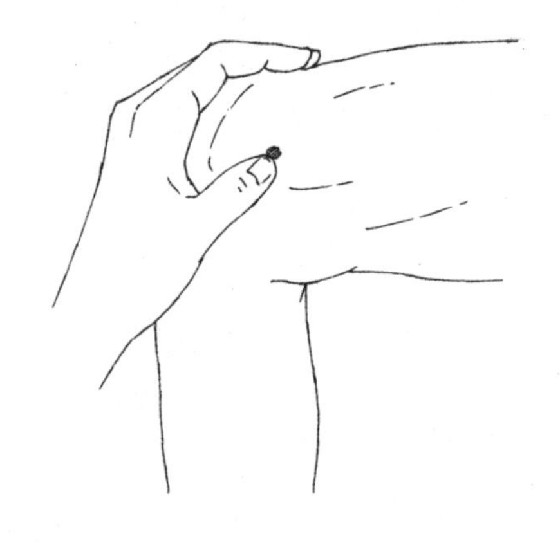

血海

足太阴脾经

小腿内侧，足内踝尖上3寸处

通络止血，调经止痛

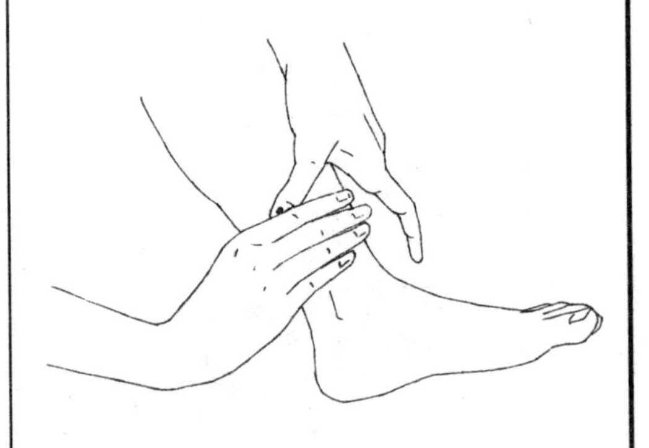

三阴交

手阳明大肠经

屈肘成直角，在肘横纹外侧端与肱骨外上髁连线中点

清热和营，降逆活络

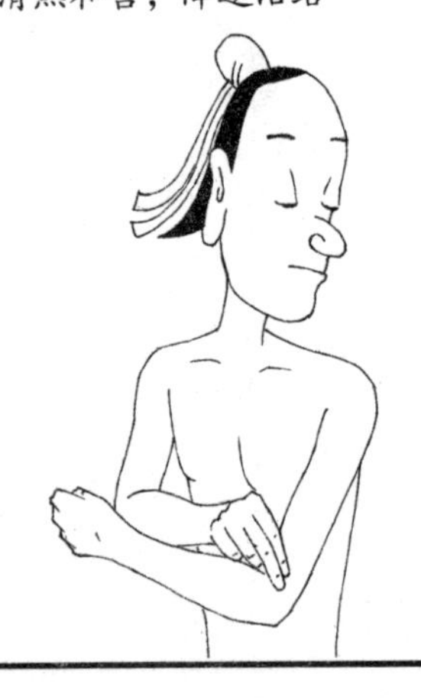

曲池

手阳明大肠经

手背虎口处，于第一掌骨与第二掌骨间陷中

镇静止痛，通经活络，清热解表

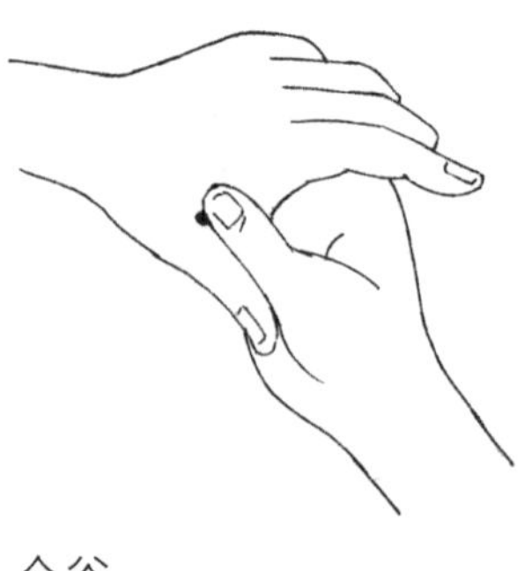

合谷

血瘀体质者四季保健养生

春季为血瘀体质者的最佳保养季节。春季肝气舒畅，此时应多亲近大自然，使肝气能够更好地疏泄。在秋冬季节，要注意保暖。秋、冬季节，极易导致血气运行不畅，从而促进血瘀的产生。

春季，舒展侧体，舒展肝气
谨防炎夏生“内热”
秋风瑟瑟，要及时增添衣物
冬季严寒，保暖工作要做好

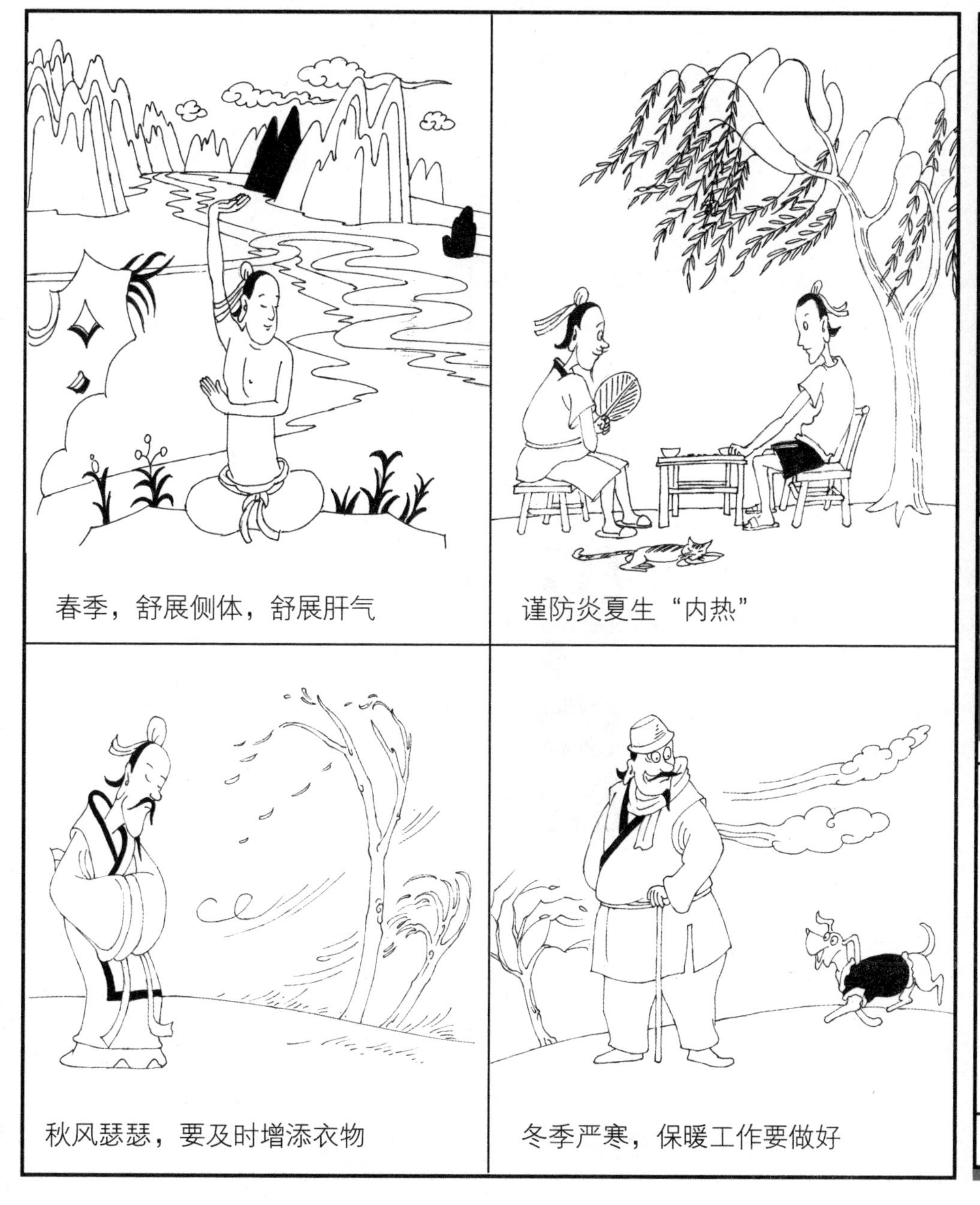

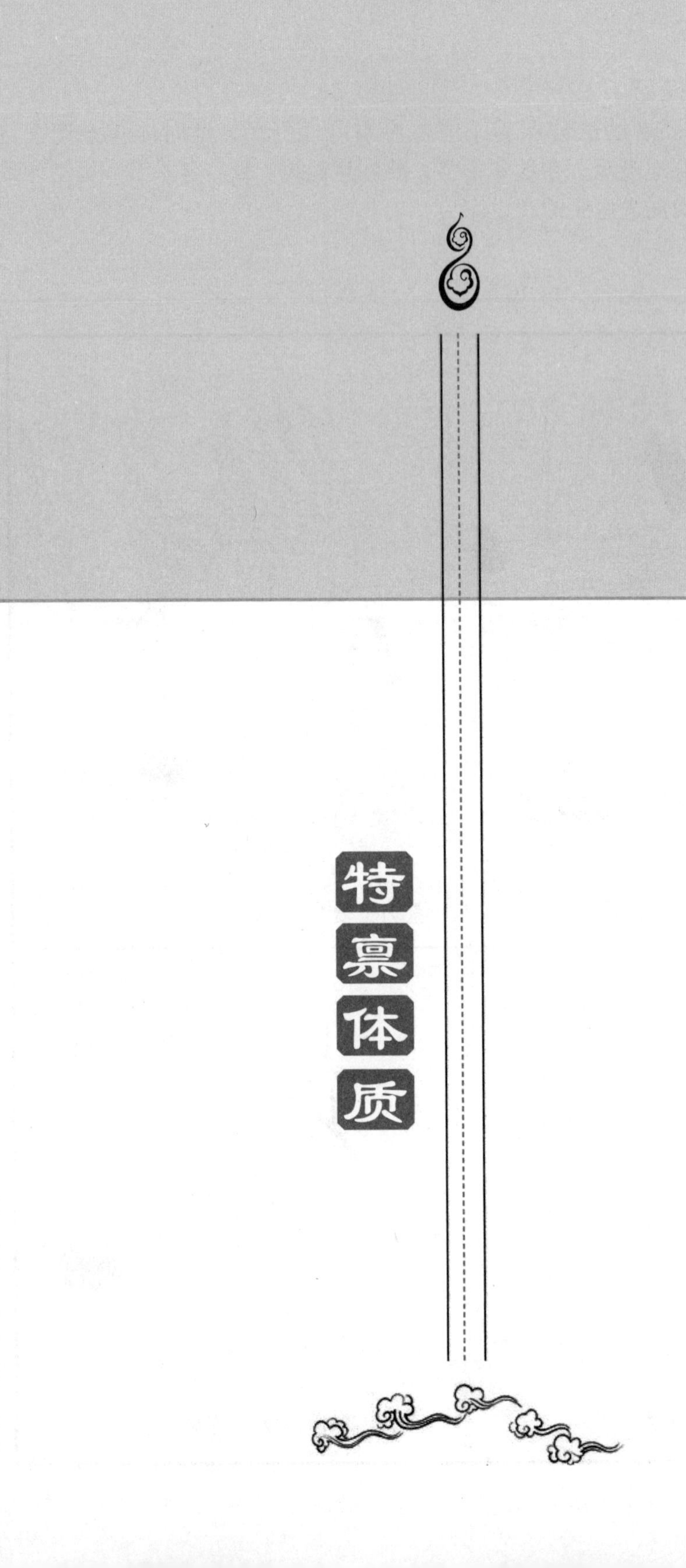

特禀体质

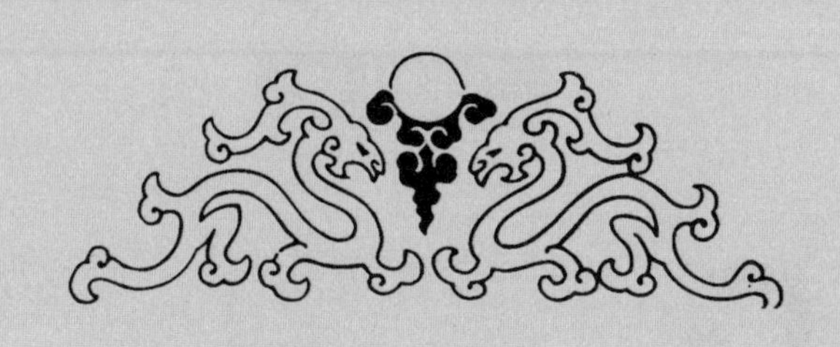

特禀体质是由于禀赋不足或禀赋遗传因素造成的特殊体质，当遇到某些致敏原时易发生过敏现象。所以，特禀体质者应以益气固表、补脾肺肾为原则，多食清淡食物，远离一些易过敏的食物。特禀体质的具体表现症状如下：感冒比较容易打喷嚏，平常会出现鼻塞、流涕或流泪等现象；对花粉、刺激性气味易出现过敏现象；当身体受寒时，皮肤易瘙痒，抓后易出现明显的抓痕，或者周围皮肤一片红等。

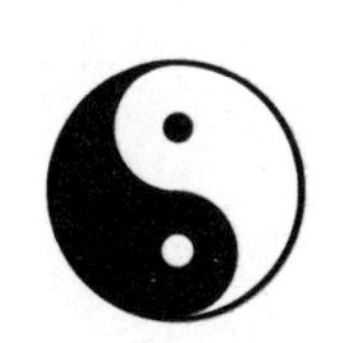

什么是特禀体质

特禀体质又称特禀型生理缺陷、过敏。“特”指的是什么？就是特殊禀赋。是指由于遗传因素和先天因素所造成的特殊状态的体质，主要包括过敏体质、遗传病体质、胎传体质等。

过敏体质

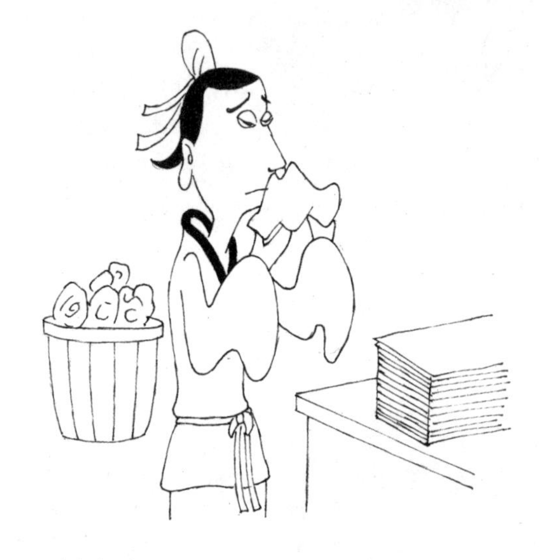

过敏性鼻炎

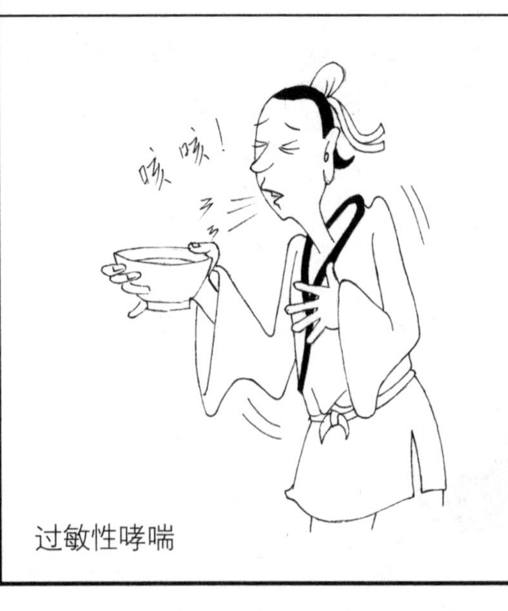

过敏性哮喘

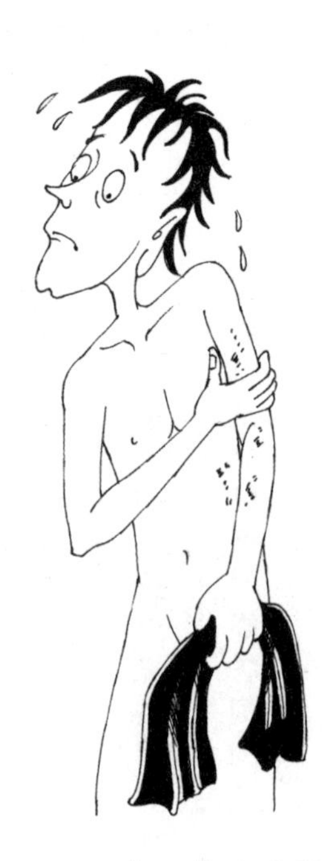

湿疹、荨麻疹等

遗传病体质　胎传体质

遗传病体质：就是有家族遗传病史或者是先天性疾病的，这一类大多很难治愈。

胎传体质：就是母亲在妊娠期间所受的不良影响传到胎儿所造成的一种体质。有部分人是家族性的过敏，很小就有，持续一生；有些人到了中年才发现。

遗传病体质
胎传体质
你怀孕那时，也是经常这痒，那痒的，该不会是遗传吧！
这可怎么办？
咦，这孩子怎么动不动就要起湿疹？

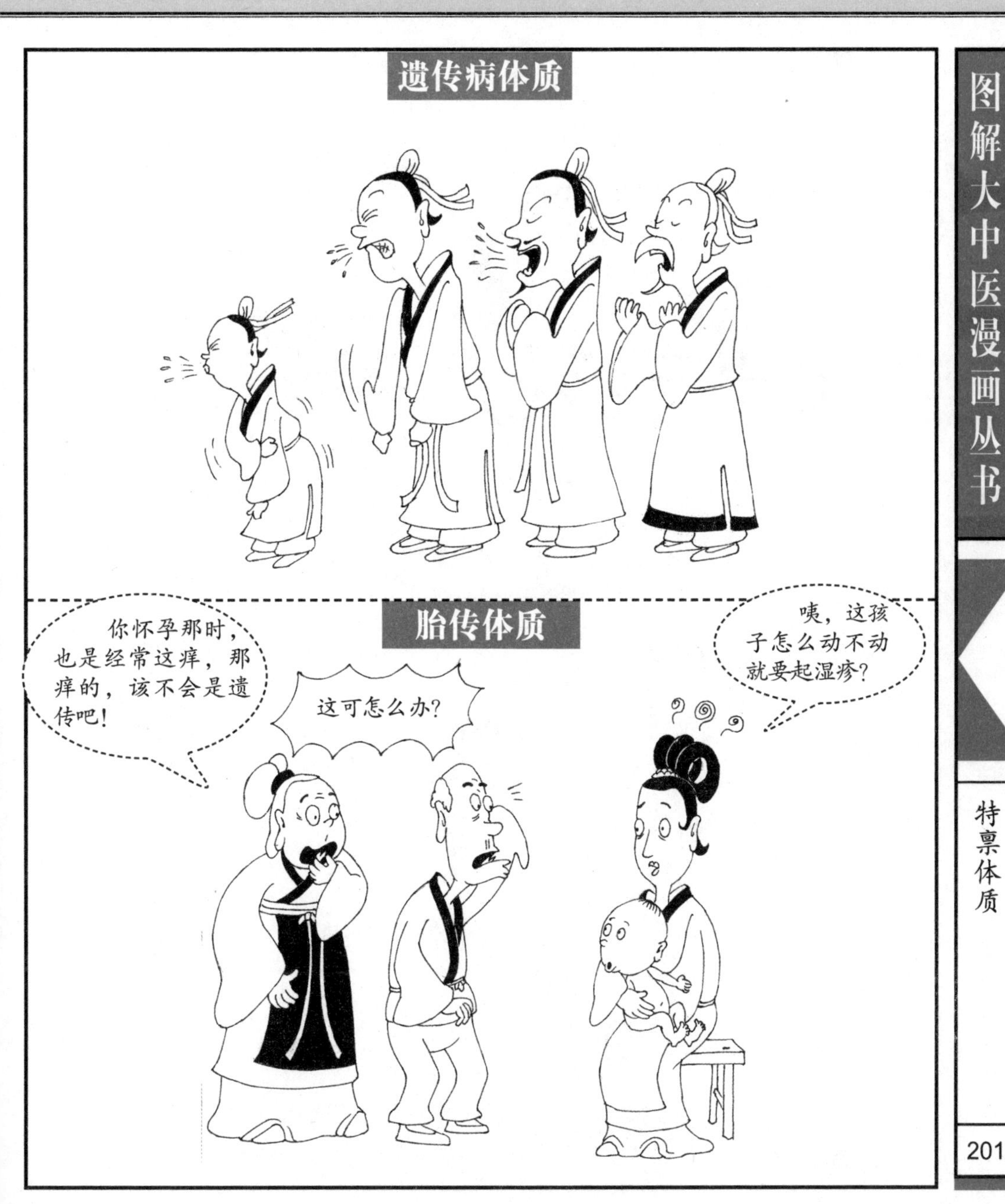

特禀体质的表现

特禀体质有多种表现，比如有的人即使不感冒也经常鼻塞、打喷嚏、流鼻涕，容易患哮喘，容易对药物、食物、气味、花粉、季节过敏；有的人皮肤容易起荨麻疹，皮肤常因过敏出现紫红色瘀点、瘀斑寒凉体质，皮肤常一抓就红，与西医所说的过敏体质有些相像。

春暖花开，人们野外踏青
特禀体质遭遇春天花粉的烦恼
但对于特禀体质者却特别害怕春天的到来，因为春天的花粉给他们带来很多烦恼。春天花粉一飘，这类人就会不停地打喷嚏，流眼泪。

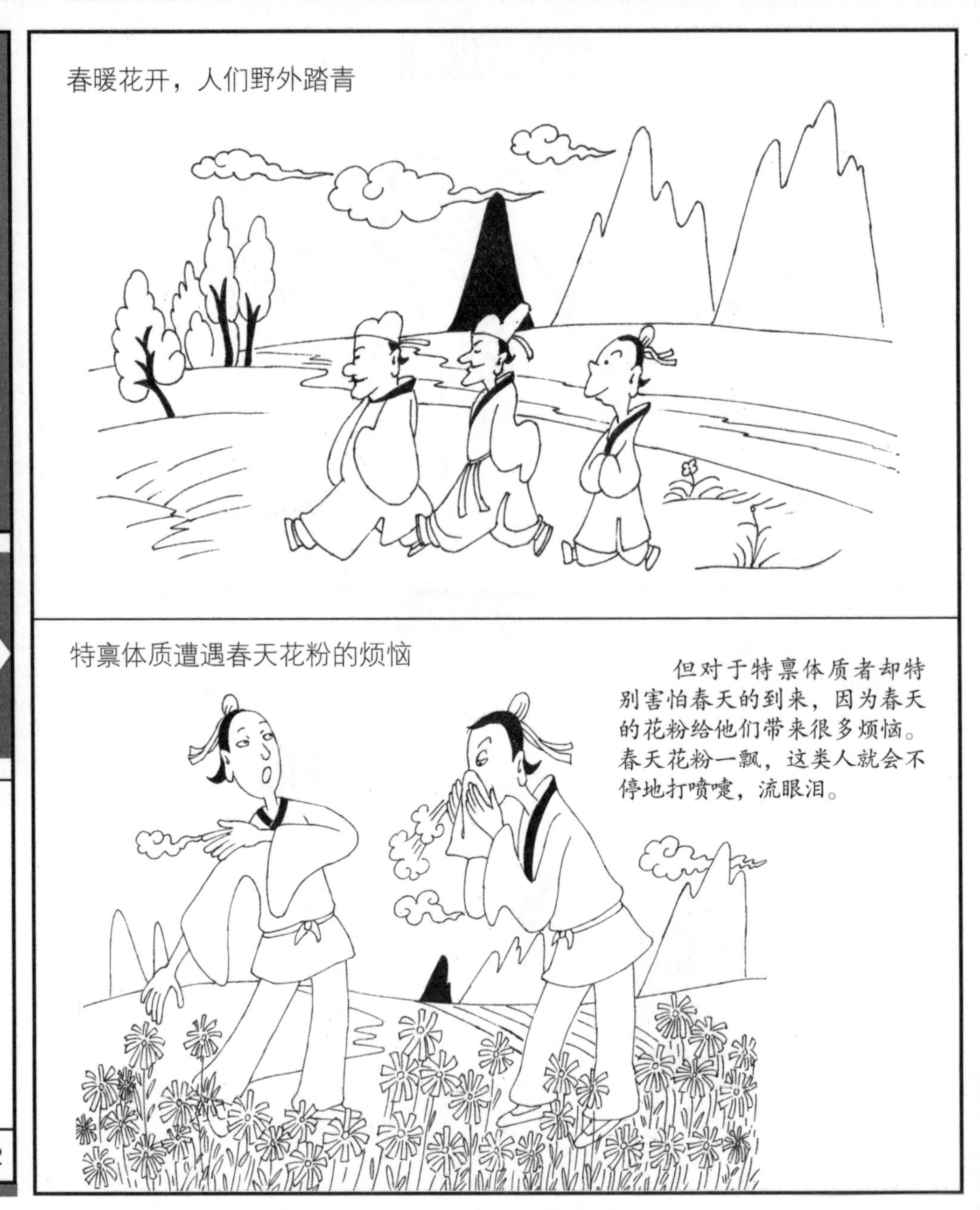

特禀体质的调养法则

饮食以益气固表为宜，避开日常过敏源

虽说先天遗传是导致特禀体质的主要原因，但通过后天合理的调养，会大大改善这种偏颇的体质。而后天的改善最主要的还得从日常饮食与起居方面入手。

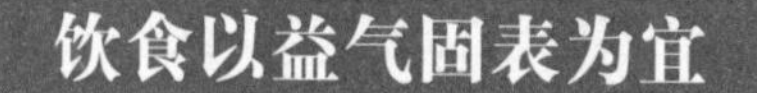

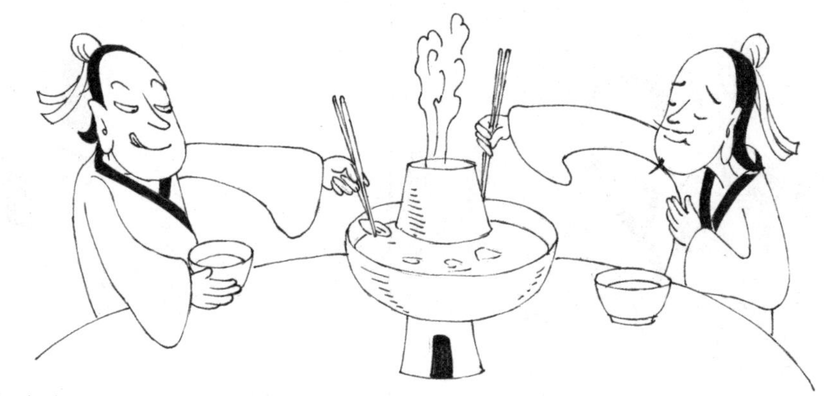

少食寒凉食物

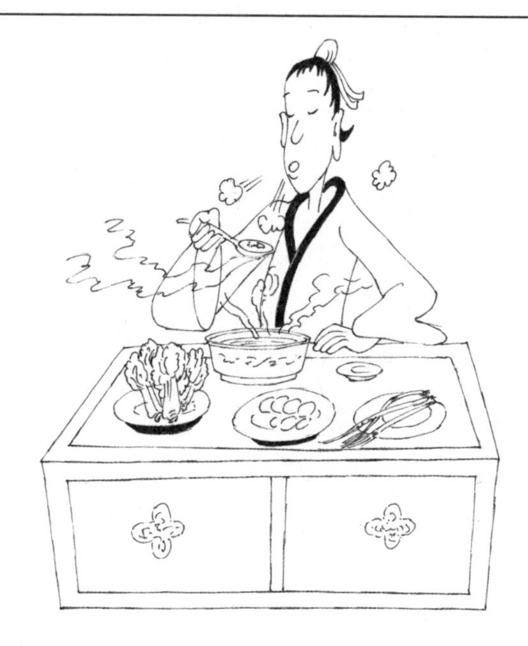

远离过敏食物，饮食结构要合理

避开过敏源

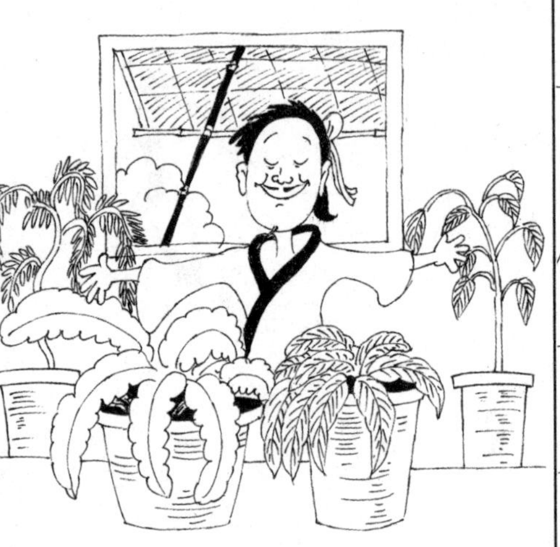

居室通风，室内清洁

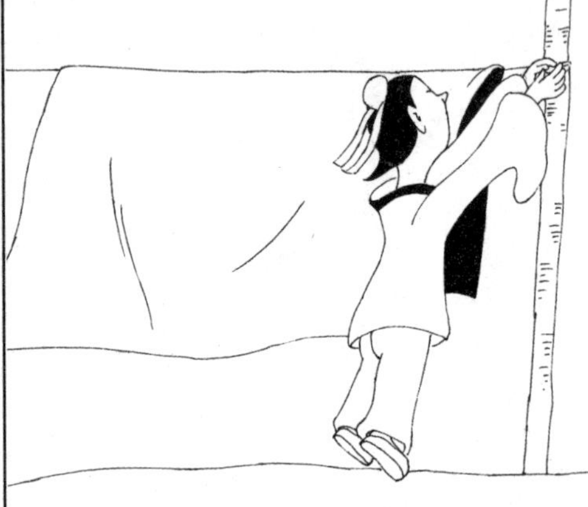

勤洗床单、被子

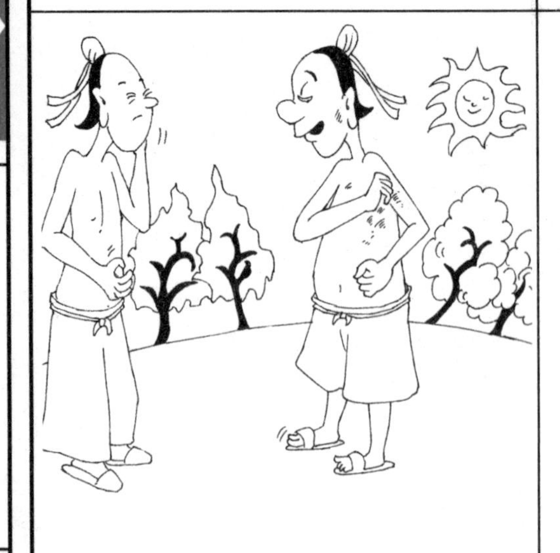

春季减少外出活动

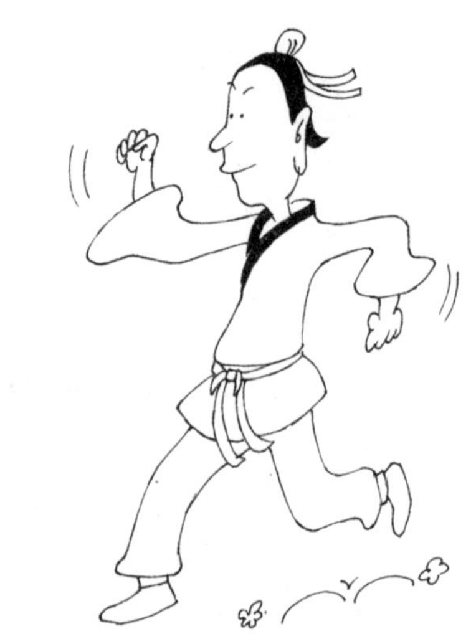

起居有规律，加强体育锻炼

防止过敏的食物要早知道

过敏体质除了遗传因素外，虽说有些食物能诱发病情，例如，肉类、牛奶、禽蛋等动物性食品成了罪魁祸首。但是，有些食物的摄入，则会使过敏体质得到较大的改善，如金针菇、灵芝、大枣、胡萝卜、蜂蜜等。

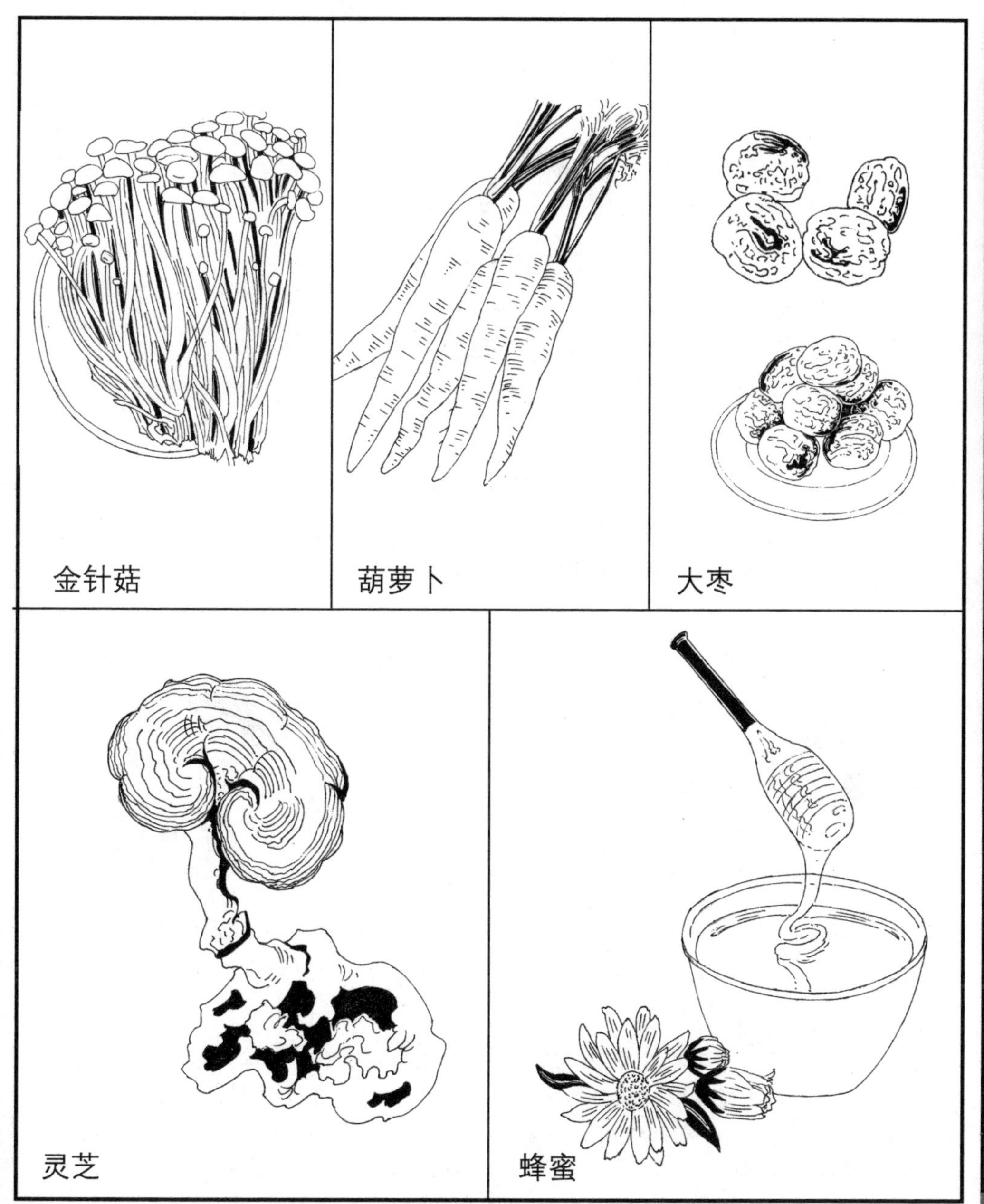

远离生活中的过敏源

过敏源即环境刺激物。在人们的生活环境中不论是气体、固体或液体，哪怕是一种非常普通的物质，对“过敏体质”者来说，都可能成为过敏源。最常见的过敏源主要有以下七类。

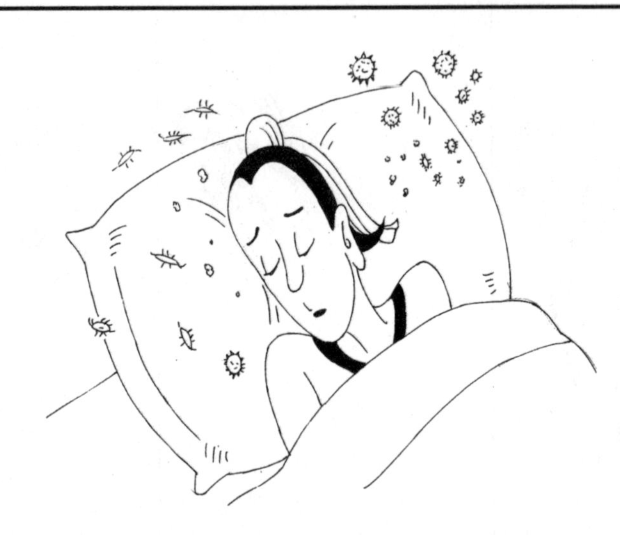

尘螨

尘螨鼻炎、哮喘尘螨的排泄物分解为极微细的粉尘，易附着在床单、枕头或窗帘上，一旦被吸入鼻腔及肺部则易引起鼻炎、哮喘。

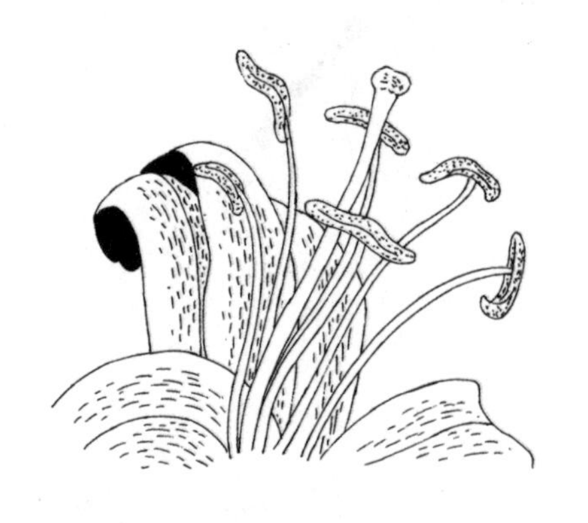

花粉、柳絮、草籽

花粉、柳絮及草籽等无孔不入，一旦与鼻腔内壁或咽喉内壁接触，就会刺激黏膜引起过敏，从而引发打喷嚏、流鼻涕、流眼泪等症状。

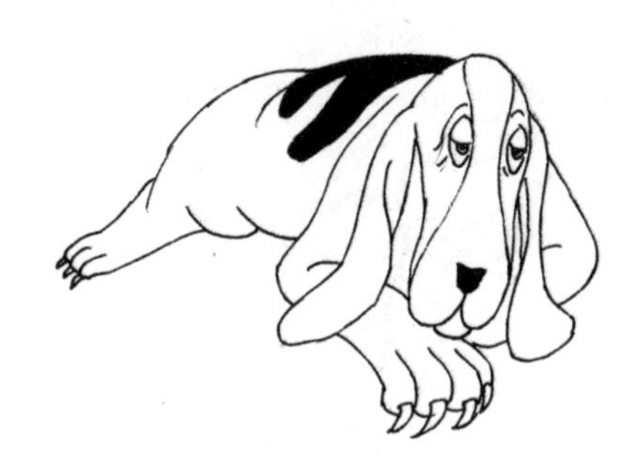

宠物

如果患有咳嗽、气喘、鼻炎的宠物的毛发、皮屑钻进过敏者的喉 就会引起黏膜过敏；另外，宠物的唾液变干后，潜在过敏源也会释放出来。

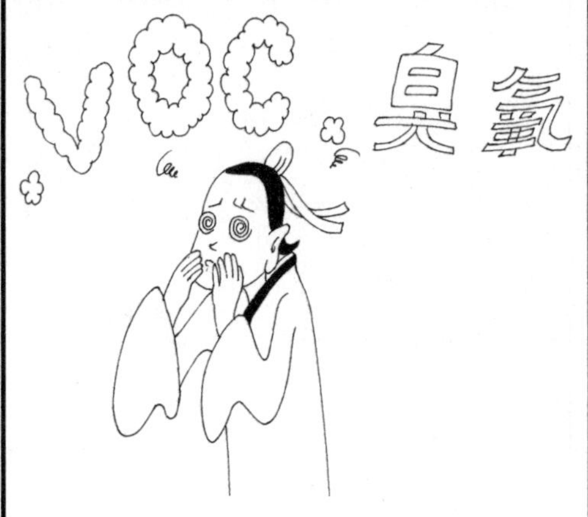

臭氧气体

当通风不良时，电脑、电视等电器所散发的无臭无味的臭氧气体，会刺激眼睛及气管黏膜引起过敏，造成眼睛肿胀、咽喉不适。

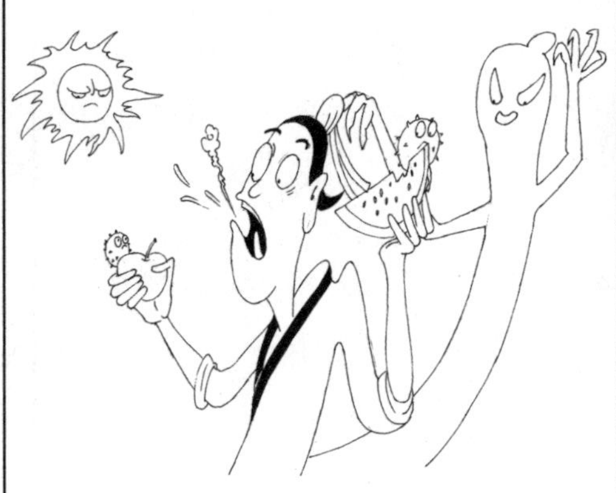

食物

食物中的某些特殊成分易导致皮肤发红痒或唇舌肿胀、恶心、腹泻等症状。

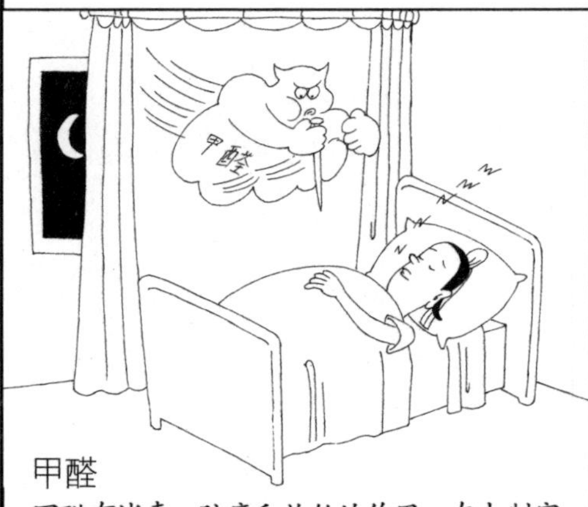

甲醛

甲醛有消毒、防腐和收敛的作用，在木制家具、地板、洗涤剂中被大量使用，甚至纺织品和衣料中也有少量添加。甲醛易导致过敏，引起皮肤瘙痒、咳嗽、鼻塞等症状。

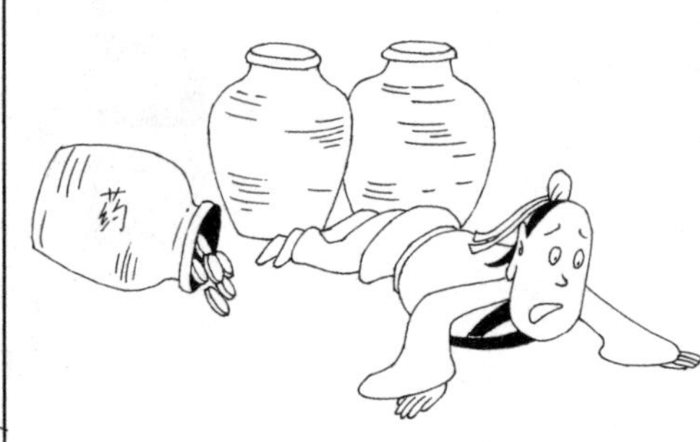

药物

药物中的某些特殊成分易导致过敏，引发皮疹，有时还会出现低热、恶心、呕吐，甚至休克的现象。

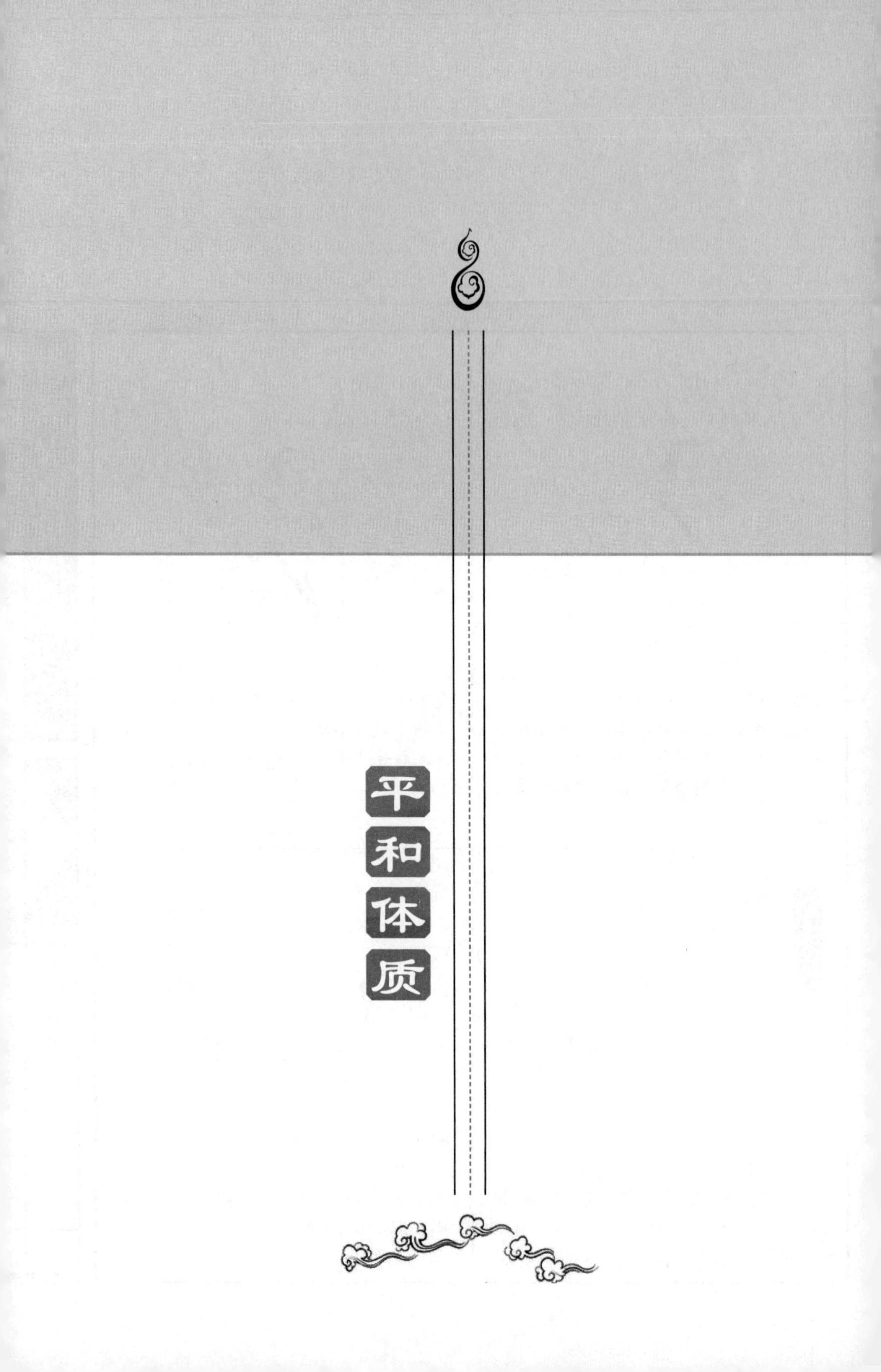

平和体质

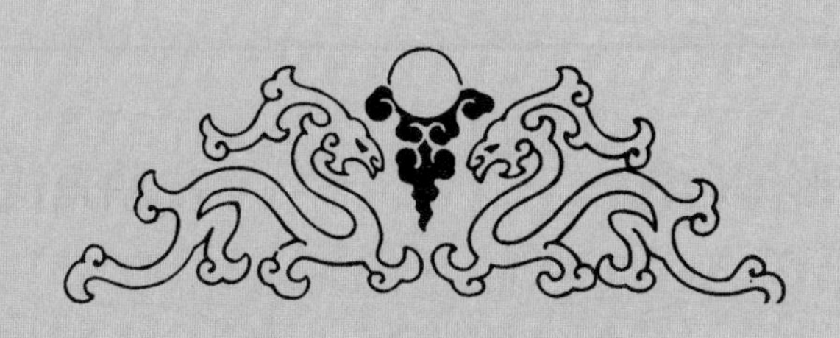

平和体质又叫作『平和质』，是最稳定的、最理想的好体质。平和体质一般产生的基本原因有两大点，第一点是先天禀赋良好。第二点是后天调养很得当。其主要特征如下：体态适中、肤色红润、精力旺盛、脏腑功能状态强健壮实等。对于平和体质来讲，男性往往多于女性，且年龄越大，平和体质的人越少。

形体特征

平和体质者，通常形体匀称，皮肤光洁，头发稠密有光泽，目光有神，鼻色明润，嗅觉通利，味觉正常，唇色红润，精力充沛，不易疲劳，耐受寒热，睡眠安和，胃口良好，两便正常，舌色淡红，苔薄白，脉和有力。

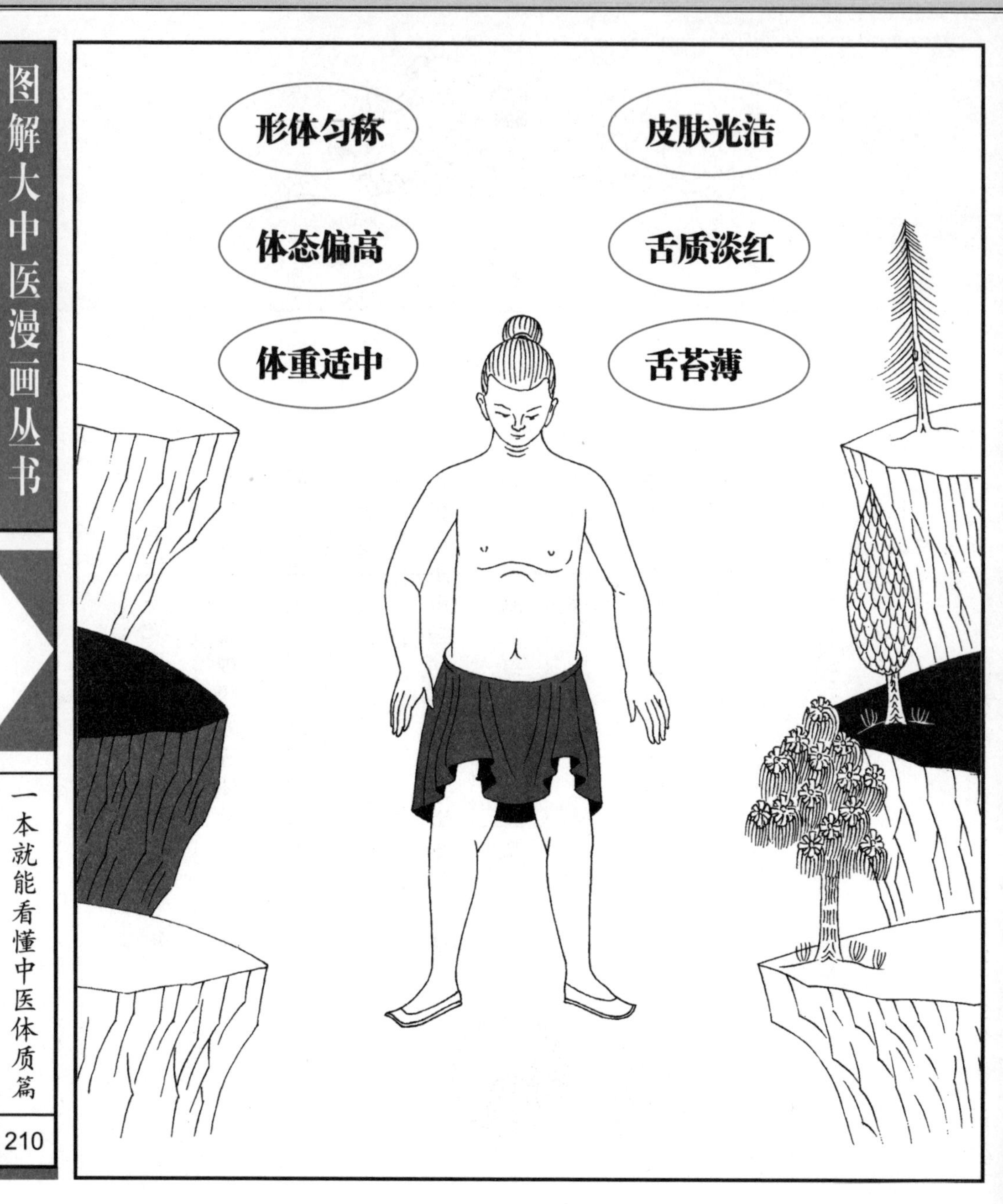

性格特征

平和体质者，情绪稳定，性格平和，七情适中，身心健康，身体素质好，不怎么爱生病。

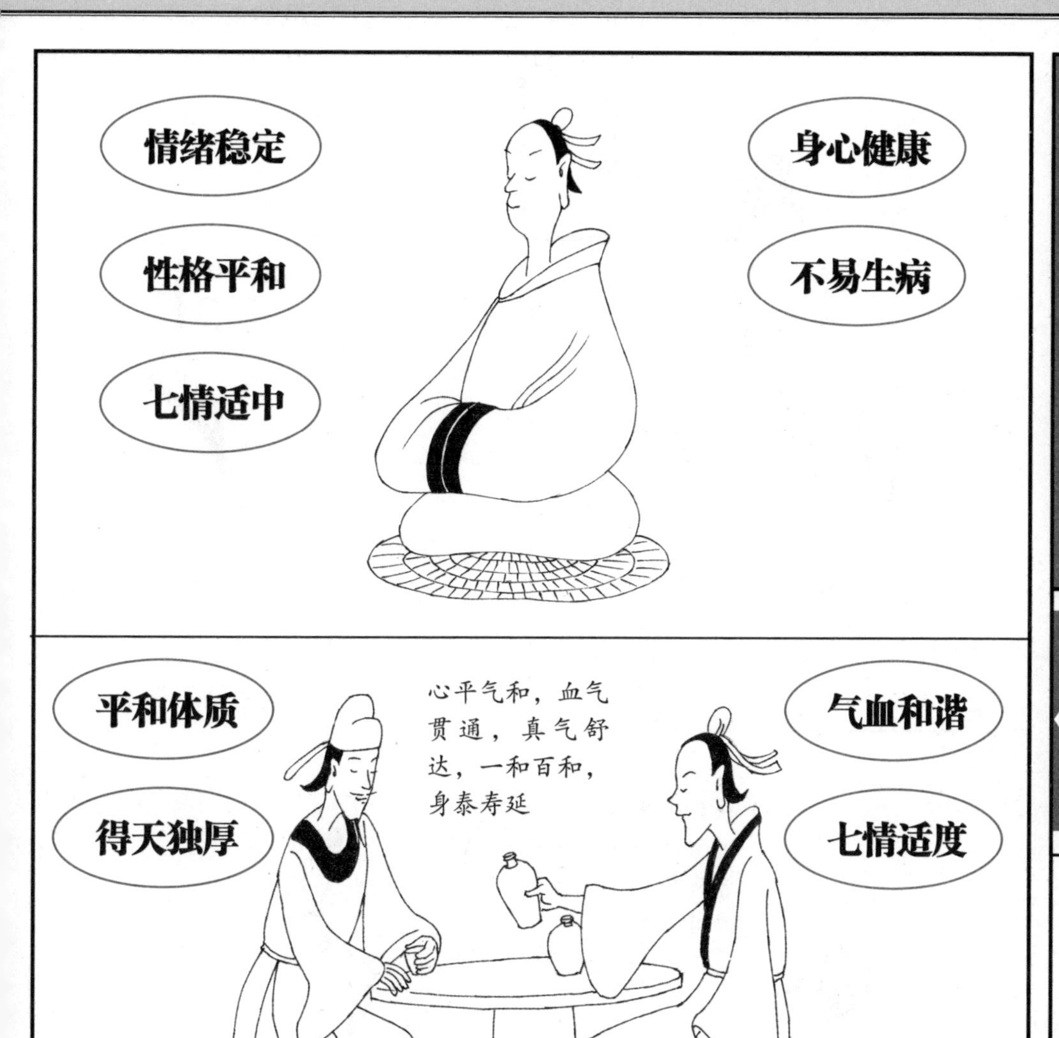

平和体质的成因

促成平和体质的最基本因素为：先天禀赋，父母遗传；加上后天的锻炼及好习惯的保持。

先天遗传条件好
后天的饮食起居生活习惯适宜，调养得当
平和体质者，往往阴阳调和，宜食补忌药补，以免导致阴阳失衡。

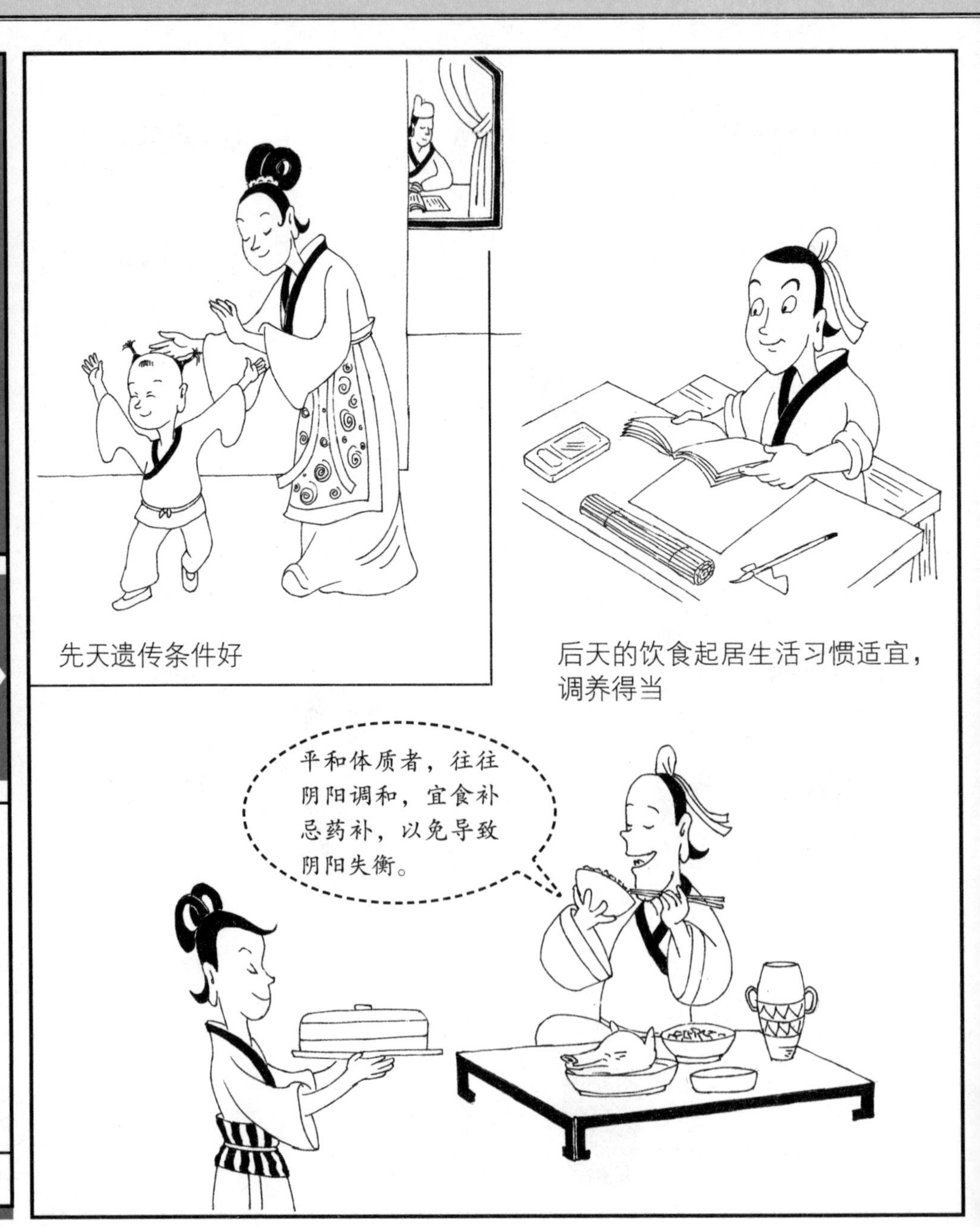

平和体质的调养

平和体质养生应采取中庸之道

平和体质日常养生应采取中庸之道，注意摄生保养，饮食有节，劳逸结合，生活规律，坚持锻炼。

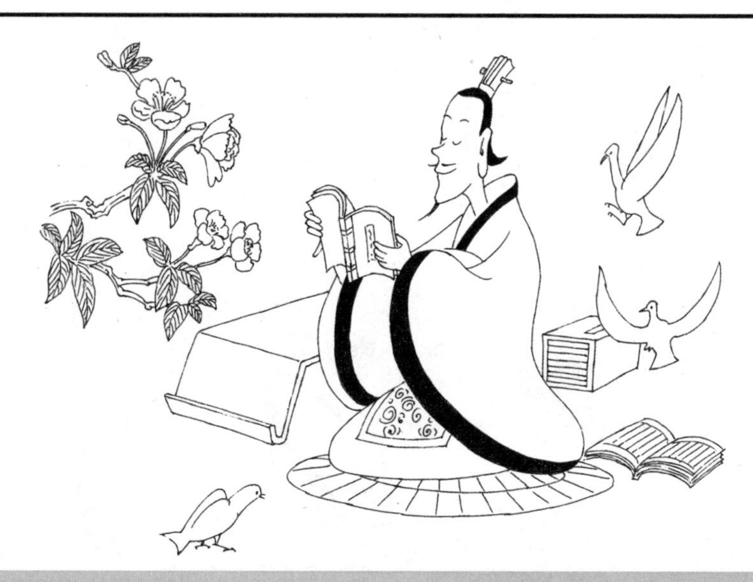

孔子说：“不偏叫作中，不变叫作庸。中，是天下的正路；庸，是天下一定的道理。”

如果能够完全达到中庸的地步，天地便可安居正位，万物便可顺遂生长了。

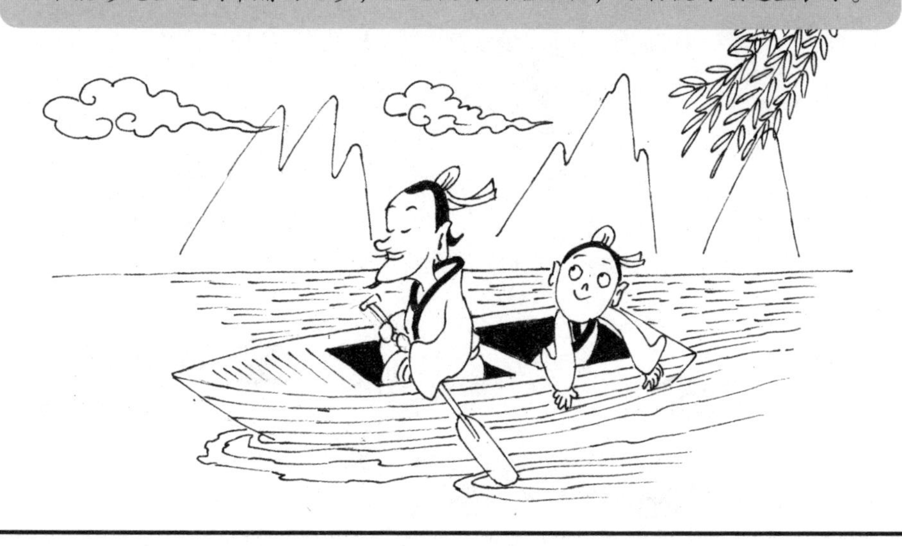

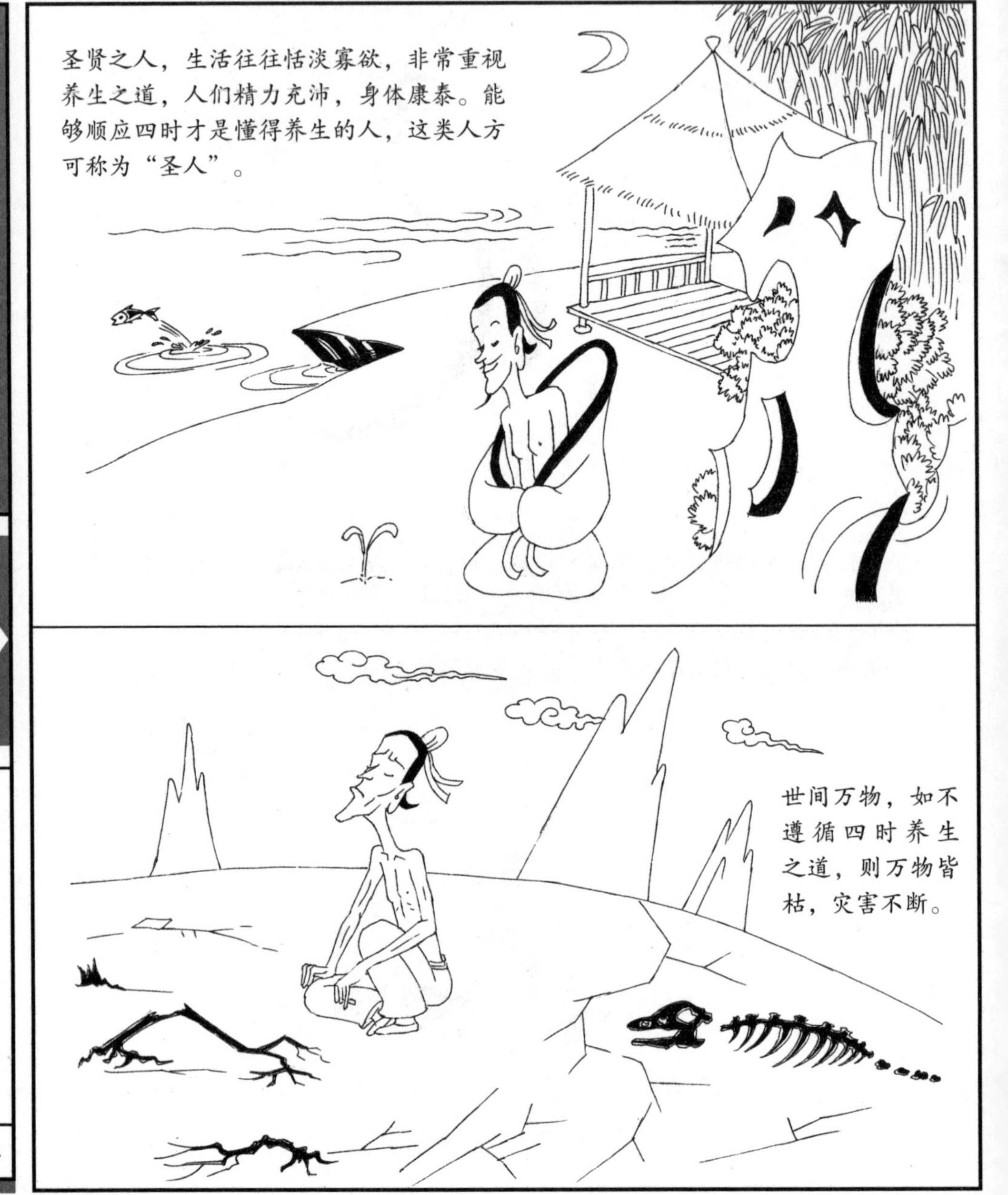
圣贤之人，生活往往恬淡寡欲，非常重视养生之道，人们精力充沛，身体康泰。能够顺应四时才是懂得养生的人，这类人方可称为“圣人”。
世间万物，如不遵循四时养生之道，则万物皆枯，灾害不断。

平和体质调养应调五味

平和体质者，饮食调养是最佳的选择。因平和之人阴阳平和，不需要药物纠正阴阳之偏正盛衰，若采用药补，稍不慎则极易破坏阴阳平衡。而饮食调养，则应顺四时，调五味。

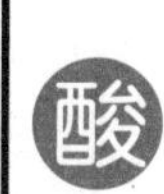

酸生肝。酸味食物有增强消化功能和保护肝脏的作用。以酸味为主的酸梅、石榴、西红柿、山楂等。

过食酸味，则会导致皮肉粗厚、皱缩、无弹性

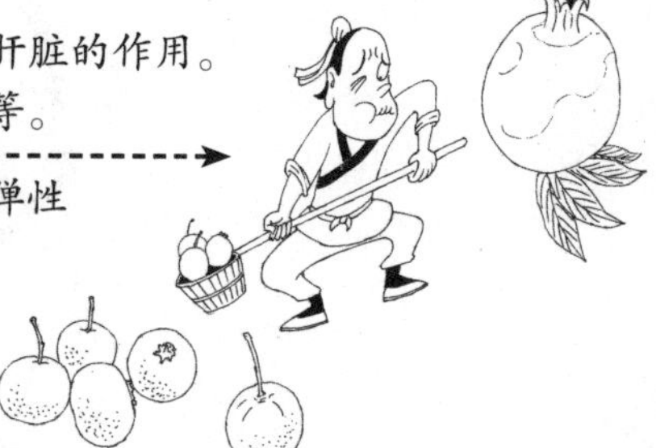

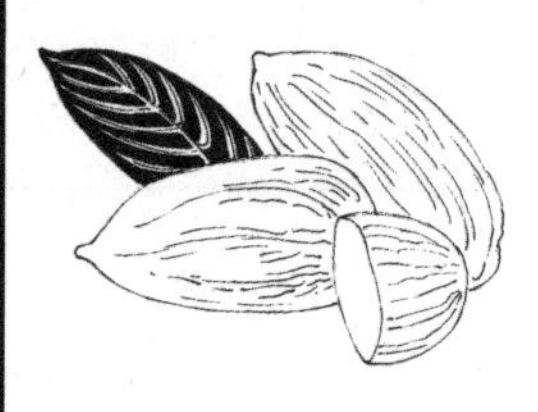

苦生心。中医认为苦味食物能泄、能燥、能坚阴，具有除湿和利尿的作用。像苦瓜、苦杏仁等。

过食苦味，则会导致皮肤枯槁

甘入脾。性甘的食物可补养气血、解除疲劳，还具有缓解痉挛等作用。如红糖、桂圆肉、蜂蜜等。

过食甘味，则会导致骨骼疼痛，头发脱落

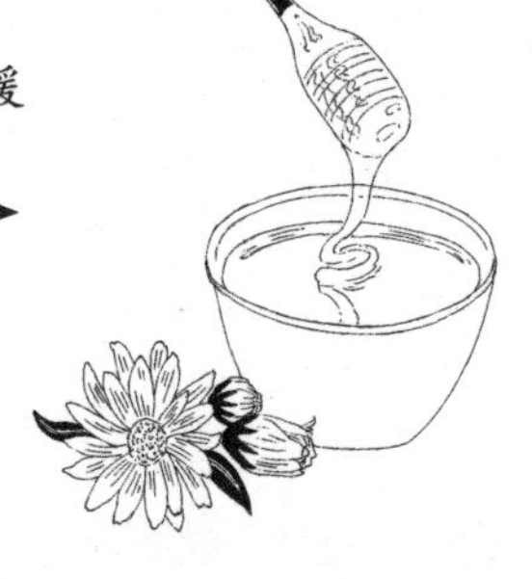

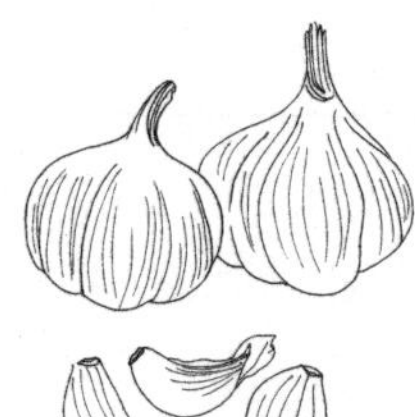

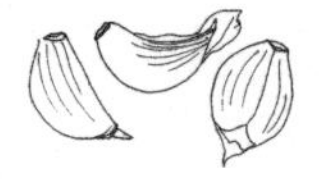

辛入肺。辛味食物有发汗、理气之功效。人们常吃的葱、姜、蒜、辣椒、均是以辛味为主。

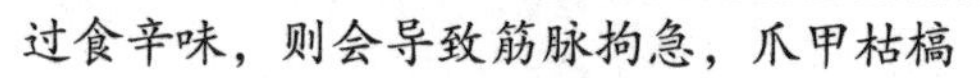

过食辛味，则会导致筋脉拘急，爪甲枯槁

辛

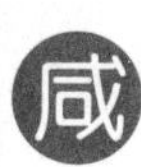

咸为五味之冠。咸味有泄下、软坚、散结和补益阴血等作用。如盐、海带、紫菜咸味食品。

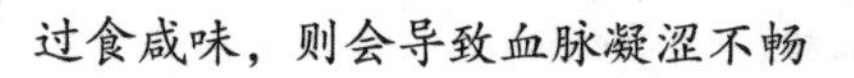

过食咸味，则会导致血脉凝涩不畅

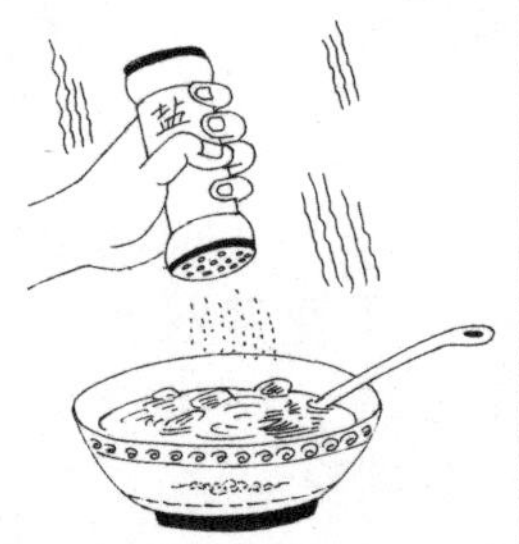

平和体质养生要先养心

古人的养生观，重在强调一个“和”字。清代戏曲理论家李渔曾在《闲情偶记》中载：“心和则百体皆和。”对于平和体质者来说，要想保持优异的体质，在日常生活中首先要使自己做到心平气和。

心胸开阔，宽厚待人
遇愁不愁，逢怨不怨
以理智驾驭感情，以平和调节心态

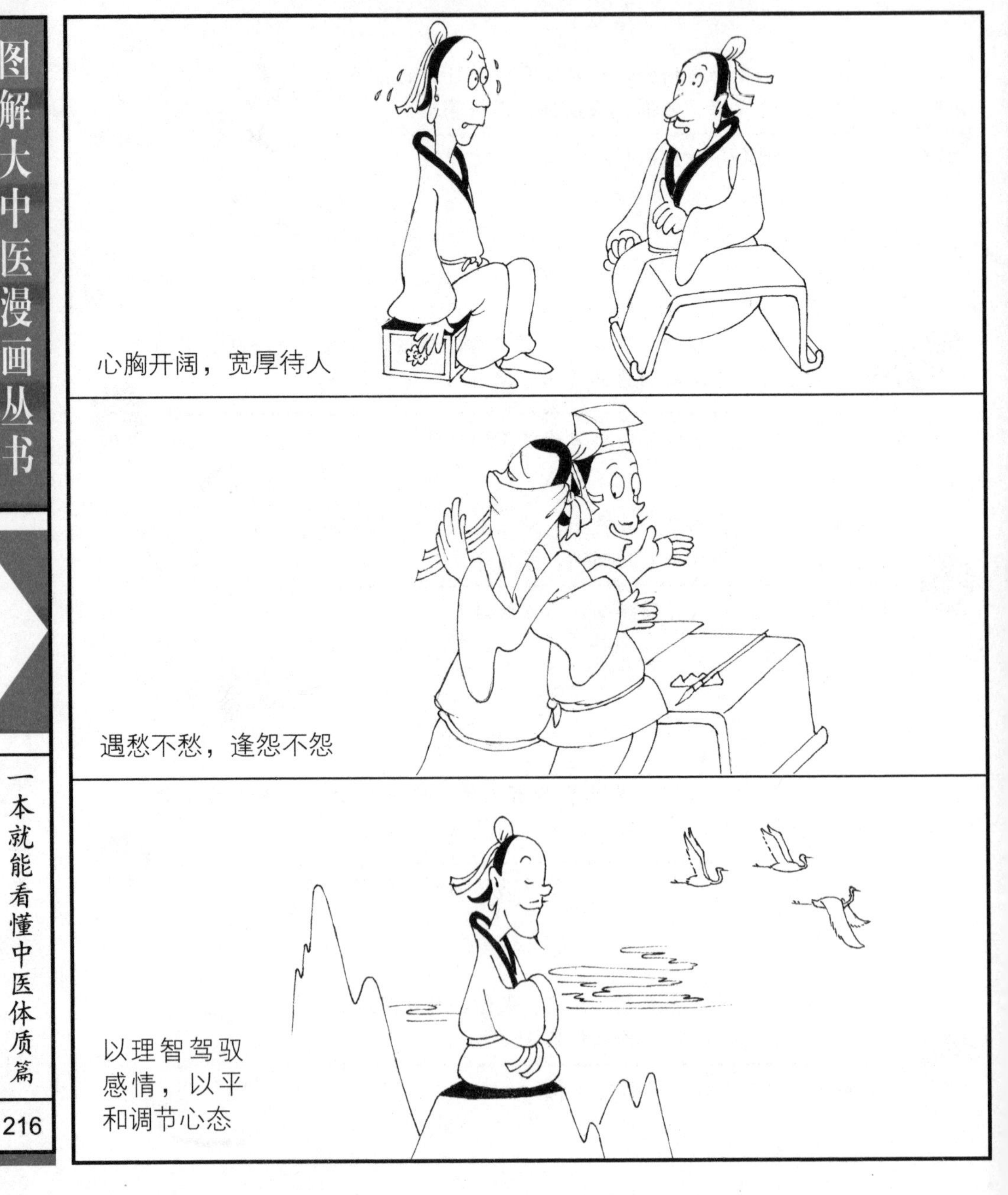

平和体质应倡导“药王”的“十二少”

“药王”孙思邈活到了一百多岁。然而他最根本的养生秘诀就是“十二少”。即少思、少念、少事、少语、少笑、少乐、少喜、少好、少恶、少欲、少怒。其实，这“十二少”的精华所在就是“心平气和”，谨防从心理、思想上对身体产生极大的不利。

思

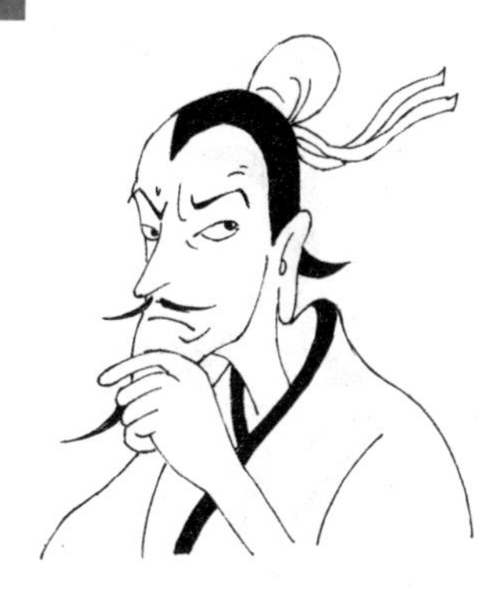

少思

少思不是不思，而是只思考你该思考的，不要整天东想西想，想些不着边际的东西。

念

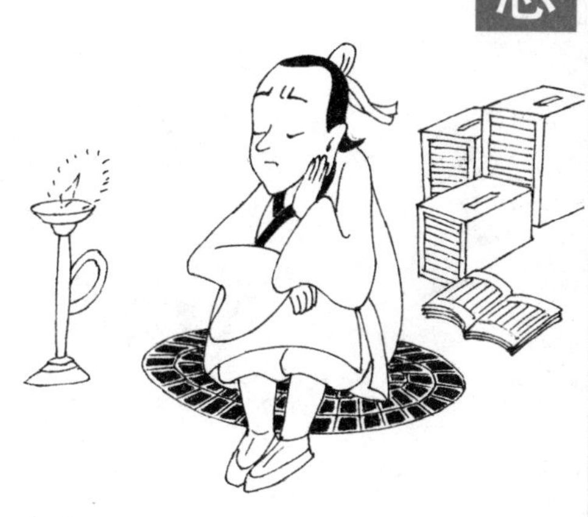

少念

思和念经常合成思念，其实二者还是有区别的。念除了有思的意思在里面，更有迷恋、想念、留念的意思。不要迷恋一些虚幻的事物。

欲

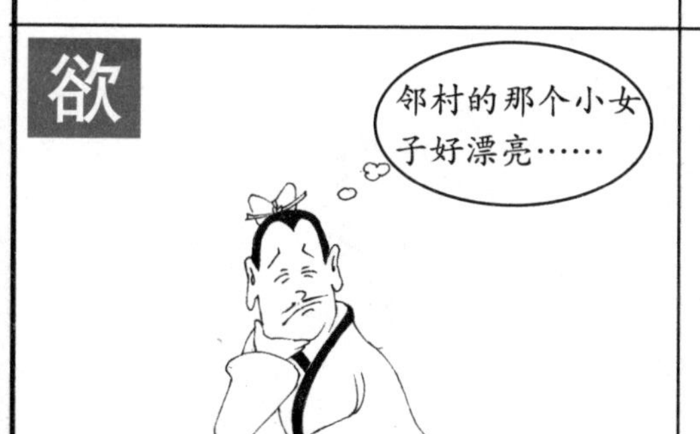

少欲

不管是财欲、色欲还是对什么东西的欲念，如果太多太放纵的话，身体肯定是受不了的，精神状态也好不起来。

事

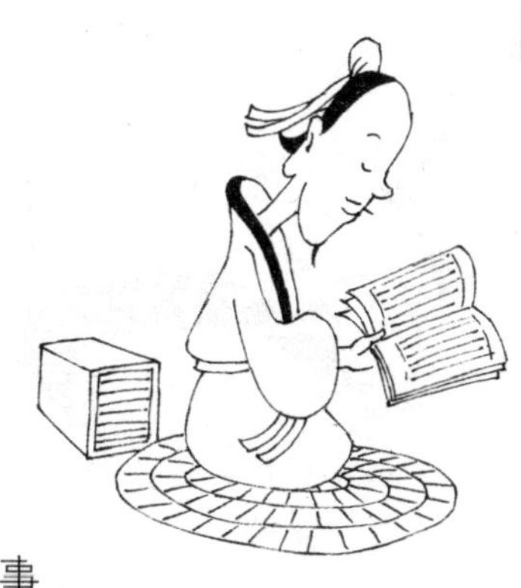

少事

要注意劳逸结合，不要一天到晚只知道工作，不懂得休息。

语

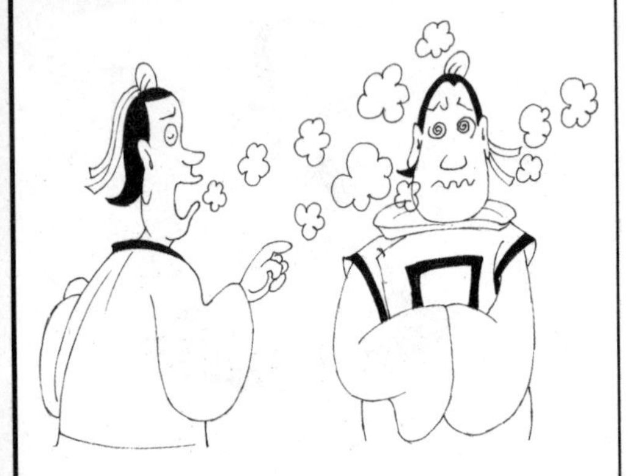

少语
少说话，嘴巴闲不住，导致身体的精气神都从嘴里出去了。

笑

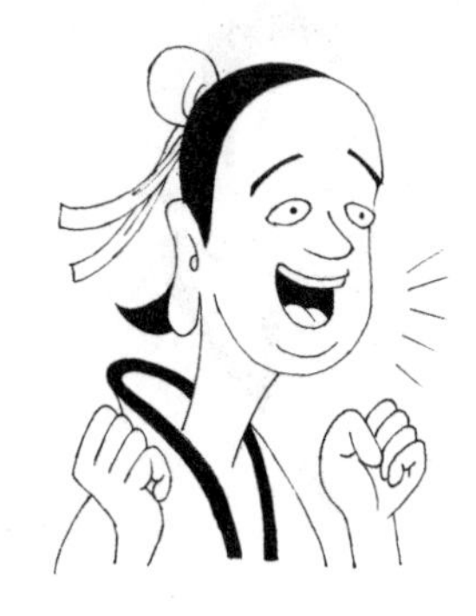

少笑
不能毫无节制地放声大笑，毕竟过犹不及，自古以来笑死人的情况也不少见。

愁

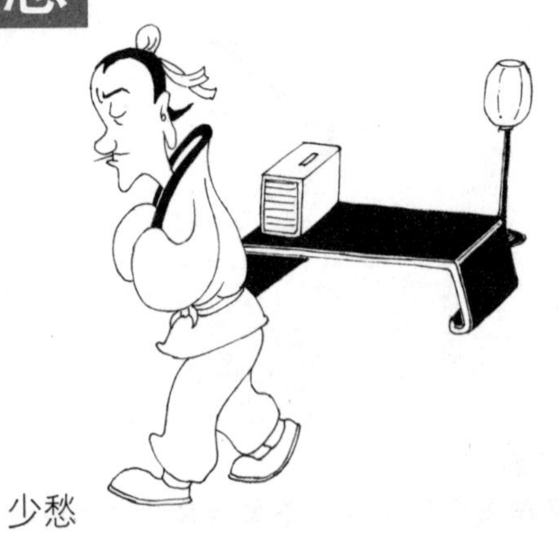

少愁
“愁一愁，白了头”。过度忧愁是导致过早衰老的重要原因。

乐

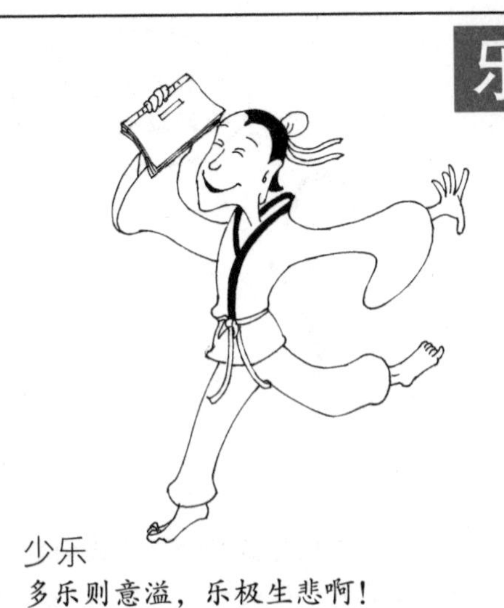

少乐
多乐则意溢，乐极生悲啊！

喜

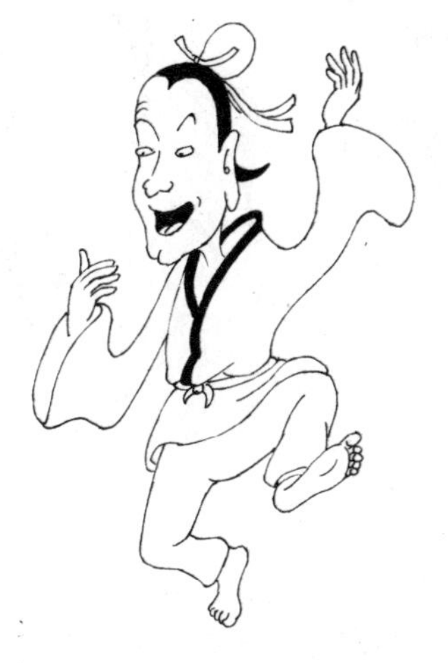

少喜

多喜则忘错昏乱，得意则忘形。

怒

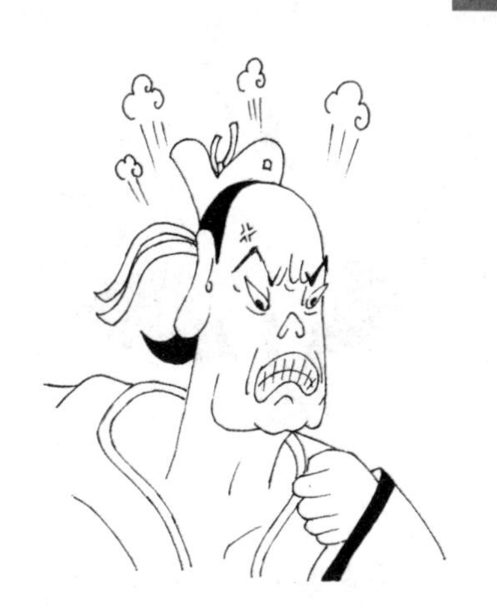

少怒

少发点怒，小心气出心脏病来！

好

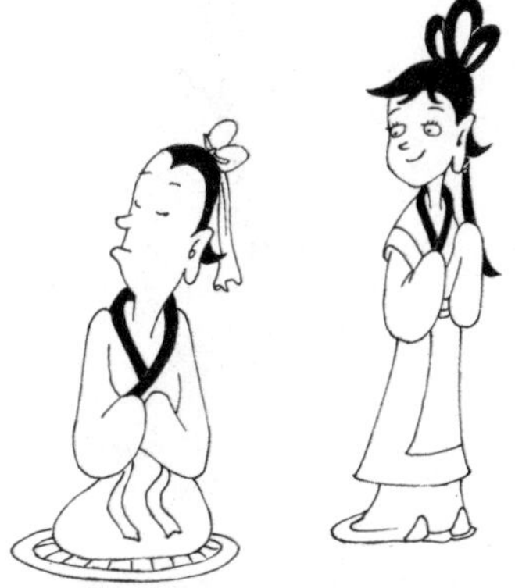

少好

好指嗜好。爱喝酒、爱抽烟、喜女色、好斗蛐蛐。不管好什么，切忌玩物丧志，酒色财气伤身体。

恶

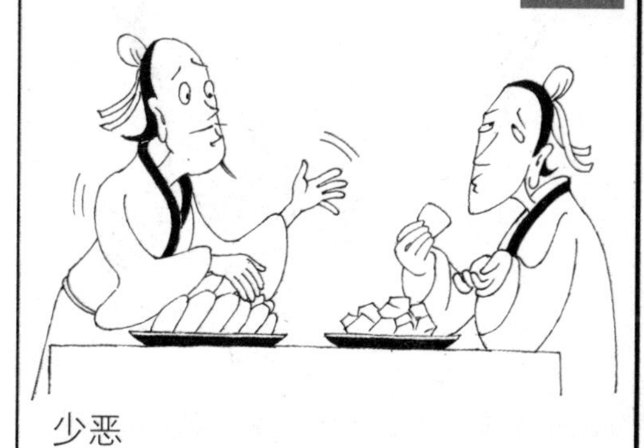

少恶

对周边环境不满，容易心神不宁，人总是处于焦灼的状态中，长此以往，身体能不衰老得快吗？

调适情性四要点

平和体质应注意保养心性，协调好憎，调适情性。

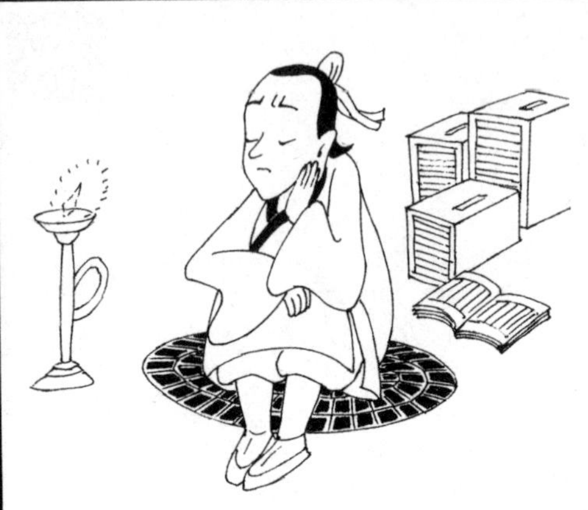

一要反省

人只要在平常生活中，哪怕抽出一点儿时间和精力来反思身心，就会发现自己的日常行为之中，有很多是会招致各种疾病的。

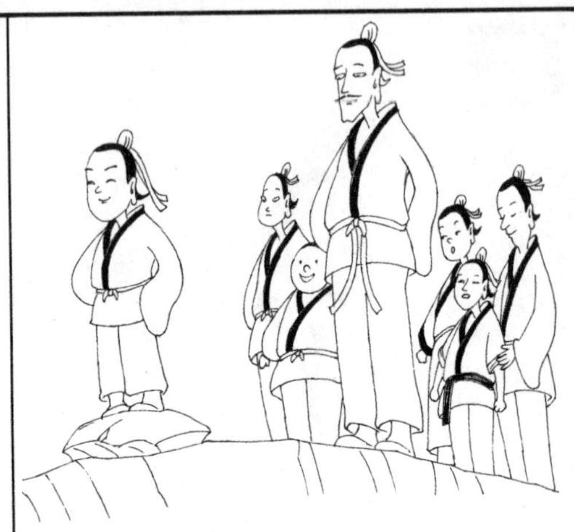

二要有志向

人要有远大的志向，并为之付出艰苦的努力去实现它。深夜五更，夜深人静，经过一夜的熟睡，一个勤奋的人，已经开始思索今天要做些什么了。

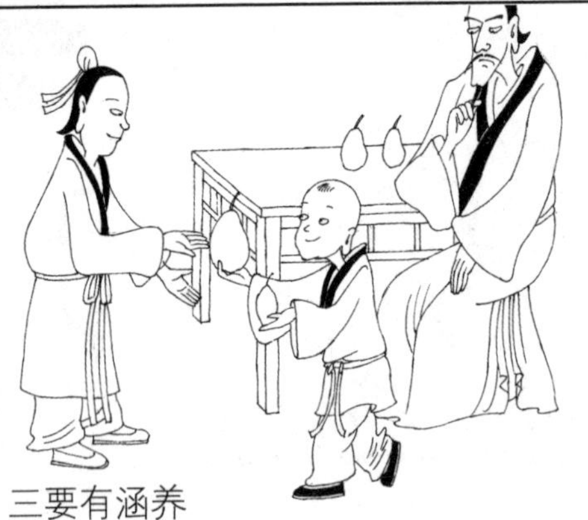

三要有涵养

人的涵养是个渐进的过程，要提高涵养首先就要做到“勿以恶小而为之，勿以善小而不为”！为人处世，心中常存正大光明的意念。

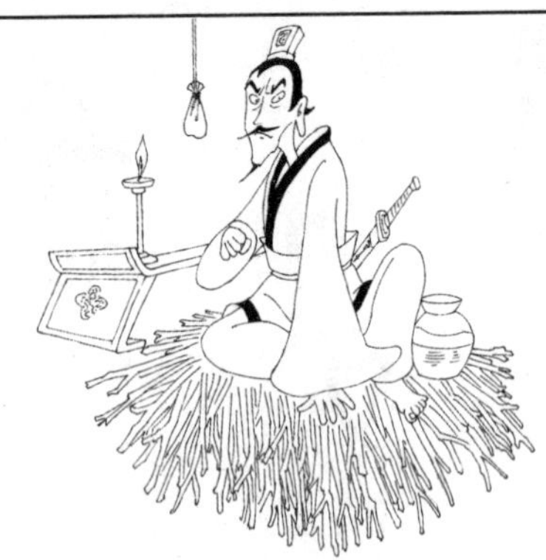

四要在逆境中成长

人处于逆境当中，不能屈服，清苦劳累是对人身心的一种考验，那些经过饥寒交迫的人，才会越加发奋努力，成就事业。

百病皆由情而起

人体百病都是由情而起，人如果能够保持心情舒畅，疾病也会随之减轻。这其中，也许没有什么直接联系，但却是有依据的。

秋天的月亮一升起，
千山都随之安静；
春天的花一开放，
万木都随之茂盛。
人若能做到“恬淡虚无，
真气从之，精神内守”，
病从何来？
月亮东升西落，花开花落这是自然规律，
是人所无法左右的，但是保持愉快的心态
来养生是人人都能做到的。

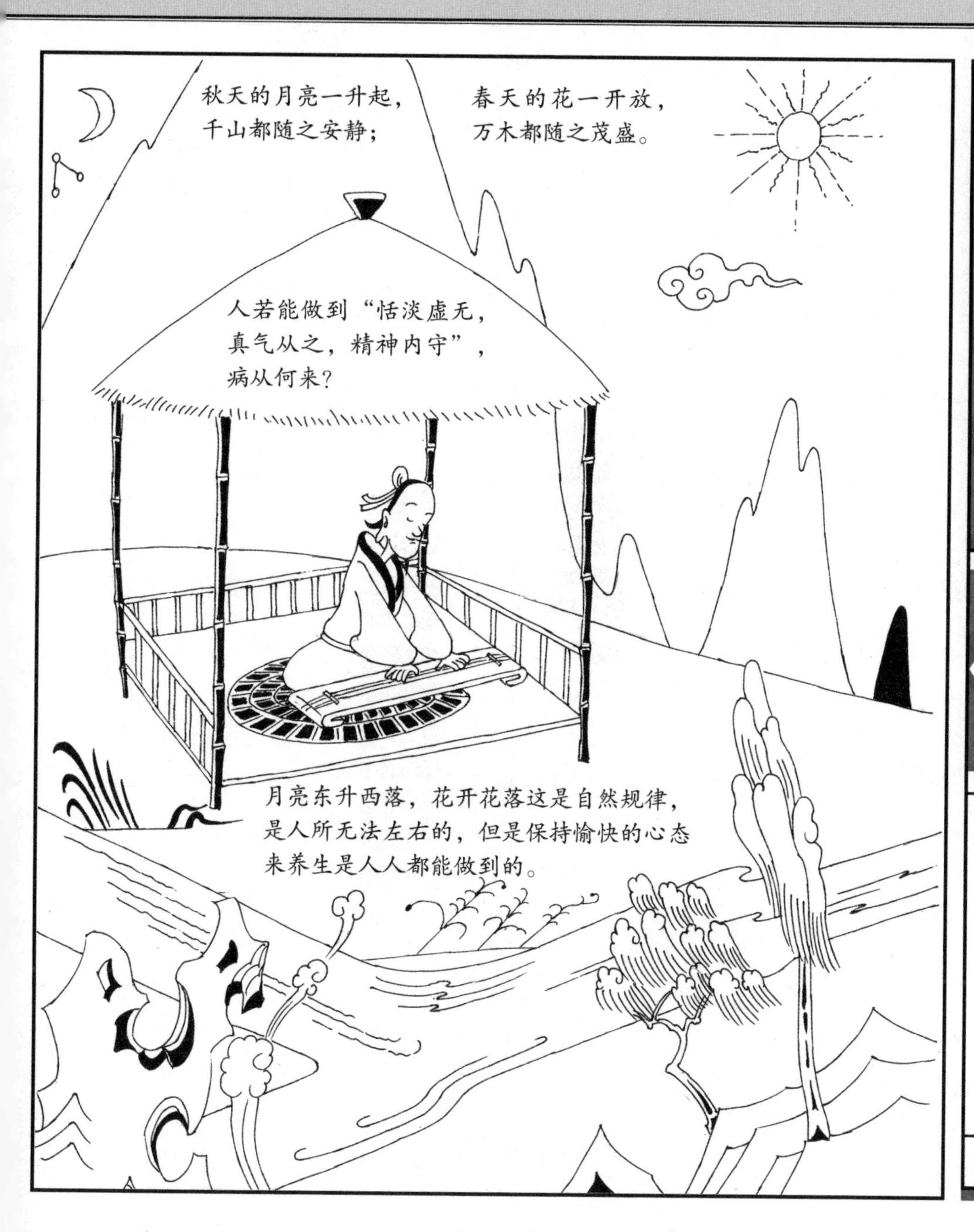

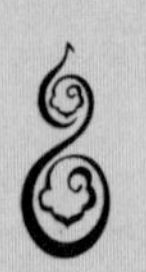

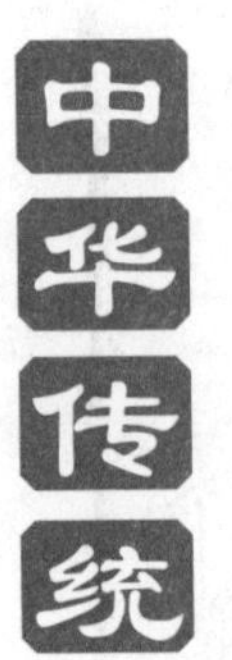
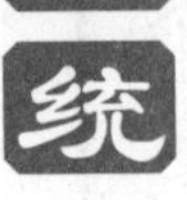
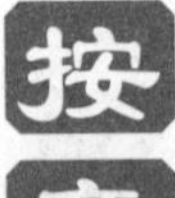
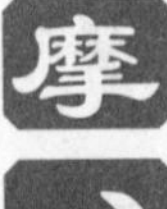
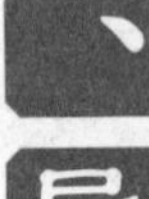
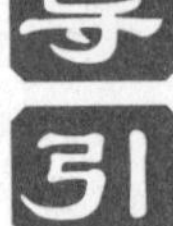
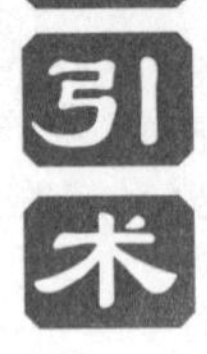

中华传统 按摩、导引术

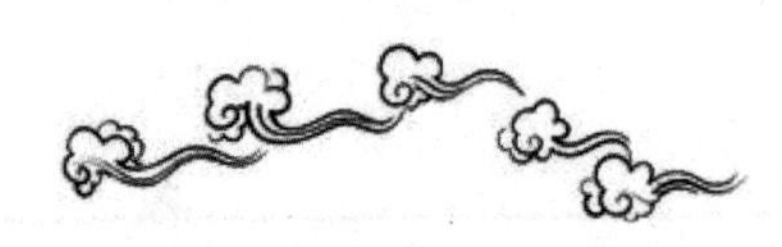

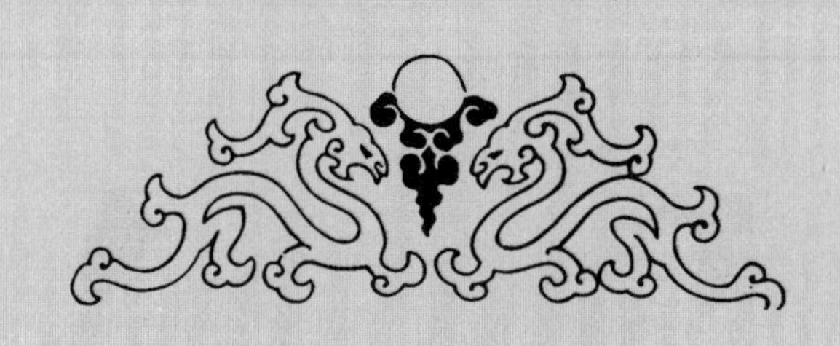

按摩、导引是我国传统的养生方法，是实现养生的重要方法之一。

按摩术通过人体各部位、穴位的按摩，可以有效地疏导气血、活络筋骨、滋养肌肤，使人气血和顺，而且它还能调节身体机能，祛瘀化滞，缓解疼痛，强壮肌肉。同时可增加养生的乐趣，起到消疲解劳、治病健体、延年益寿的功效。

导引法是一种辅助呼吸使形体得到锻炼的养生术。修炼者凭借自身的力量引导肢体完成俯仰、屈卧、呼吸和吐纳等动作，并配合集思和按摩手段，此法运用得当可以调和营卫之气，除风避邪，益气补血，治疗百病，以实现增长寿命的目的。

老子按摩法四十九势

老子按摩法又称“太上混元按摩法”，据说是老子自创的一套健身功。较早见于唐孙思邈的《备急千金要方》，其共有四十九势，它主要是通过运动全身各部肌肉，将意念与动作相结合，以达到强身健体的功效。

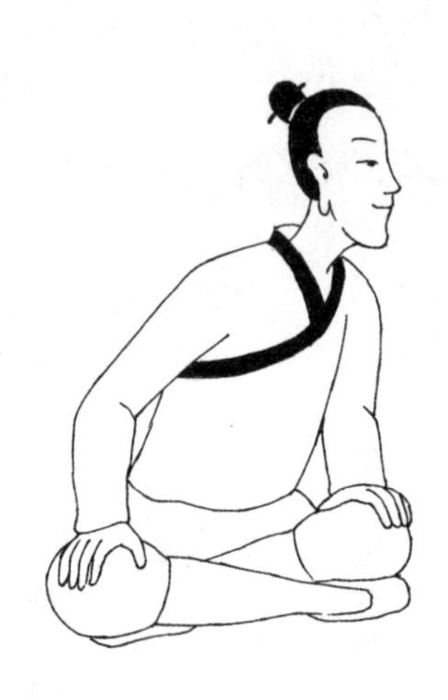

第一势
坐式，将两手按在大腿上，左右扭转身躯14次。

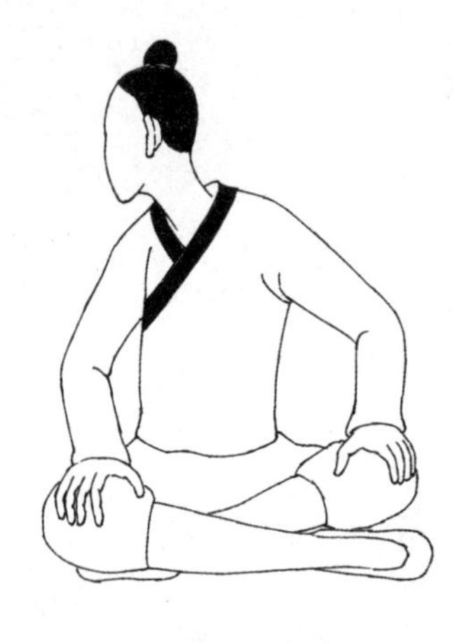

第二势
坐式，两手相搓至热后，快速摩擦两膝，同时左右扭转两肩14次。

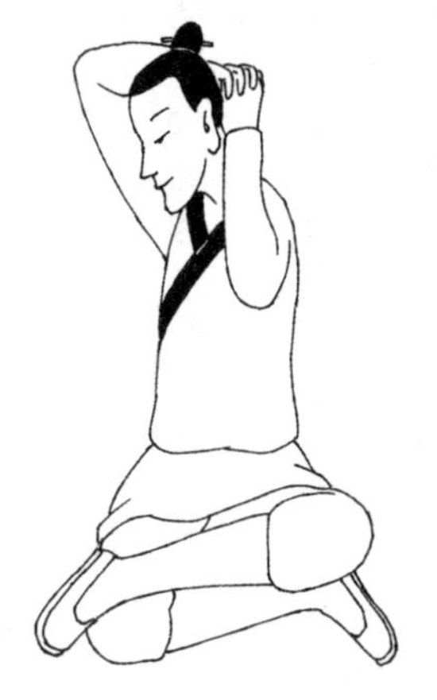

第三势
坐或立式，两手抱头，同时左右扭转腰部14次。

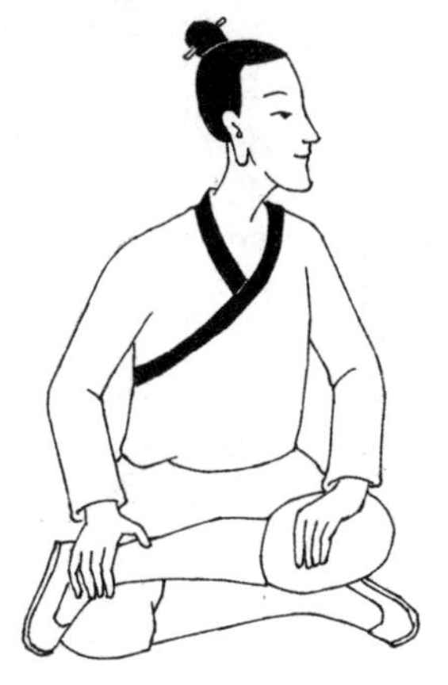

第四势
坐或立式，分别用左、右手掌心摩擦颈椎，随后左、右摇头各7次。

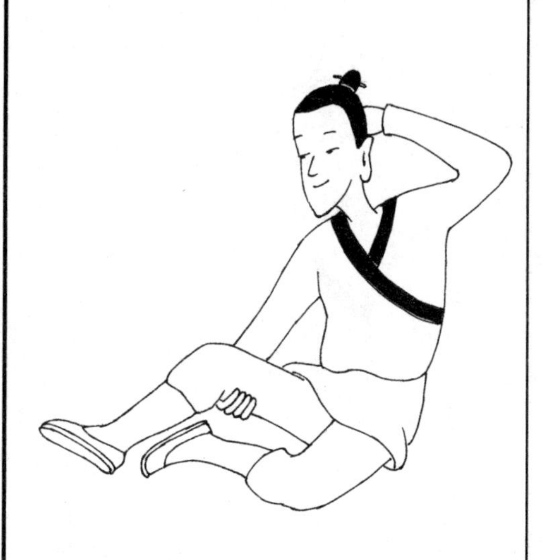

第五势

坐或立式，一手抱头，另一手托膝，弯腰伸直3次，左右姿势相同。

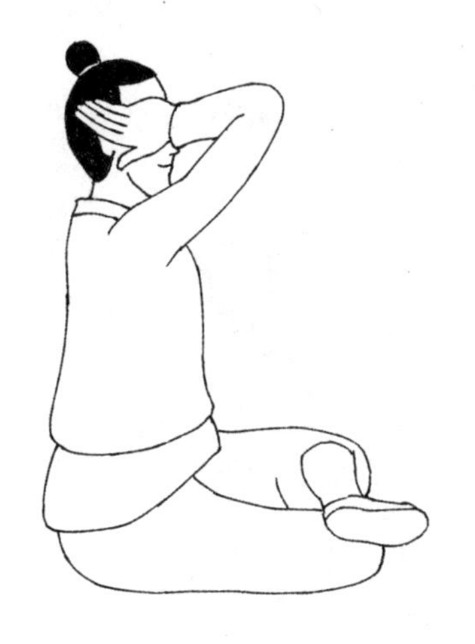

第六势

坐或立式，两手托头，向上推举3次。

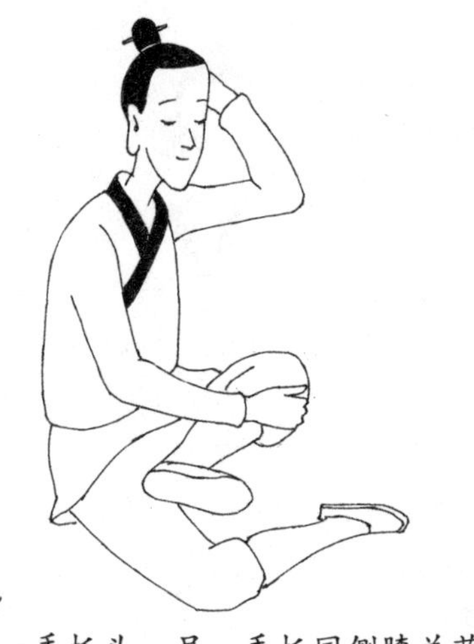

第七势

坐式，一手托头，另一手托同侧膝关节向上抬3次，左右相同。

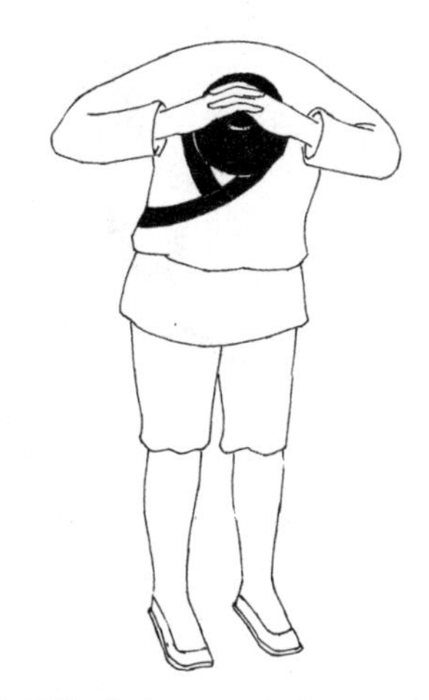

第八势

立式，两手挽头向下，同时双足用力踩地3次。

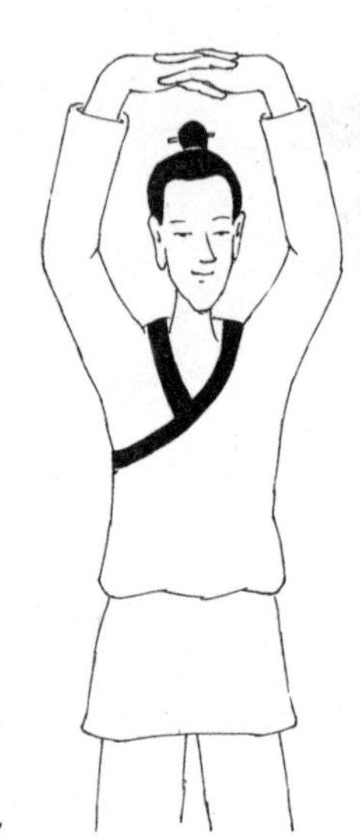

第九势

坐或立式，两手交叉相握，抬手过头顶，向左右转动身体3次。

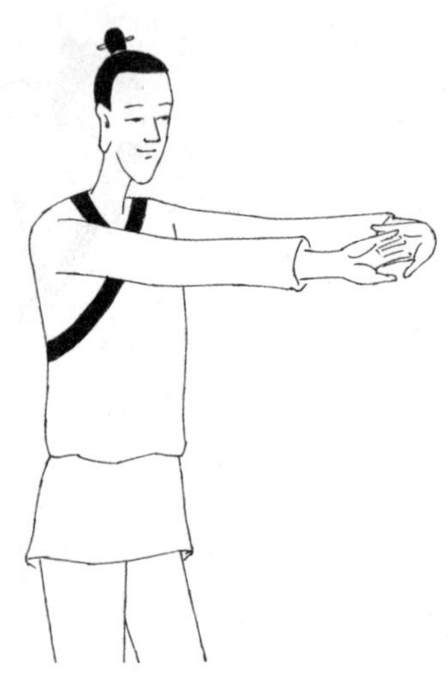

第十势

坐或立式，两手交叉掌心向外，朝前连推3次。

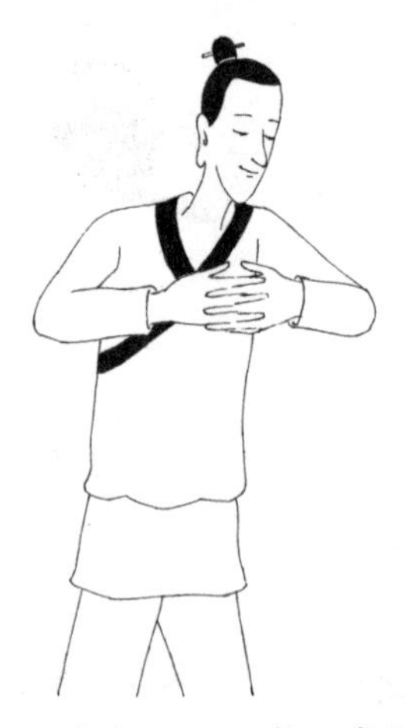

第十一势

坐或立式，两手交叉，用掌心摩擦胸前3次。

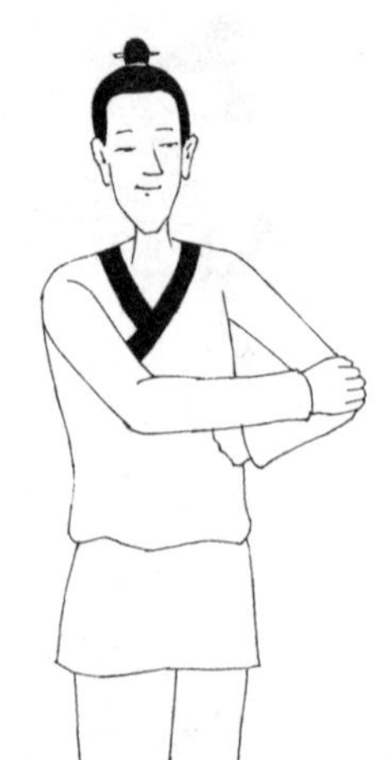

第十二势

坐或立式，曲腕、肘，以肘部击肋部，左右交替3次。

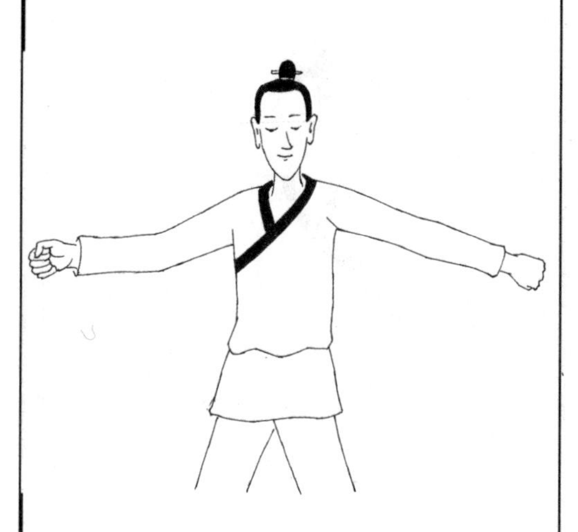

第十三势

坐或立式，左手向左前方，右手向右后方，或左手向左后方、右手向右前方尽力伸拔，左右交替3次。

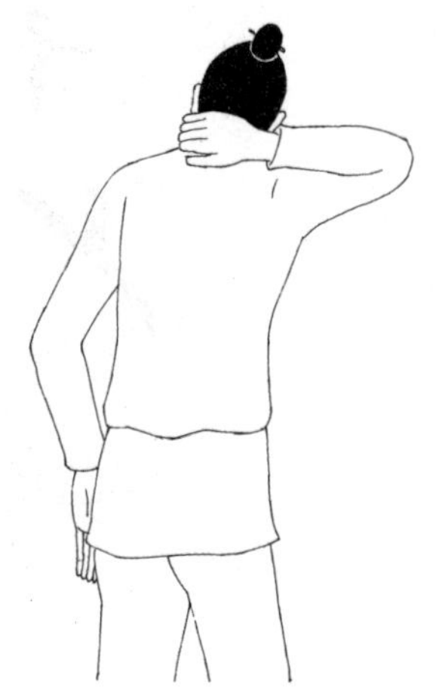

第十四势

坐或立式，单手轻拉颈项3次，左右相同。

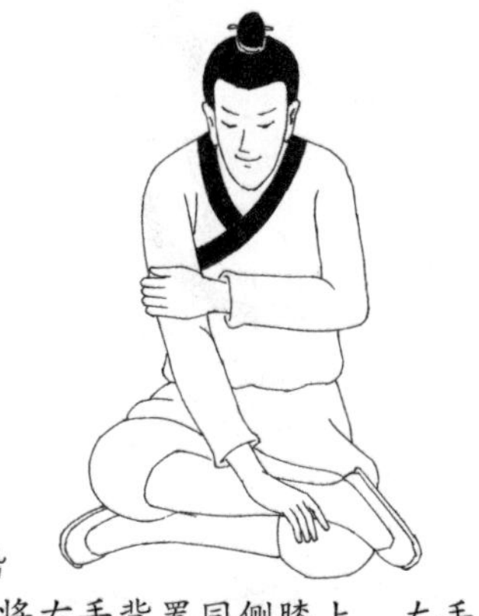

第十五势

坐式，先将右手背置同侧膝上，左手拉右肘部，使右手翻转，以掌心覆左膝上，再翻回原状，反复3次，左右换手亦做3次。

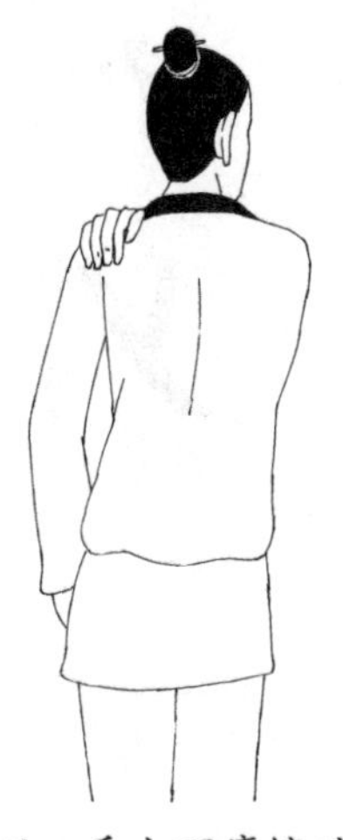

第十六势

坐或立式，以一手上下摩擦对侧肩部，左右相同。

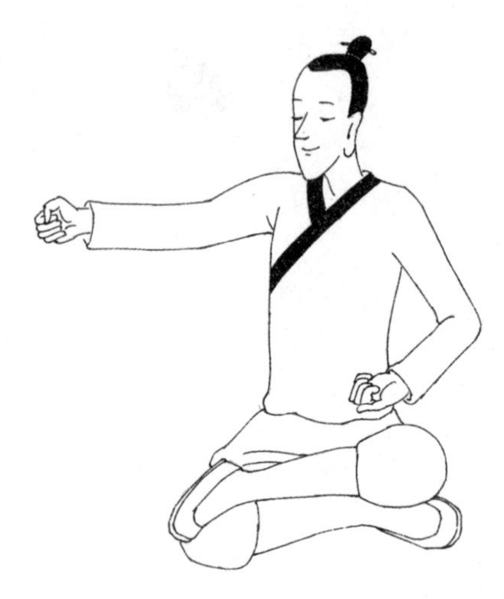

第十七势

坐或立式，两手握空拳，交替各向前击3次。

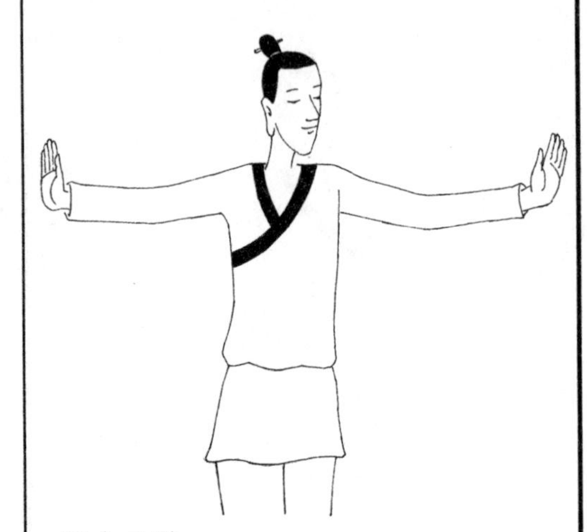

第十八势

坐或立式，将两手向两侧振抖3次，再掌心向前，两臂向内抖动3次，最后掌心向外，两臂向后抖动3次。

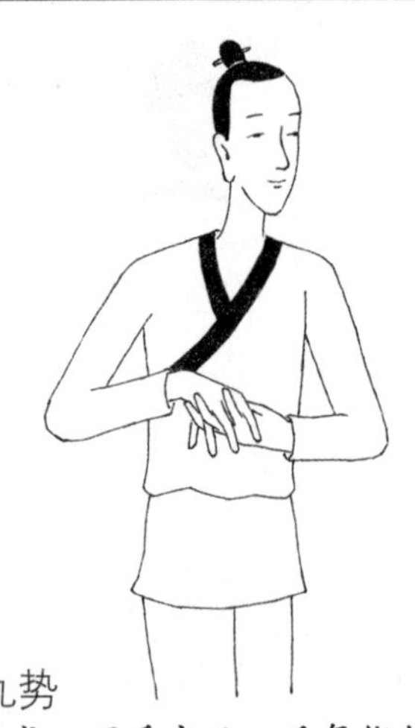

第十九势

坐或立式，两手交叉，反复绕转左右手腕关节各7次。

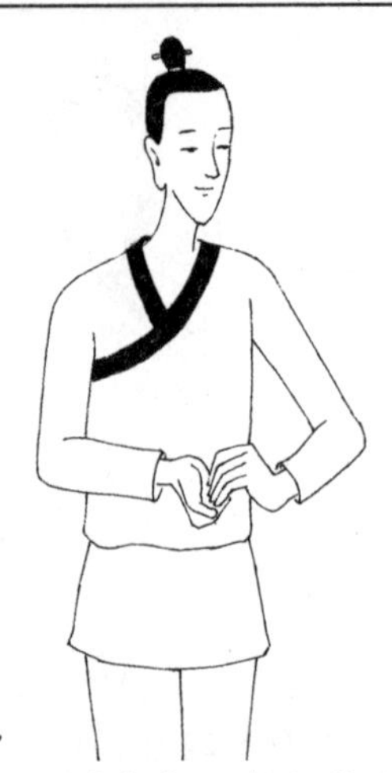

第二十势

坐或立式，两手相扣反复绕转十指关节各3次。

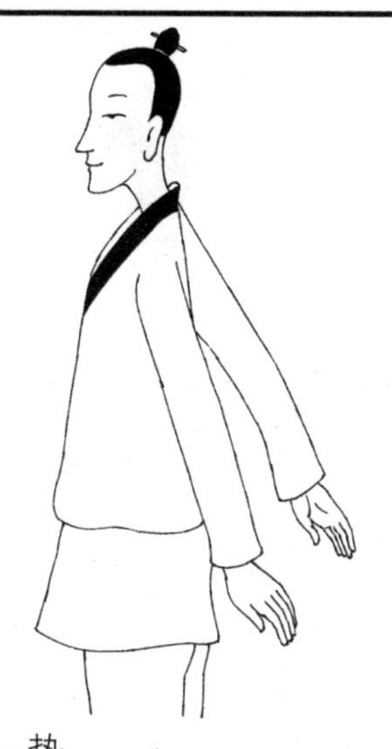

第二十一势
坐或立式，两手向后晃动3次。

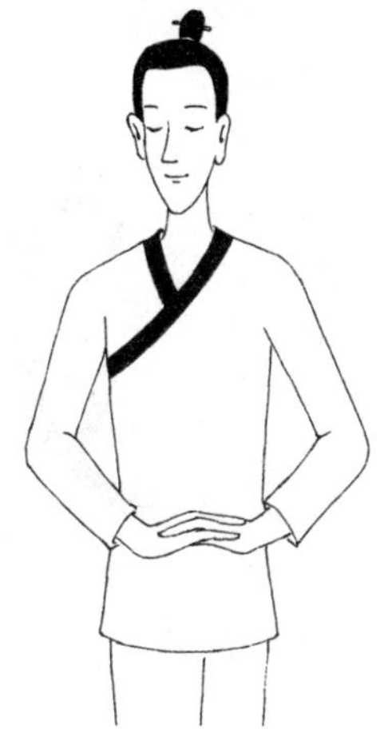

第二十二势
坐或立式，两手交叉于腹前，使肘关节上下反复扭转，同时配合呼气，以呼气10次为度。

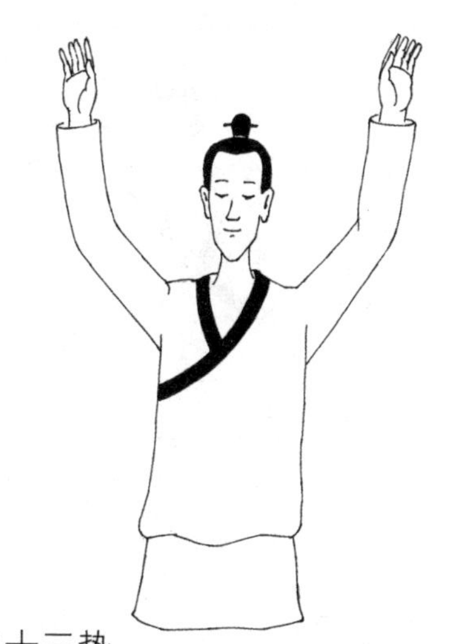

第二十三势
坐或立式，两手向上抬举3次。

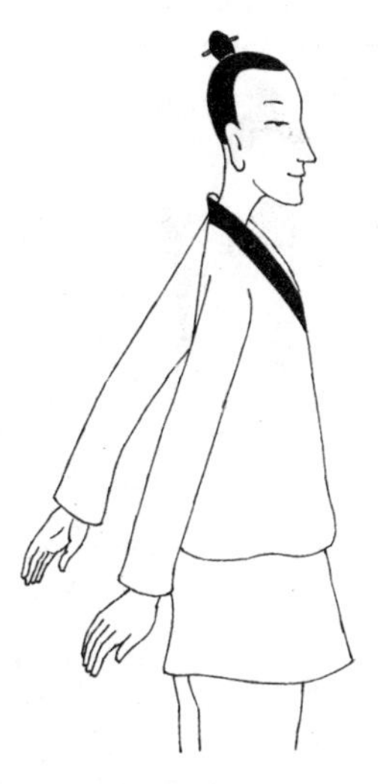

第二十四势
坐或立式，两手向后晃动3次。

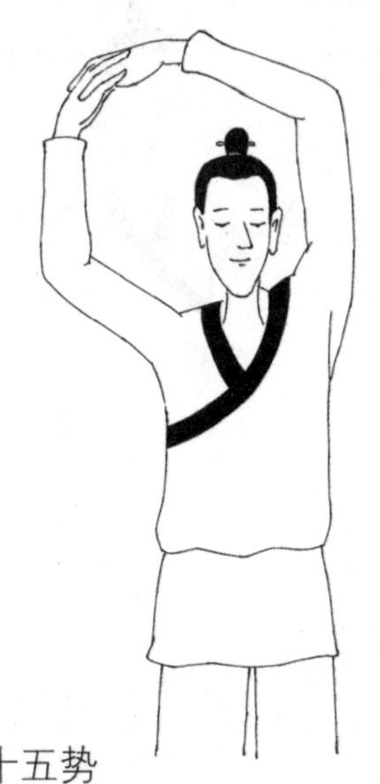

第二十五势
坐或立式，两手十指交叉，举过头顶，左右交替伸展胁肋10次。

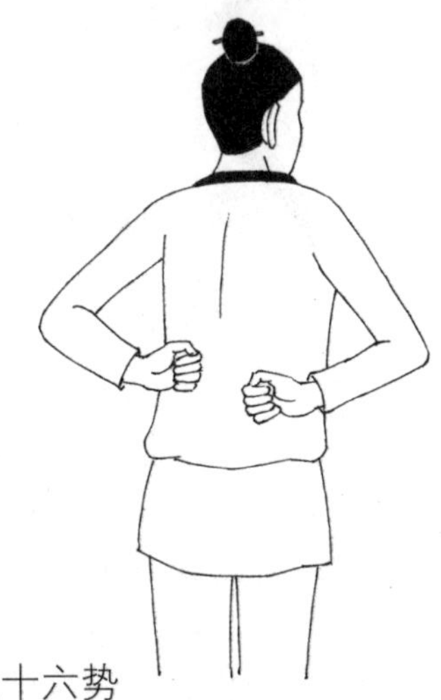

第二十六势
坐或立式，两手握拳，一手握另一手腕部，使腕关节内收、外展各3次，左右交替进行。

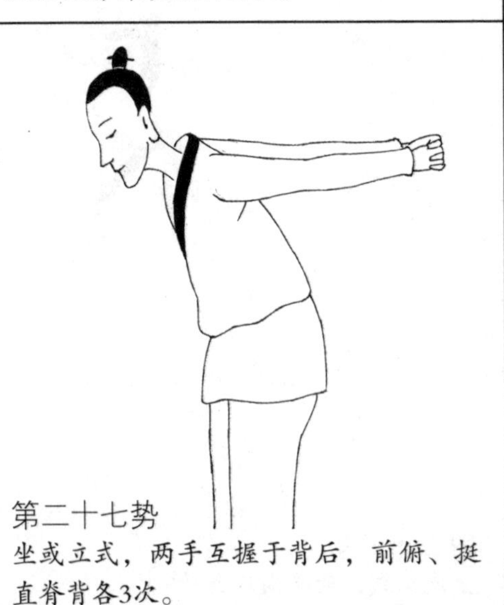

第二十七势
坐或立式，两手互握于背后，前俯、挺直脊背各3次。

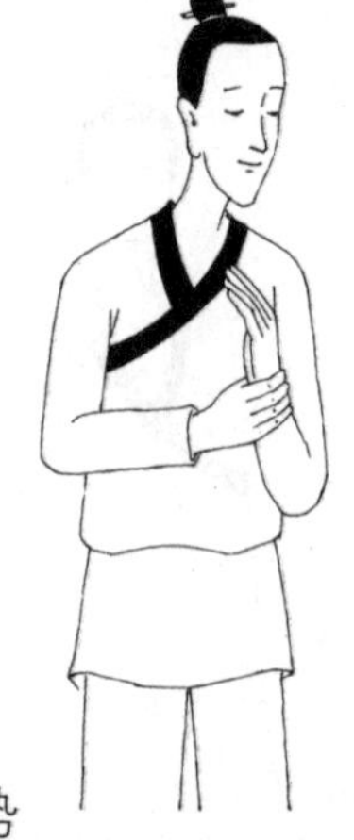

第二十八势
坐或立式，一手掌握另一手腕部，使腕关节内收、外展各3次，左右交替进行。

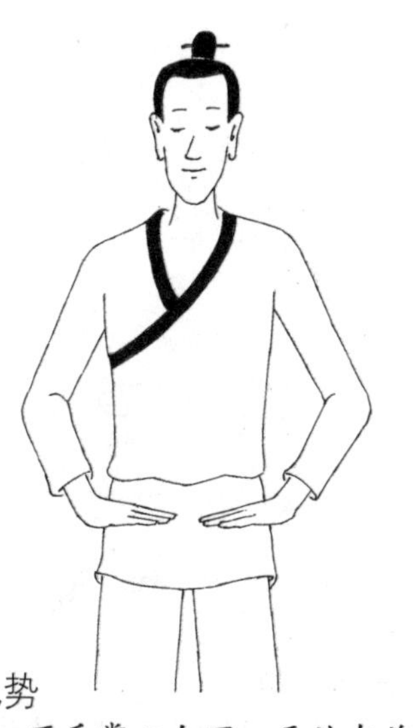

第二十九势
坐或立式，两手掌心向下，平放在前，再向上耸肩3次。

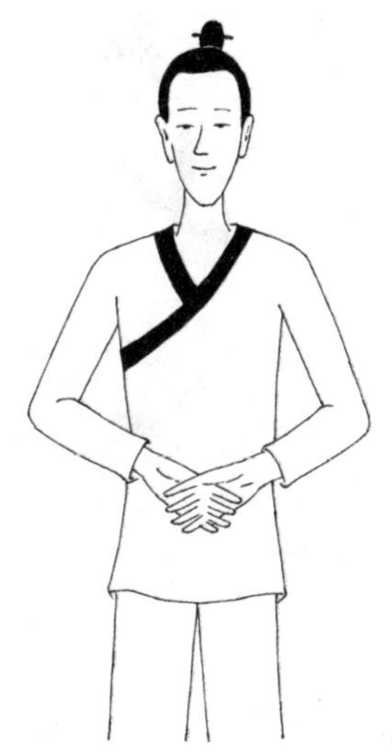

第三十势
坐或立式，两臂抬起，十指交叉，掌心向下，再横向分开两手，分别向左和右横扫荡3次。

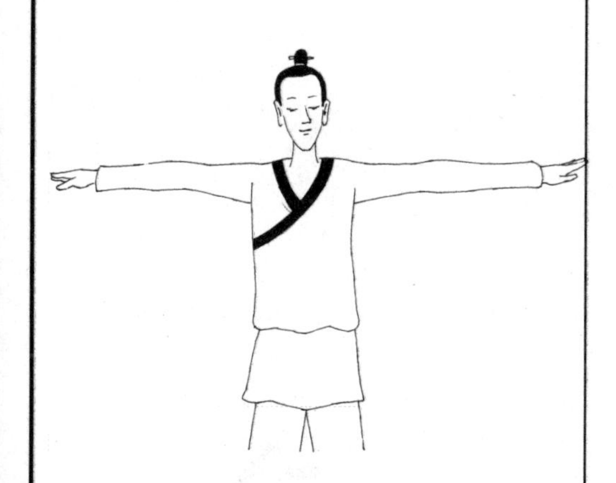

第三十一势
坐或立式，两臂外展伸直，掌心向下，抬臂向上回落各3次。

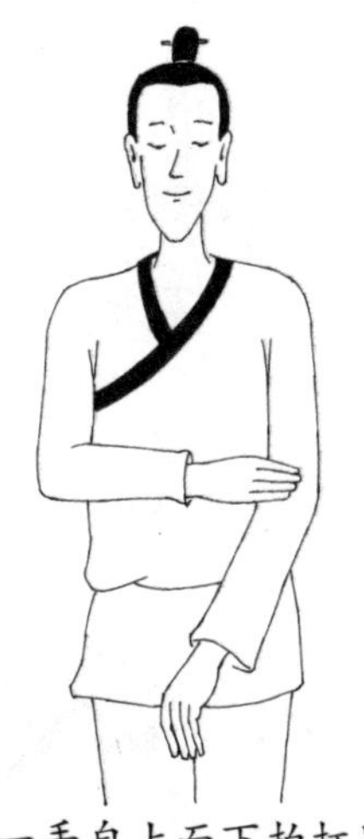

第三十二势
坐或立式，以一手自上而下拍打另一手至热，用以治疗手臂寒冷。

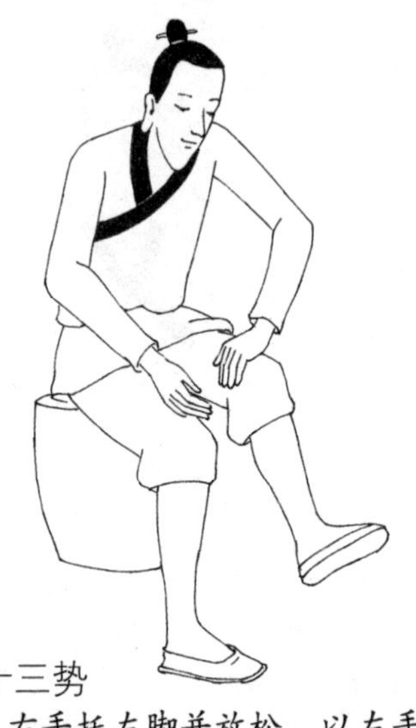

第三十三势

坐式，右手托左脚并放松，以左手自上而下按压左腿脚，然后伸脚3次，换对侧手脚做同样操练。

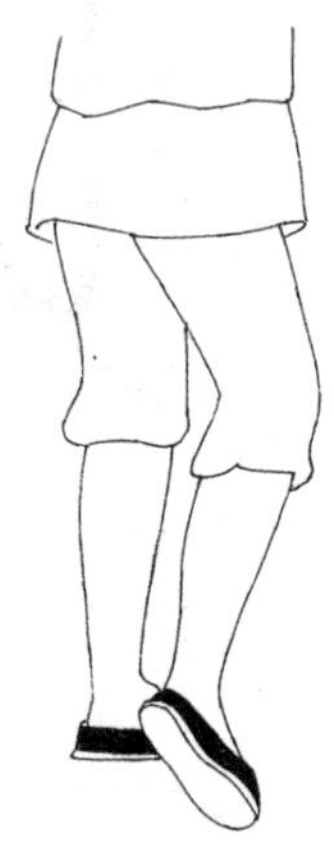

第三十四势

坐或立式，两脚交替前后转动各3次。

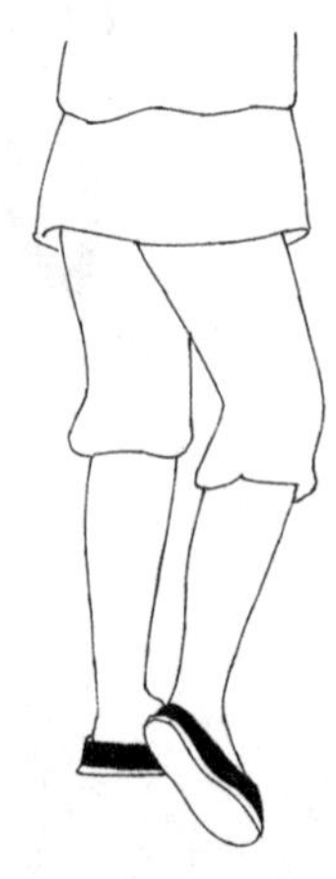

第三十五势

坐或立式，两脚交替左右转动各3次。

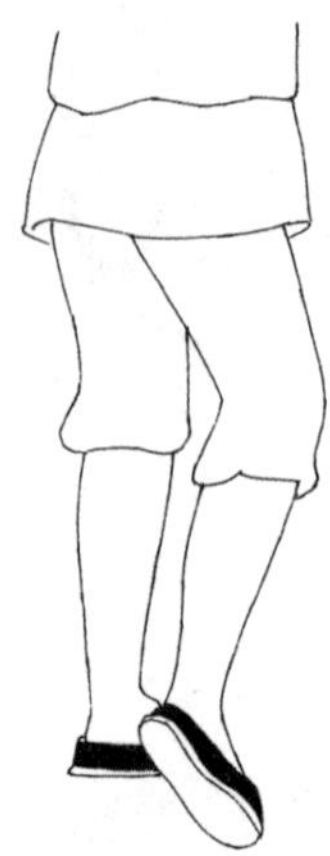

第三十六势

坐或立式，两脚再交替前后转动各3次。

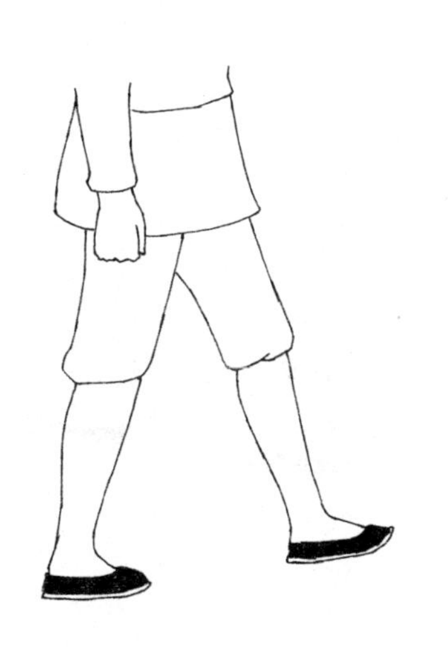

第三十七势
立或坐式，两腿交替伸直3次。

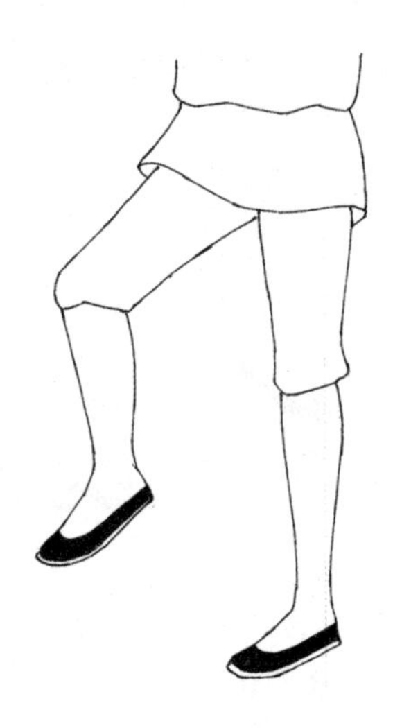

第三十八势
坐或立式，左右交替扭转大腿各3次。

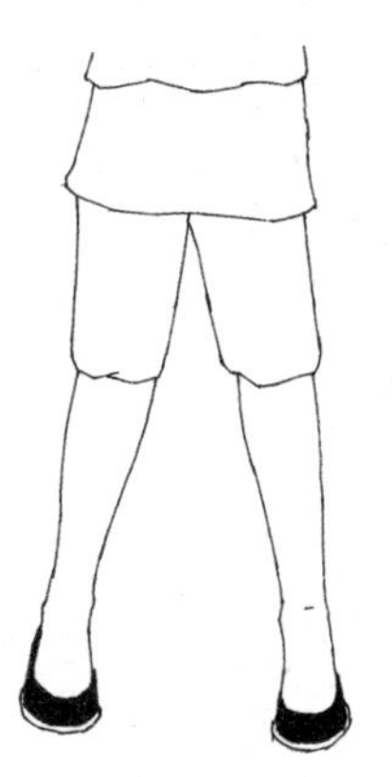

第三十九势
立式，两腿向外、内各振腿3次。

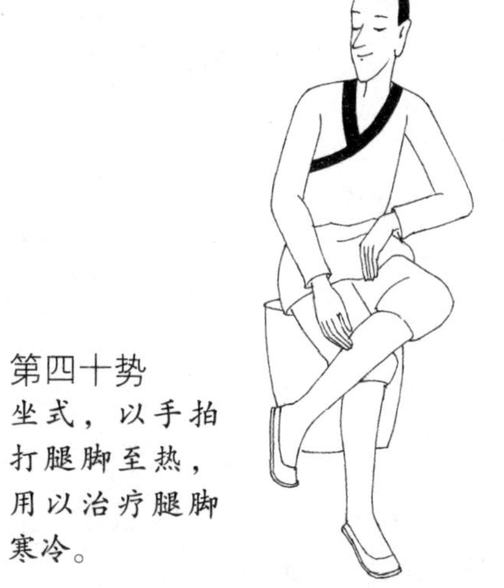

第四十势
坐式，以手拍打腿脚至热，用以治疗腿脚寒冷。

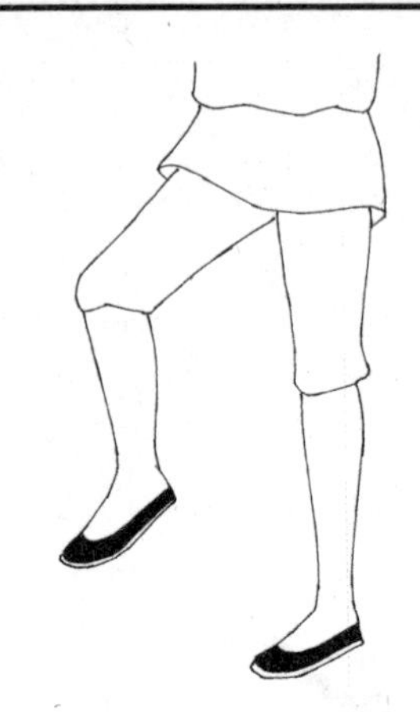

第四十一势

坐或立式，扭转大腿数十次；然后踩脚3次。左右交替进行。

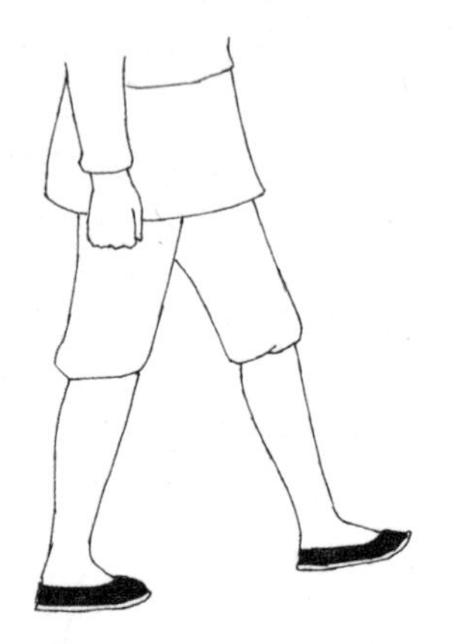

第四十二势

立式，两脚交替前伸3次。

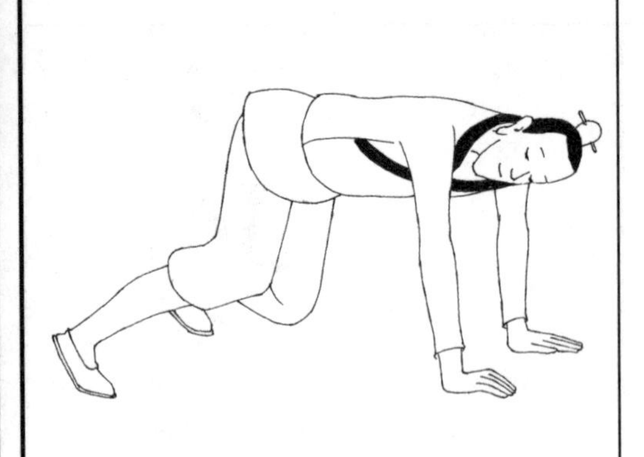

第四十三势

立式，两手按地，像虎一样蹲踞在地上，并左右扭肩各3次。

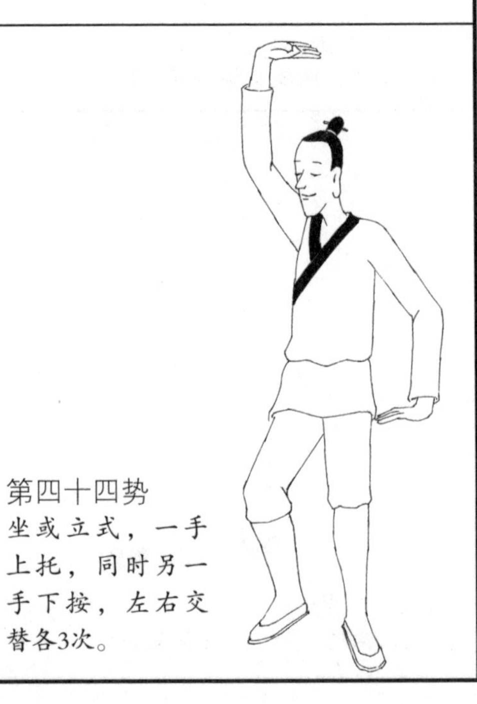

第四十四势

坐或立式，一手上托，同时另一手下按，左右交替各3次。

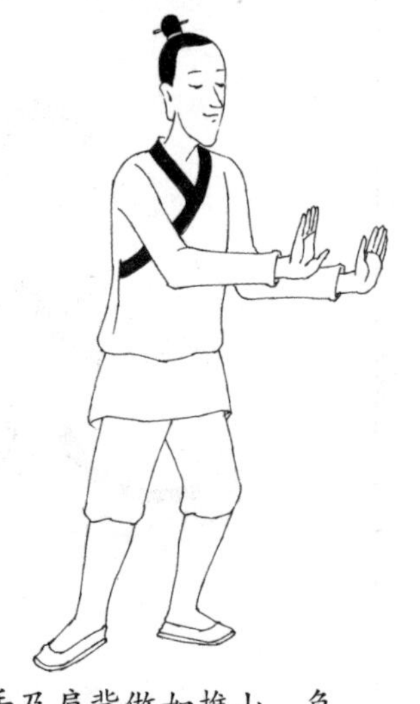

第四十五势

坐或立式，以双手及肩背做如推山、负重、拔树木般动作，左右各3次。

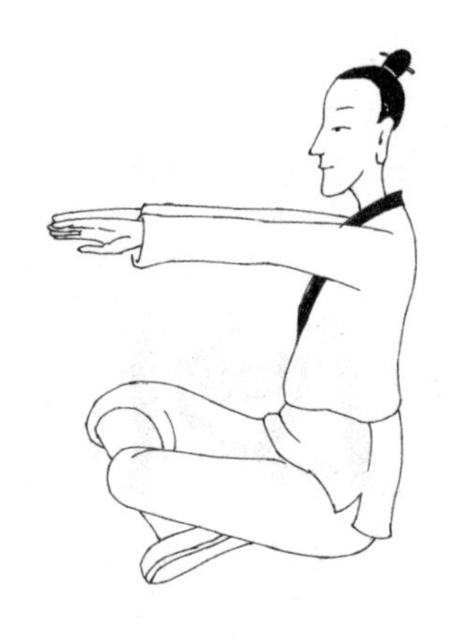

第四十六势

坐或立式，放松两手，前后交替伸直各3次。

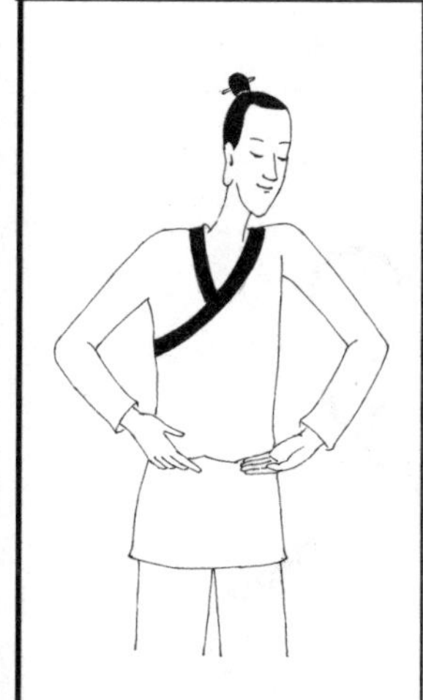

第四十七势

舒展两手以及两膝各3次。

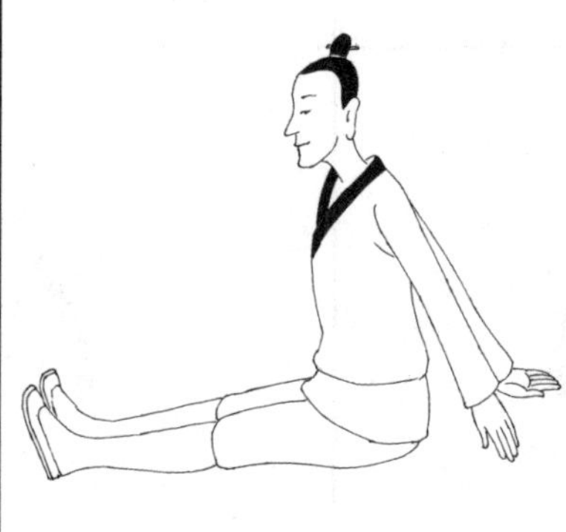

第四十八势

坐式，伸直放松双脚，双手向后伸拉3次。

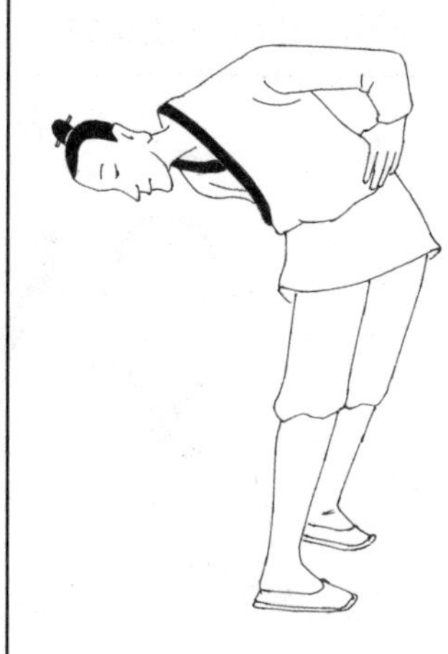

第四十九势

坐或立式，脊背内外扭转各3次。

玄鉴导引法

玄鉴导引法是一套由13节动功组成的自我锻炼保健方法，通过按摩、导引，能行气血、利关节，达到防病治病的目的。本功法见于宋代《云笈七籤》卷三十六。玄鉴其人无从考证。本法导引动作与隋代巢元方《诸病源候论》所载的各种导引法似同出一源。

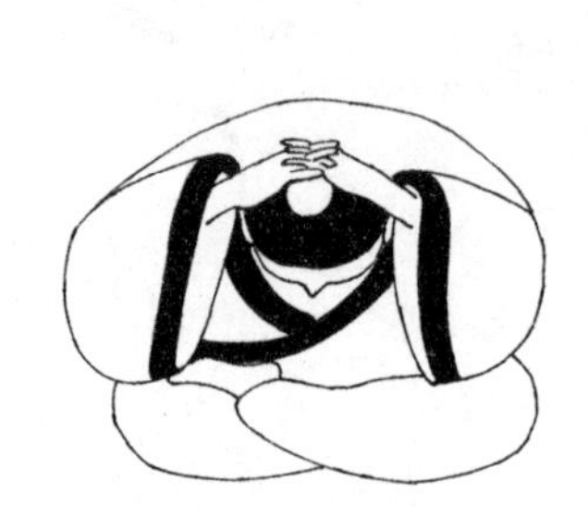

第一节（改善短气症状）

盘腿而坐，两手十指交叉放在脑后，掌心贴在枕骨处，向前俯身，额头尽量着地，保持5～6秒钟，还原。反复做5次。

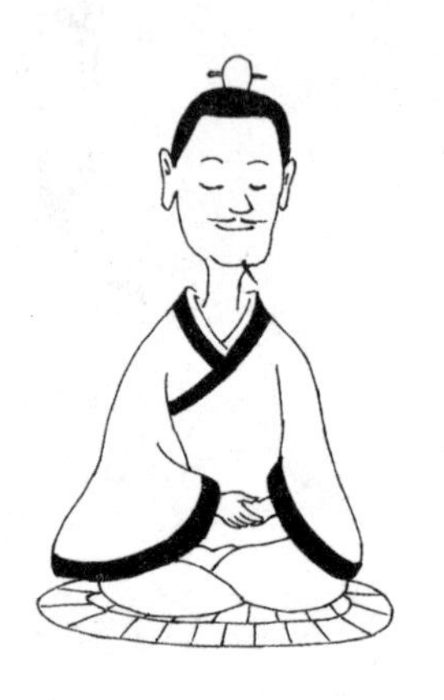

第二节（改善腹胀腹痛）

盘腿而坐，右手指放在左手心上，左手用力向后扳右手指5次。接着左右手交换，再做5次。

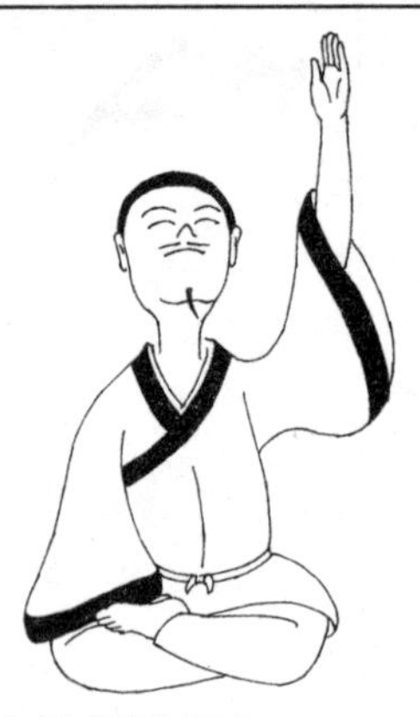

第三节（缓解泄泻）

盘腿而坐，左手上举指向房顶，右手五指撑地，左腿伸展，左脚外展尽量伸直，然后还原，反复做5次。左右交换，做5次。

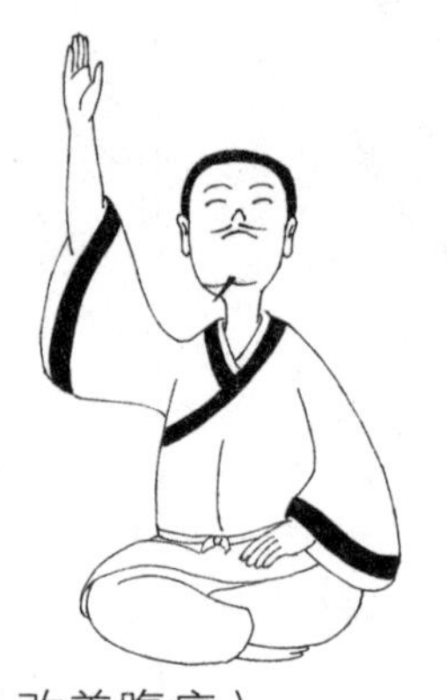

第四节（改善腹痛）

盘腿而坐，左手叉腰，右手上抬，举过头顶，手指伸展，尽量上举指向房顶，反复5次。左右手交换，做5次。

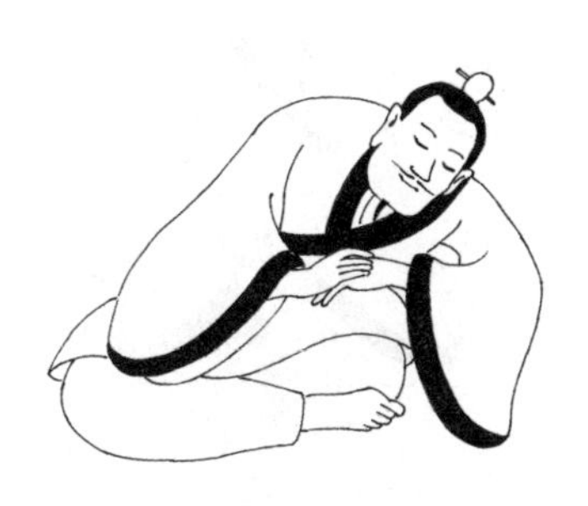

第五节（改善腰脊疼痛）
盘腿而坐，两手掌相叠放在左膝上，低头向右，面颊贴近右膝，接着头身转向左侧，面颊贴近左膝，再回转至右膝上为1圈，共转5圈。换手按右膝，相反方向再转5圈。

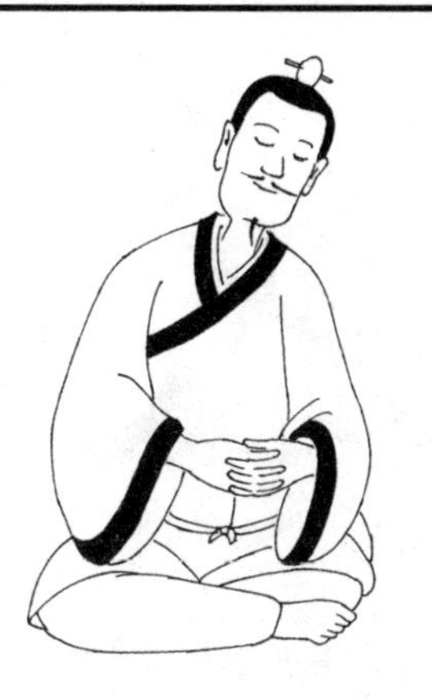

第六节（改善肩胛疼痛）
盘腿而坐，两手十指交叉，手掌分开，抚摸或拍打左胁，接着用右手从左胸捶打至左肩再向上至头部5遍。然后换手，按相反方向同样操作。

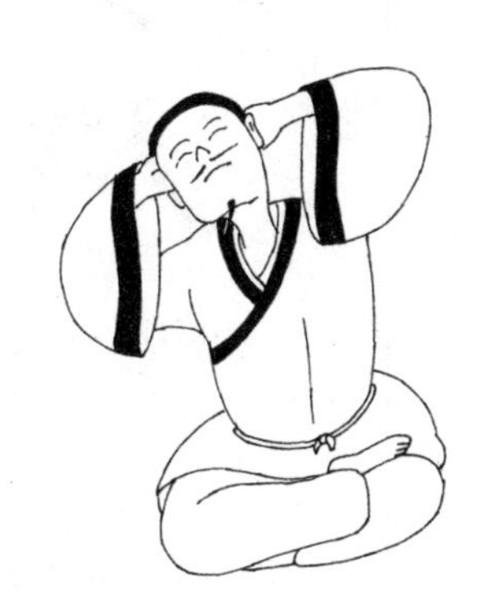

第七节（改善头痛）
盘腿而坐，两手在脑后交叉抱头，头身尽量左右摇动，摇到不能摇了为止。

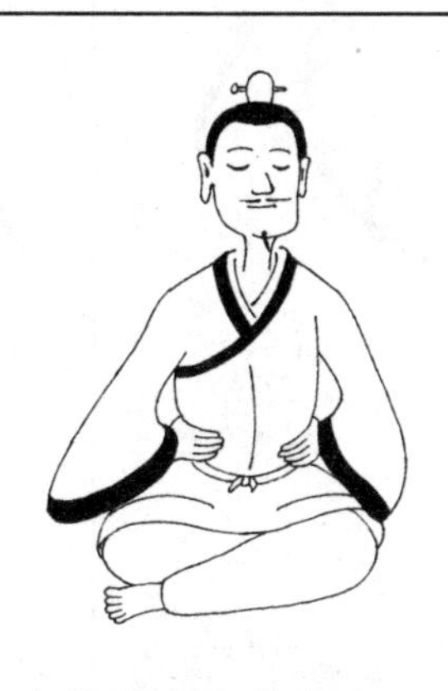

第八节（改善肩部劳损）
盘腿而坐，两手叉腰，尽量左右摇肩，摇至不能承受了为止。可改善肩部劳损症状。

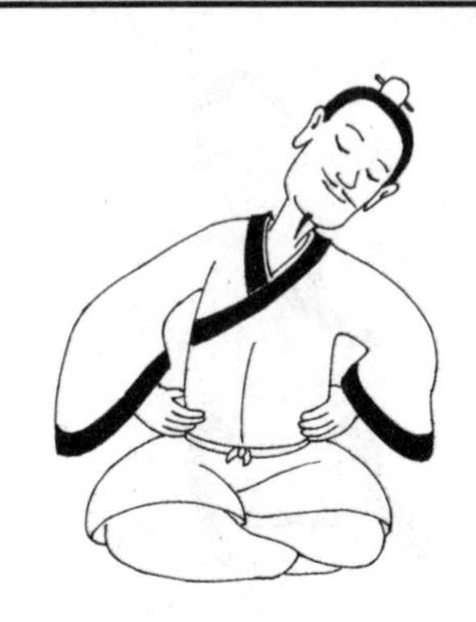

第九节（改善胸闷心慌）
盘腿而坐，两手叉腰，上身尽量左右弯曲，反复10～12次。可祛除胸中病邪浊气。

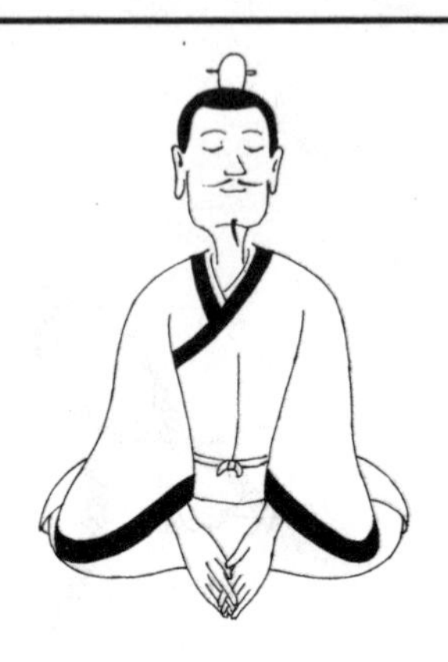

第十节（可改善背痛）
盘腿而坐，两手交叉抚胸，低头尽量贴膝，低至极度，反复5次。

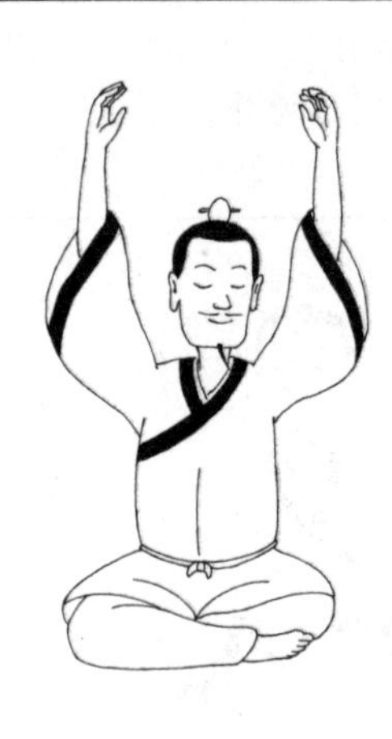

第十一节（缓解肩背痛）
盘腿而坐，两手上举，极力拉伸两肩，拉至极度，反复5次。

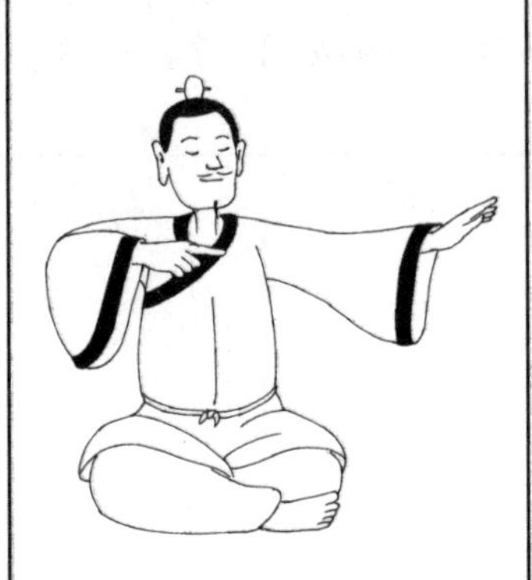

第十二节（改善肩臂痛）
盘腿而坐，两手分别向左右伸展，做拉弓射箭的动作，左右交替各做5次。

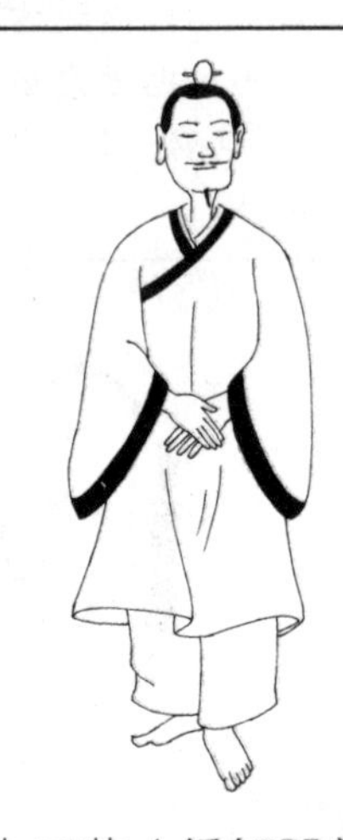

第十三节（缓解腿部酸麻冷痛）
站立，一脚靠前，另一脚稍靠后，向前拉动胳膊，再向后抽取胳膊，左右交替各做10次。

二十四节气导引坐功

两宋时期，随着道家学派的进一步壮大，出现了一批主张四时摄生与季节导引的道教养生家。他们依据《素问·四气调神论》等医学经典名著，并结合民间与编者本人的养生经验，对四时养生进行了进一步阐述和系统总结。其中较为出名的是“陈希夷二十四节气导引坐功法”，书中载有按二十四节气制订的相应的二十四种功法，这套功法常被明清之后的养生著作引用或转载，流传很广。

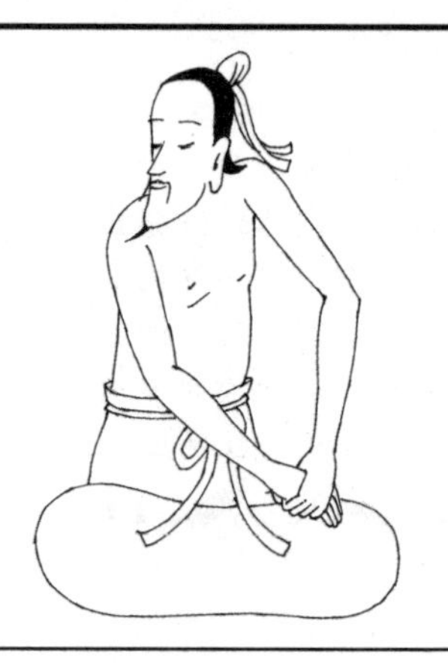

立春正月节坐功图

功法：每天23：00～3：00，盘坐。两手相叠按左大腿上。上体连头向右转，目视右后上方。呈耸引势，略停几秒钟，再缓缓转向左方，动作如右。左右各十五次。然后上下牙齿相叩，即叩齿三十六次，漱津（即舌舐上腭，并两颊、上下齿唇间，此时唾液则增加分泌，养生家称为津液）几次，待津液满口分三次咽下，意想把津液送至丹田。如此漱津三次，一呼一吸为一息，如此三十六息而止。

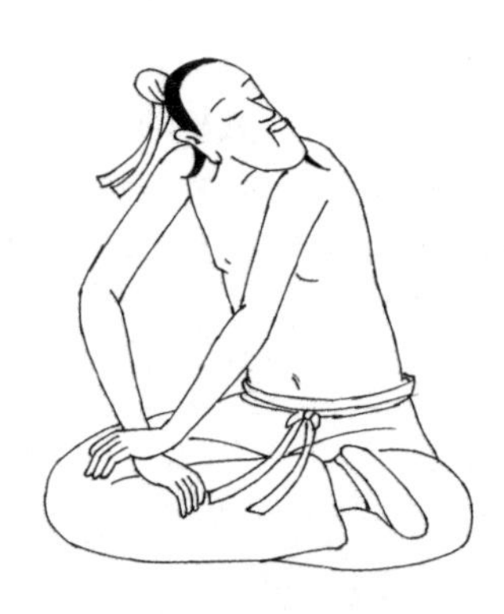

雨水正月中坐功图

功法：每天23：00～3：00，盘坐。两手相叠按右大腿上。上体向左转，颈项向左扭转牵引，略停数秒钟，再以同样动作转向右，左右各十五次。再叩齿、嗽津、吐纳，方法同前。

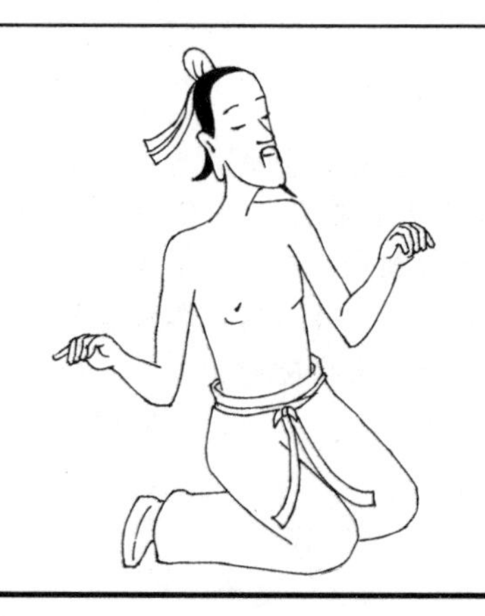

惊蛰二月节坐功图

功法：每天1：00～5：00，盘坐，两手握固。头项向左右缓缓转动各四次。两肘弯曲，前臂上抬与胸齐平，手心朝下，十指自然拳曲。两肘关节同时向后顿引、还原，如此反复做三十次。然后如前做叩齿、咽津、吐纳而收功。

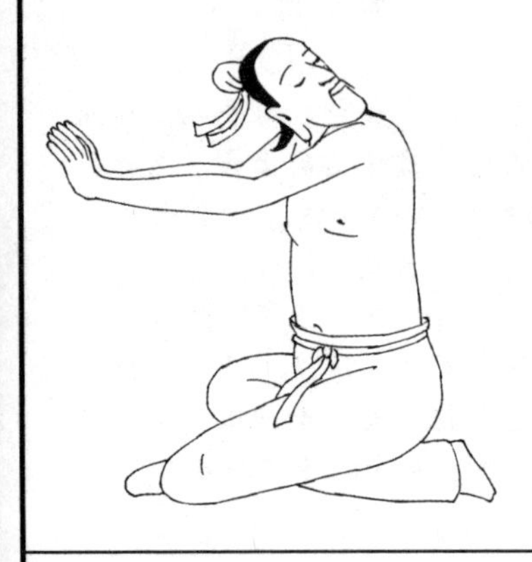

春分二月中坐功图

功法：每天1：00～5：00，盘坐，两手由体侧提到腋下，手心朝上，两手内旋，向正前方推出，使掌心向前，指尖向上，两臂伸直与肩同宽同高，同时头向左转动，两手收至腋下，同时头转向正前方。两手如前推出，头转向右侧，如此左右各做四十二次。然后如前叩齿、咽津、吐纳而收功。

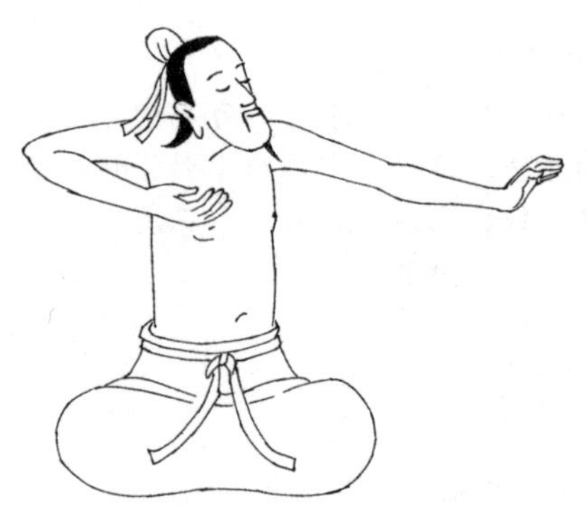

清明三月节坐功图

功法：每天1：00～5：00，盘腿而坐，两手做挽弓动作。左右两手交换，动作相同，方向相反，各做五十六次。然后叩齿、咽津、吐纳而收功。

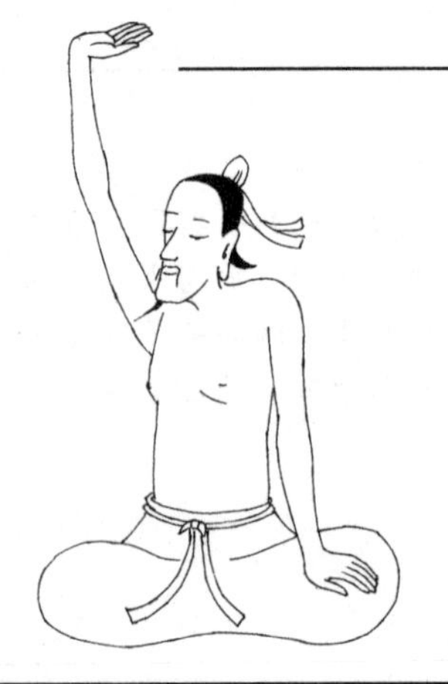

谷雨三月中坐功图

功法：每天1：00～5：00，自然盘坐，右手上举托天，指尖朝左；左臂弯曲成直角，前臂平举在胸前，五指自然弯曲，手心朝胸，同时头向左转，目视左前方。然后左右交换，动作相同，各做三十五次。然后叩齿、咽津、吐纳而收功。

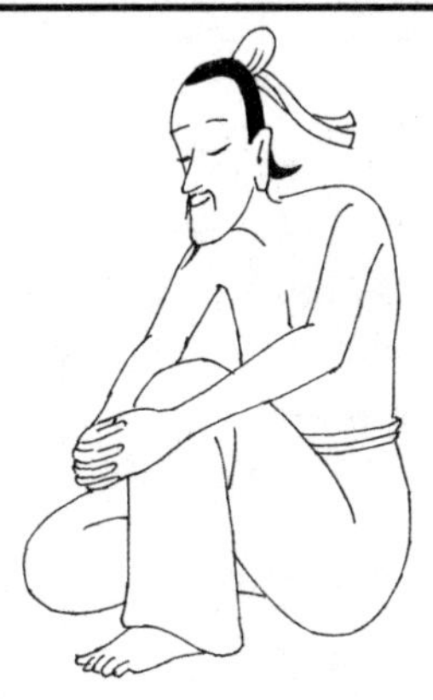

立夏四月节坐功图

功法：每天3：00～7：00，一腿盘坐，一腿弯曲屈膝，两手交叉抱膝，手与膝力保持三秒钟。两腿交替，左右各抱膝三十五次。最后叩齿、咽津、吐纳而收功。

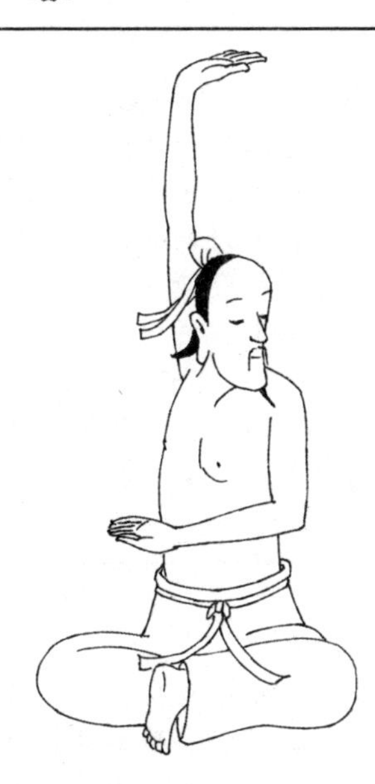

小满四月中坐功图

功法：每天3：00～7：00，盘坐，左手按住左小腿部位，右手上举托天，指尖朝左。然后左右交换，动作相同，各做十五次。最后叩齿、咽津、吐纳而收功。

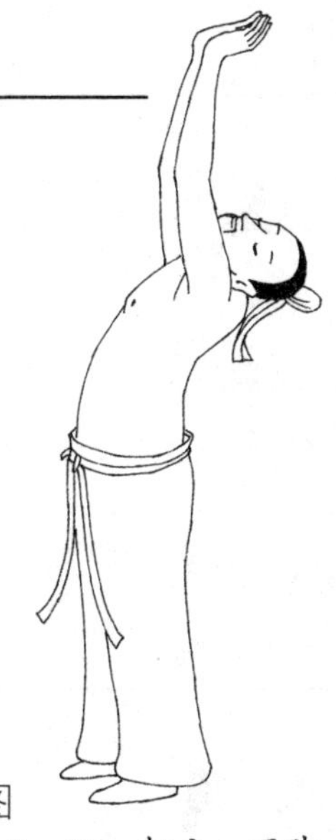

芒种五月节行动图

功法：每天3：00～7：00，起立，两脚分开与肩同宽，两手由胸前上提，手心向上，然后外旋，向上托起，两臂伸直，手心向上，十指尖朝后，腹向前挺，背向后压，头后仰，目视双手，略停数秒钟，双手经体侧徐徐下落。如此反复做三十五次。最后做叩齿、咽津、吐纳而收功。

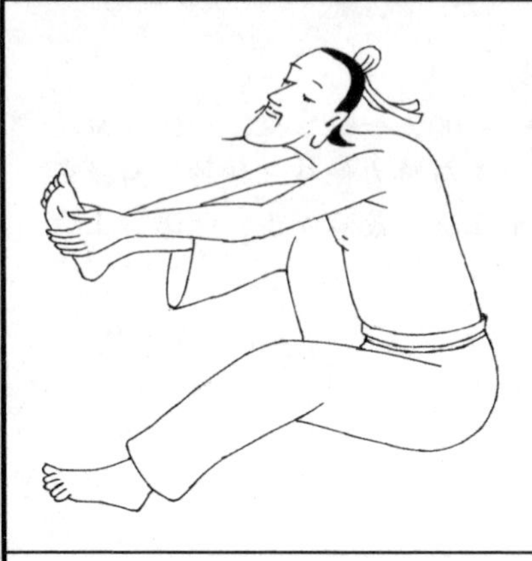

夏至五月中坐功图

功法：每天3：00～7：00，屈膝蹲坐，两臂伸直，十指交叉，手心向胸，以右脚踏手心中，脚向外蹬，手往里拉，蹬拉相争，约三秒钟。换左脚踏，同样动作，左右各做三十五次。然后叩齿、咽津、吐纳而收功。

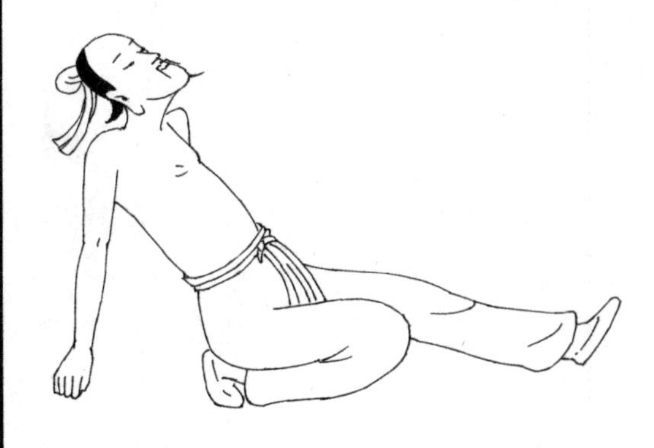

小暑六月节坐功图

功法：每天1：00～5：00，两手于背后撑地，十指指尖朝后，胳膊伸直，左腿向前伸直，脚跟着地，右腿折叠使大腿压住小腿，目视在脚尖，并使身体重心向后移，然后向前移。如此两脚交换，动作相同，各做十五次。最后做叩齿、咽津、吐纳而收功。

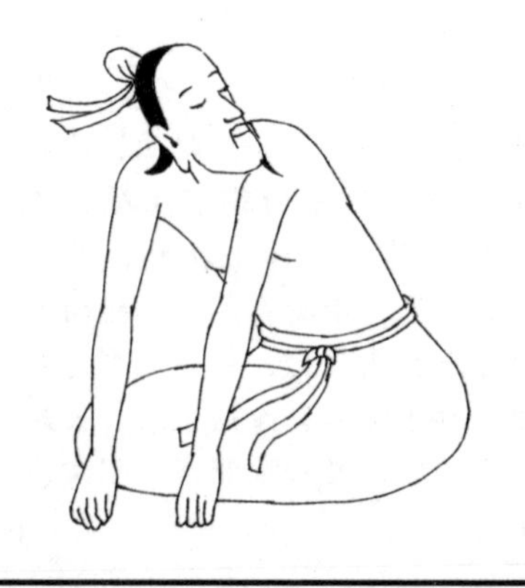

大暑六月中坐功图

功法：每天1：00～5：00，盘坐，双手握拳拄在腿前，两臂伸直与肩同宽，两拳眼相对，身体重心前移，上体前俯，扭项转头向左右上方虎视。重心后移，头转向前；重心再前移，头转向右。动作相同，方向相反，左右各做十五次。然后叩齿、咽津、吐纳而收功。

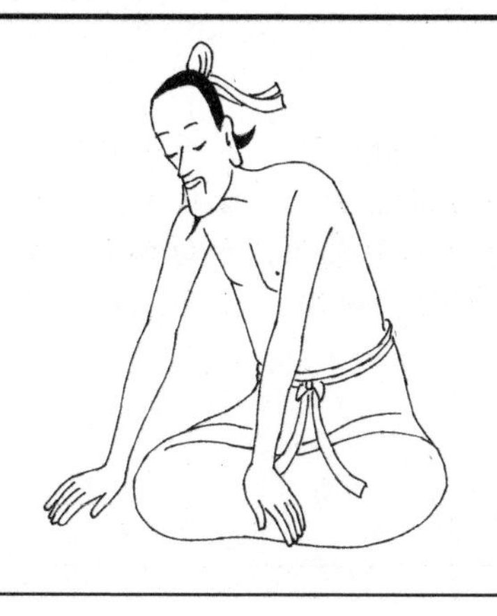

立秋七月节坐功图

功法：每天1：00～5：00，盘坐，上体前俯，两臂伸直以撑地，两臂分开与肩同宽。然后含胸缩体，闭住呼吸，耸身向上，重心前移，稍停，还原，如此反复做五十六次。然后叩齿、咽津、吐纳而收功。

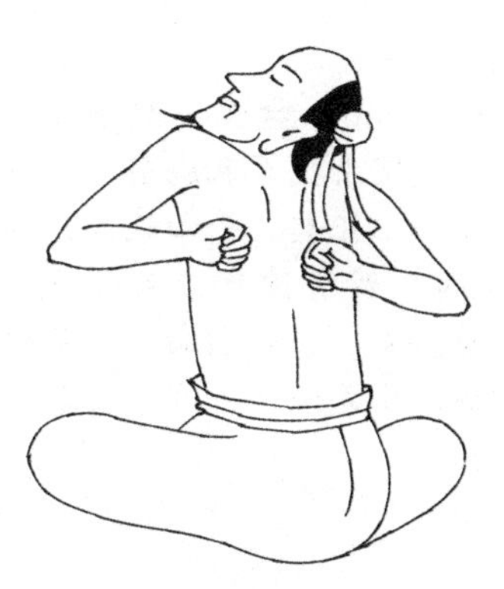

处暑七月中坐功图

功法：每天1：00～5：00，正坐，转头向左上方举引，再缓缓转向右后上方举引；同时用两手半握拳，反向后捶腰背。每转头一次，捶背六次。头向左右各转三十五次。然后叩齿、咽津、吐纳而收功。

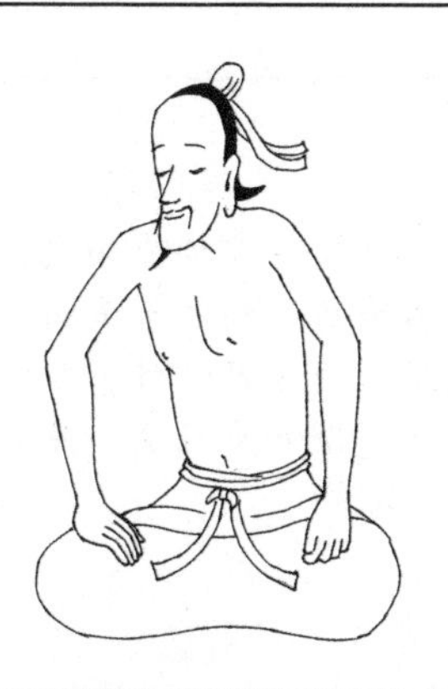

白露八月节坐功图

功法：每天1：00～5：00，盘坐，两手按膝，头缓缓转，向左向右各推引十五次。然后叩齿、咽津、吐纳，方法同前。

秋分八月中坐功图

功法：每天1：00～5：00，盘坐，两手掩耳，十指向后相对，上体向左侧倾，至极而止。再慢慢向右侧倾。左右动作相同，方向相反，各做十五次。然后叩齿、咽津、吐纳，方法同前。

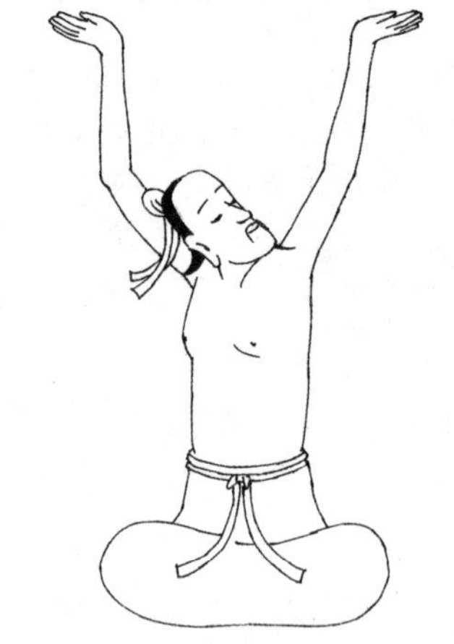

寒露九月节坐功图

功法：每天1：00～5：00，盘坐，两手心向上，十指指尖相对，缓缓上提至乳胸前，两手前臂内旋，双手慢慢向上托起，手心朝上，指尖分别朝左右侧方向，两臂伸直，且呈开放型。身体上耸，头转向左，手心翻向下，两臂由体侧缓缓放下，如此反复做十五次。然后叩齿、咽津，方法同前。

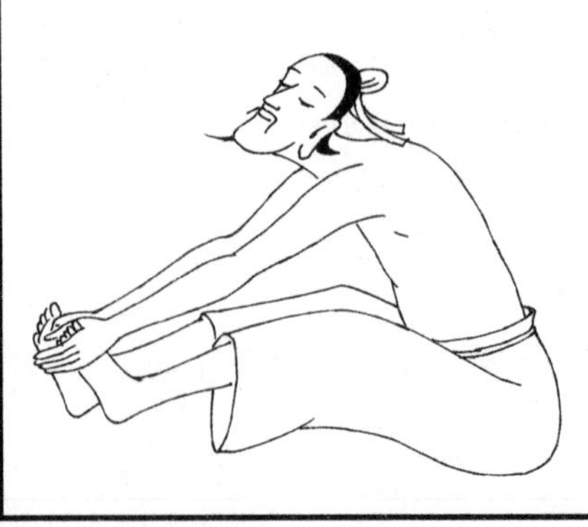

霜降九月中坐功图

功法：每天1：00～5：00，向前伸腿而坐，两手分别向前盘住左、右脚底，膝关节弯曲。然后脚向前蹬，手向后扳，力争数秒钟，屈膝，两臂随之弯曲，如此反复做三十五次。然后叩齿、咽津、吐纳，收功同前。

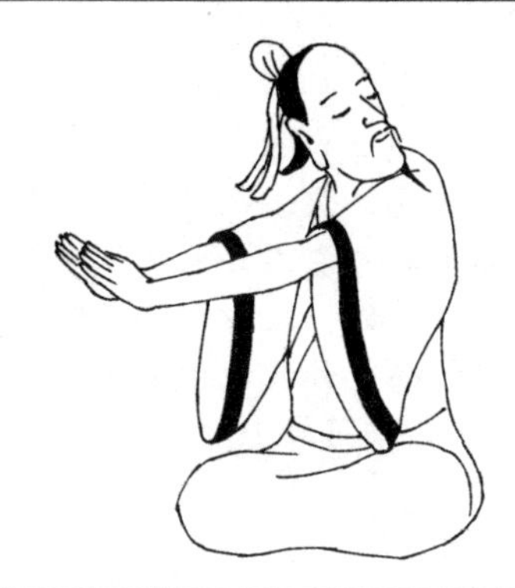

立冬十月节坐功图

功法：每天1：00～5：00，盘坐。两手由体侧提到胸前，手心朝上，两臂随后缓缓落下，头转向正前方，两手臂再重复上述动作，头转向左，动作相同，左右相反，各十五次。然后叩齿、咽津、吐纳，方法同前。

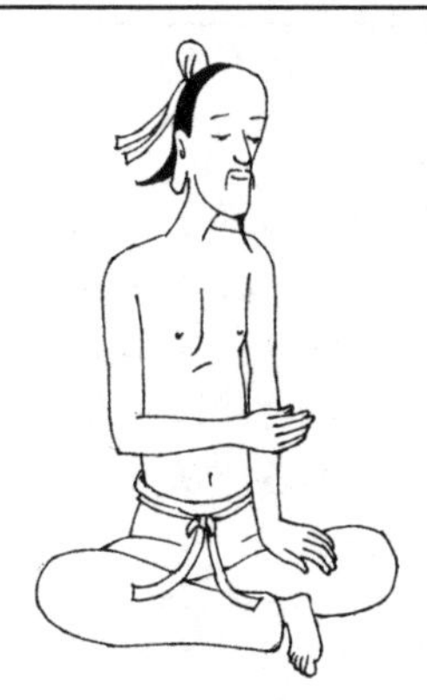

小雪十月中坐功图

功法：每天1：00～5：00，盘坐，左手按住膝部，手指朝外，右手挽住左肘关节，并用力向右拉，左肘用力向左相持数秒钟，左右各十五次。然后叩齿、咽津、吐纳，方法同前。

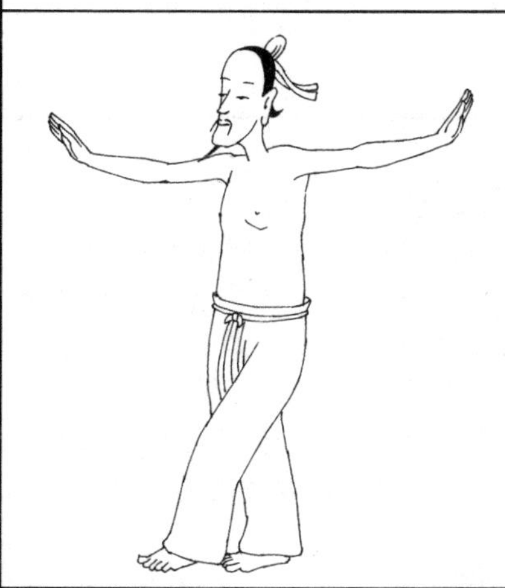

大雪十一月节行动图

功法：每天23：00～3：00，起身站立，两脚左右分开约与肩同宽，膝关节稍曲，两臂伸直外展平举，手心朝外，指尖朝上，抬腿原地踏步走若干。然后叩齿、咽津、吐纳，方法同前。

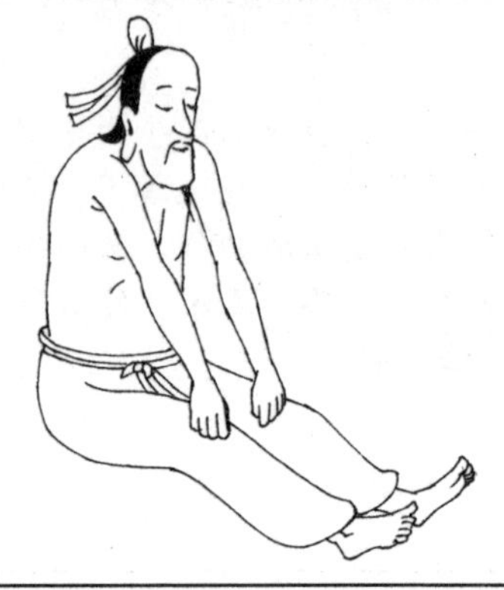

冬至十一月中坐功图

功法：每天23：00～3：00，起身平坐，两腿前伸，左右分开，与肩同宽，两手半握拳，按在两膝上，使肘关节分别朝向左右斜前方，拳眼向腹，拳心朝外，上身前俯，极力以拳压膝；重心后移，用拳轻轻按膝，如此做十五次。然后叩齿、咽津、吐纳，方法同前。

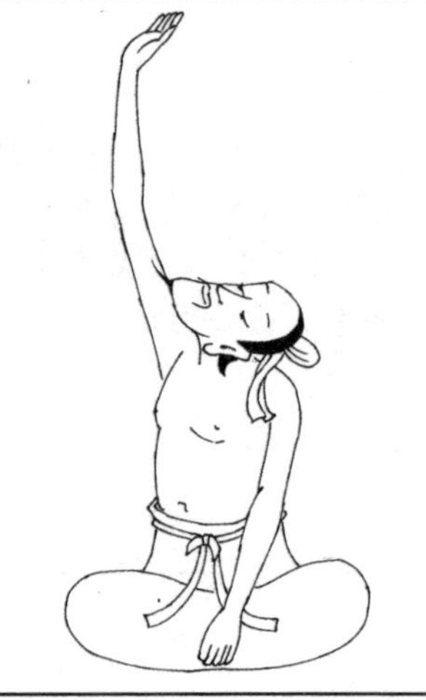

小寒十二月节坐功图

功法：每天23：00～3：00，盘坐，右大腿压在左小腿上，右小腿稍向前放，左手掌按在右脚掌内上方，右手极力向上托天，手心朝上，指尖朝右方向，转头目视上托之手。然后，左右手足交换，动作相同，左右各十五次。最后叩齿、咽津、吐纳，方法同前。

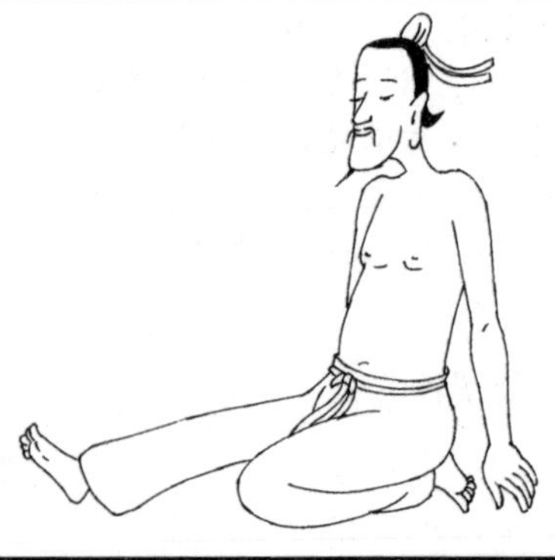

大寒十二月中坐功图

功法：每天23：00～3：00，单腿跪坐，即一腿前伸，另一腿跪在床上，前脚掌着地，臀部坐在后脚后跟上，上体后仰，以两臂分别在身后左右侧撑地，指尖朝向斜后方，身体重心后移，再前移。两腿互相交换进行，左右各十五次。然后叩齿、咽津、吐纳，方法同前。